本人の意思を尊重する
意思決定支援

事例で学ぶアドバンス・ケア・プランニング

国立長寿医療研究センター病院　西川　満則
亀田医療大学看護学部　　　　　長江　弘子　編
いきいき在宅クリニック　　　　横江由理子

南山堂

■執筆者一覧■

編　集
西川　満則	国立長寿医療研究センター病院緩和ケア診療部／EOLケアチーム
長江　弘子	亀田医療大学看護学部高齢者看護学
横江由理子	いきいき在宅クリニック（緩和ケア認定看護師）

執　筆（五十音順）
足立　智孝	亀田医療大学看護学部看護学科
穴井えりも	自衛隊中央病院看護部（糖尿病看護認定看護師）
伊藤　真理	岡山大学病院看護部（急性・重症患者看護専門看護師）
岩城　典子	NPO法人 maggie's tokyo
片山　陽子	香川県立保健医療大学保健医療学部看護学科
河内　美和	国立がん研究センター中央病院看護部
木澤　義之	神戸大学大学院医学研究科内科系講座先端緩和医療学
木下かほり	国立長寿医療研究センター病院栄養管理部
久保川直美	国立長寿医療研究センター病院薬剤部／EOLケアチーム
鹿原　幸恵	文京学院大学保健医療技術学部看護学科
清水　直美	千葉市あんしんケアセンター磯辺
添田　美季	元 国立長寿医療研究センター病院薬剤部
高田弥寿子	国立循環器病研究センター看護部（急性・重症患者看護専門看護師）
高梨　早苗	国立長寿医療研究センター病院看護部（老人看護専門看護師）
高橋　在也	千葉大学大学院看護学研究科専門職連携教育研究センター
多田　昌代	小田原市立病院看護部（急性・重症患者看護専門看護師）
田邉　亜純	千葉大学医学部附属病院看護部
長江　弘子	東京女子医科大学看護学部看護学科
中島　一光	いきいき在宅クリニック
中水流　彩	千葉大学大学院看護学研究科小児看護学
西川　満則	国立長寿医療研究センター病院緩和ケア診療部／EOLケアチーム
福田　耕嗣	国立長寿医療研究センター病院精神科
藤﨑あかり	国立長寿医療研究センター病院看護部（認知症看護認定看護師）
横江由理子	いきいき在宅クリニック（緩和ケア認定看護師）

■ 序 ■

　日本は，団塊の世代が75歳以上になる年，いわゆる2025年問題に直面し，地域包括ケアにおいても，人生の最終段階の医療・ケア，最期の場所の選択等，アドバンス・ケア・プランニング（ACP）やエンド・オブ・ライフディスカッション（EOLD）の重要性が増している．諸外国では，ACPを促進する人材である，アドバンス・ケア・プランニング・ファシリテーター（ACPF）中心の体制整備により，患者の意思が尊重され，患者家族の満足度が高まり，遺族の心の負担を小さくできることが示された．日本でも，2014年度，これらの教育プログラム，Education For Implementing End-of-Life Discussion（E-FIELD）が開発され，倫理的判断，法的解釈，コミュニケーションスキル，ACPの導入方法，汲まれた患者の意思を繋ぐ方法について学ぶ環境が整いつつある．

　このような時代背景の中，2012年6月から，「本人の意思を尊重する意思決定支援－事例で学ぶアドバンス・ケア・プランニング－」刊行プロジェクトを始動した．本書は，研究者によるACP解説，現場医療者が綴った事例集，編者による座談会の3つのパートで構成されている．

　ACPが行われるのは現場であり，実事例にあてはめ理解され，初めて役にたつ．各事例では，本人の意思決定能力，代理決定者の適格性，人や意見の対立，意思決定を行う時間的余裕がある時，さし迫った時，病気のステージ，倫理的課題などの重要な視点を明示し，事例を通して，ACPやEOLDを追体験できるようにした．また，事例に多様性をもたせ，認知症・フレイルといった高齢者医療，がん，臓器不全，救急，小児，在宅医療等，幅広い場面で，よく遭遇する疾患を中心に提示した．このため，本書上で，多領域医療者の価値観コミュニケーションが可能になった．例えば，高齢者医療に携わる医療者が，小児医療の章を読み追体験することで，高齢者医療にも資する学びを得る可能性が生まれた．各著者と自分の価値観の相違を意識しながら，時に批判的に，読み進めて欲しい．この経験が現場での合意形成の力を育むに違いない．読む順番についても，通読するもよし，インデックスを利用し読者にとって重要な章を拾い読みするもよし，使い方は自由である．

　我々は，ACPFを中心とした現場の実践に裏打ちされたACPの推進が，患者家族への恩恵のみならず，国益にも資する活動だと信じている．本書を読むことで，一人でも多くの現場のヘルスケアプロフェッショナルが，患者の意思を尊重する活動に参画していただけるきっかけになることを切に願っている．

　最後に，ご多忙の中，貴重な事例をお寄せいただいた方々に心よりお礼を申し上げたい．

2016年10月

西川満則，長江弘子，横江由理子

目次

PART 1 理論編

1. アドバンス・ケア・プランニングとは ―― 2
A. アドバンス・ケア・プランニングの関連用語と概念定義（片山陽子）―― 2
1）アドバンス・ケア・プランニングの定義 ―― 2
2）アドバンス・ディレクティブなどの関連用語 ―― 5
3）アドバンス・ケア・プランニングと関連用語との関係 ―― 6
B. 代理意思決定者の意味と裁量権に関する最近の考え方（木澤義之）―― 8
1）代理意思決定と代理意思決定者 ―― 8
2）代理意思決定者をどう選定するか ―― 8
3）代理決定者の抱える苦悩：患者の事前意思が「患者にとっての最善」とは考えられない場合どうするか？ ―― 9
4）患者に，あらかじめ代理決定者の裁量権を尋ねておく ―― 10
C. 「どう生きたいか」の価値を表出する支援としてのアドバンス・ケア・プランニングの意義（長江弘子）―― 12
1）アドバンス・ケア・プランニング実践上の課題 ―― 12
2）エンドオブライフの概念 ―― 13
3）アドバンス・ケア・プランニングの3つのステージ ―― 14
4）わが国におけるアドバンス・ケア・プランニング推進に向けて ―― 15

2. アドバンス・ケア・プランニングの基盤となるもの ―― 18
A. 日本における「望ましい死」の概念（高橋在也）―― 18
1）日本における「望ましい死」の概念を扱った論文 ―― 18
2）宮下論文が明らかにしたもの ―― 19
3）「望ましい死」：宮下論文以前 ―― 22
B. アドバンス・ケア・プランニングの倫理的意義とその課題（足立智孝）―― 26
1）アドバンス・ディレクティブ：倫理的意義と課題 ―― 26
2）アドバンス・ケア・プランニング：特徴と倫理的意義 ―― 28
C. 意思決定支援を推進する人材育成（長江弘子）―― 33
1）「領域横断的エンドオブライフケア看護学の構築」における教育事業 ―― 33
2）「患者中心の意思決定を促進するエンドオブライフケア・ファシリテータ養成講座」の評価 ―― 36
3）今後のエンドオブライフケアの教育・研究の方向性 ―― 37

PART 2 事例編

事例編をお読みいただくにあたって
— 「本人の意思の3本柱」と「意思決定支援用紙」について —（西川満則，横江由理子）— 40

1. 最期の場所の選択において本人・家族の意見が一致しているが，
   将来の気持ちの変化を予測対応した末期心不全患者の支援（岩城典子）— 44

年齢：95	場：在宅	時間：月単位	本人の現在意思：あり	代理意思決定者：明確
対立（人）：なし			対立（事項）：なし	倫理的課題：自律

2. 中等度認知症患者の意思決定において，家族が代理意思決定者として
   必ずしも適任とは言えない場合の支援（高梨早苗）— 49

年齢：93	場：病棟	時間：アドバンス	本人の現在意思：不明	代理意思決定者：明確
対立（人）：本人／家族，本人／医療者，家族間，家族／医療者			対立（事項）：経管栄養（胃瘻）	倫理的課題：自律，善行，無危害

3. 本人と家族の意向が乖離した超高齢心不全患者の人工栄養法の選択（岩城典子）— 53

年齢：93	場：病棟	時間：月単位	本人の現在意思：あり	代理意思決定者：明確
対立（人）：本人／家族，本人／医療者			対立（事項）：経管栄養（胃瘻），療養場所	倫理的課題：自律，無危害

4. ASOを有した中等度認知症患者の下肢切断について患者と家族の意向が
   分かれた場合の選択（添田美季）— 57

年齢：91	場：病棟	時間：アドバンス	本人の現在意思：あり	代理意思決定者：不明確
対立（人）：本人／家族，本人／医療者，医療者間			対立（事項）：外科手術	倫理的課題：自律，善行

5. ケアの継続が困難なBPSDを有するが，家族が施設で最期を迎えさせたい
   認知症患者に対する最期の場所と鎮静の程度の選択（西川満則）— 61

年齢：91	場：施設	時間：アドバンス	本人の現在意思：不明	代理意思決定者：不明確
対立（人）：本人／医療者，医療者間			対立（事項）：鎮静，療養場所	倫理的課題：善行，無危害，公平

6. 経口摂取が本人利益であるのか悩ましい認知症患者，食事介助が
   支えになっている主介護者に対する栄養投与法の選択（木下かほり）— 65

年齢：90	場：在宅	時間：月単位	本人の現在意思：不明	代理意思決定者：明確
対立（人）：本人／家族，家族／医療者			対立（事項）：経管栄養（胃瘻），療養場所	倫理的課題：自律，善行，無危害

7. 老衰で食べられないことは自然であると理解できるが感情的に受け入れられない
家族の葛藤（清水直美） ——————————————————————————— 69

年齢：90	場：在宅	時間：週単位	本人の現在意思：あり	代理意思決定者：明確
対立（人）：本人 / 家族，家族 / 医療者			対立（事項）：経管栄養（胃瘻）	倫理的課題：自律，無危害

8. 非使用胃瘻をもつ施設入所者が再び経口摂取ができなくなった時の
胃瘻を再開するしないの選択（西川満則） ——————————————— 75

年齢：90	場：施設	時間：アドバンス	本人の現在意思：なし	代理意思決定者：明確
対立（人）：本人の過去 / 現在，家族 / 医療者			対立（事項）：経管栄養（胃瘻）	倫理的課題：自律，無危害

9. 認知症高齢者が経口摂取できなくなった時に備えた胃瘻を選択するかの
確認（横江由理子） ——————————————————————————— 79

年齢：88	場：病棟	時間：月単位	本人の現在意思：あり	代理意思決定者：明確
対立（人）：なし			対立（事項）：経管栄養（胃瘻），療養場所	倫理的課題：自律，無危害

10. 認知機能が低下しているかもしれない肺がん患者が完治しない治療はしない
という時の抗がん薬の選択（横江由理子） ——————————————— 83

年齢：85	場：病棟	時間：アドバンス	本人の現在意思：あり	代理意思決定者：明確
対立（人）：本人 / 家族，本人 / 医療者			対立（事項）：抗がん薬治療	倫理的課題：自律

11. 誤嚥による窒息死の可能性が高い終末期患者が口から食べることを望む時の
経口摂取の選択（横江由理子） ——————————————————————— 87

年齢：85	場：病棟	時間：月単位	本人の現在意思：あり	代理意思決定者：明確
対立（人）：本人 / 家族，家族 / 医療者			対立（事項）：経口摂取	倫理的課題：自律，善行，無危害

12. 遠い緩和ケア病棟と自宅近くの病院についての療養環境の選択（清水直美） ——— 91

年齢：85	場：在宅	時間：月単位	本人の現在意思：あり	代理意思決定者：明確
対立（人）：本人 / 家族			対立（事項）：療養場所	倫理的課題：自律

13. 心肺停止状態で救急初療室に搬送された患者の推定意思を尊重した家族への
    意思決定支援（多田昌代）——————————————————————— 95

年齢：84	場：救急	時間：時間単位	本人の現在意思：なし	代理意思決定者：明確
対立（人）：家族 / 医療者			対立（事項）：心肺蘇生	倫理的課題：自律，善行，無危害

14. 透析を拒否している認知症患者と透析導入を説得したい家族の意見の乖離
    （穴井えりも）————————————————————————— 99

年齢：82	場：病棟	時間：アドバンス	本人の現在意思：あり	代理意思決定者：明確
対立（人）：本人 / 家族，本人 / 医療者，家族間			対立（事項）：透析，療養場所	倫理的課題：自律，無危害

15. 救命可能な COPD 急性増悪時に患者が拒否する人工呼吸器治療を
    実施するしないの選択（西川満則）———————————————— 103

年齢：82	場：病棟	時間：日単位	本人の現在意思：あり	代理意思決定者：明確
対立（人）：本人 / 家族，本人 / 医療者，医療者間			対立（事項）：人工呼吸器（NPPV）	倫理的課題：自律，善行，無危害

16. 家族間で本人にとっての最善が異なる場合の重度認知症患者の最期の場所の選択
    （横江由理子）———————————————————————— 107

年齢：82	場：病棟	時間：日単位	本人の現在意思：不明	代理意思決定者：明確
対立（人）：本人 / 家族，家族間，家族 / 医療者			対立（事項）：療養場所	倫理的課題：善行

17. 成年後見人はいるが医療代理人がいない場合の認知症患者の胃瘻導入を巡っての選択
    （横江由理子）———————————————————————— 111

年齢：80	場：病棟	時間：月単位	本人の現在意思：あり	代理意思決定者：不明確
対立（人）：対立しているか不明			対立（事項）：経管栄養（胃瘻）	倫理的課題：善行，無危害，公平

18. COPD 患者の急性増悪期の人工呼吸器装着を巡り，家族が患者の立場に立った判断が
    できない場合の選択（中島一光）————————————————— 115

年齢：79	場：病棟	時間：日単位	本人の現在意思：あり	代理意思決定者：不明確
対立（人）：本人 / 家族，家族 / 医療者			対立（事項）：人工呼吸器（NPPV）	倫理的課題：自律，善行，無危害

19. 本人の意思推定が難しい COPD 急性増悪患者の人工呼吸器装着を巡っての
    救急初療室における妻の代理意思決定支援（多田昌代）————————————— 119

年齢：78	場：救急	時間：時間単位	本人の現在意思：不明	代理意思決定者：明確
対立（人）：本人 / 医療者，本人の過去 / 現在，家族 / 医療者			対立（事項）：心肺蘇生，人工呼吸器（挿管）	倫理的課題：自律，善行，無危害

20. 自宅での看取りのために透析治療を見合わせた末期がん患者の支援（穴井えりも）————— 123

年齢：78	場：病棟	時間：週単位	本人の現在意思：あり	代理意思決定者：明確
対立（人）：本人 / 家族			対立（事項）：告知，透析，療養場所	倫理的課題：自律，無危害，公平

21. 再挿管のリスクがある末期心疾患の患者が抜管を希望したケースにおける
    医療者・家族間の価値の対立（高田弥寿子）————————————————— 127

年齢：77	場：救急	時間：月単位	本人の現在意思：不明	代理意思決定者：明確
対立（人）：本人 / 医療者，家族間，家族 / 医療者			対立（事項）：人工呼吸器（挿管）	倫理的課題：自律，善行，無危害

22. 軽度認知機能低下のある大腸がん患者の抗がん薬治療の選択（西川満則）————————— 132

年齢：75	場：病棟	時間：アドバンス	本人の現在意思：あり	代理意思決定者：明確
対立（人）：本人 / 家族，本人 / 医療者，家族間，家族 / 医療者，医療者間			対立（事項）：抗がん薬治療	倫理的課題：自律，無危害

23. 医学的利益と本人の希望が乖離した糖尿病患者の住環境の選択（清水直美）————————— 136

年齢：75	場：在宅	時間：アドバンス	本人の現在意思：あり	代理意思決定者：不明確
対立（人）：本人 / 医療者，医療者間			対立（事項）：療養場所	倫理的課題：自律

24. 施設入居時にルーチンにアドバンス・ケア・プランを話し合うかどうかの選択
    （西川満則）————————————————————————————————— 140

年齢：75	場：施設	時間：アドバンス	本人の現在意思：不明	代理意思決定者：明確
対立（人）：本人 / 家族，家族 / 医療者			対立（事項）：心肺蘇生，経管栄養，人工呼吸器等	倫理的課題：自律，善行，無危害，公平

25. 経口摂取拒否の認知症患者に対し，主治医はうつ治療により食べられるようになる，家族は看取りでよいと考えている場合の栄養投与の選択（福田耕嗣） —— 144

年齢：71	場：病棟	時間：アドバンス	本人の現在意思：あり	代理意思決定者：明確
対立（人）：本人／家族，本人／医療者，本人の過去／現在，家族／医療者，医療者間			対立（事項）：経管栄養	倫理的課題：自律，善行

26. 全身状態不良の肺小細胞がん患者が主治医の推奨しない抗がん薬治療を望む場合の選択（西川満則） —— 148

年齢：70	場：病棟	時間：月単位	本人の現在意思：あり	代理意思決定者：不要
対立（人）：本人／医療者，家族／医療者，医療者間			対立（事項）：抗がん薬治療	倫理的課題：自律，無危害

27. 事前に表明された患者の過去の意思に反して，家族の意向により胃瘻や人工呼吸器が選択された事例（久保川直美） —— 152

年齢：69	場：病棟	時間：月単位	本人の現在意思：なし	代理意思決定者：明確
対立（人）：本人／家族，家族間，家族／医療者			対立（事項）：経管栄養（胃瘻），人工呼吸器（気管切開）	倫理的課題：自律，善行

28. 本人の意思推定は難しく，救命の可能性があるにもかかわらず安楽死を望む家族の支援（伊藤真理） —— 156

年齢：68	場：救急	時間：時間単位	本人の現在意思：不明	代理意思決定者：明確
対立（人）：本人／家族，本人／医療者，家族／医療者			対立（事項）：外科手術	倫理的課題：自律，善行，無危害，公平

29. 本人の意思推定は難しく，無益な積極的治療を行わないという意思決定を土壇場で覆した家族の支援（伊藤真理） —— 160

年齢：66	場：救急	時間：時間単位	本人の現在意思：不明	代理意思決定者：明確
対立（人）：本人／家族，家族／医療者			対立（事項）：積極的肺炎治療，心肺蘇生，人工呼吸器（挿管）	倫理的課題：自律，善行，無危害

30. 医療行為を拒否する若年性認知症患者の支援（藤﨑あかり） —— 164

年齢：65	場：病棟	時間：アドバンス	本人の現在意思：あり	代理意思決定者：明確
対立（人）：本人／家族，本人／医療者			対立（事項）：点滴，導尿など	倫理的課題：自律，善行，無危害

31. 家族への病状説明を拒否した末期心不全患者の集中治療室での
    アドバンス・ケア・プランニングの実践（高田弥寿子） ———— 169

| 年齢：65 | 場：病棟 | 時間：月単位 | 本人の現在意思：あり | 代理意思決定者：不明確 |
| 対立（人）：本人／医療者 | | | 対立（事項）：告知 | 倫理的課題：自律，善行 |

32. がん患者の鎮静を巡る医学的妥当性，患者と家族の意見の乖離（中島一光） ———— 174

| 年齢：58 | 場：病棟 | 時間：日単位 | 本人の現在意思：あり | 代理意思決定者：明確 |
| 対立（人）：本人／家族，家族／医療者 | | | 対立（事項）：抗がん薬治療，鎮静 | 倫理的課題：自律，善行，無危害 |

33. 気管切開に関して本人と家族，家族間で意見の異なる
    ALS 患者の呼吸管理方法の選択（田邉亜純） ———— 178

| 年齢：53 | 場：病棟 | 時間：月単位 | 本人の現在意思：あり | 代理意思決定者：明確 |
| 対立（人）：本人／家族，本人／医療者，家族間，家族／医療者 | | | 対立（事項）：人工呼吸器（気管切開） | 倫理的課題：自律 |

34. 非侵襲的陽圧換気の継続に関して本人と家族の意見が異なる
    ALS 患者の呼吸管理方法の選択（田邉亜純） ———— 183

| 年齢：50 | 場：病棟 | 時間：アドバンス | 本人の現在意思：あり | 代理意思決定者：不要 |
| 対立（人）：本人／家族，本人／医療者 | | | 対立（事項）：人工呼吸器（NPPV） | 倫理的課題：自律，無危害 |

35. 透析導入を拒否する壮年期糖尿病患者の意思決定に寄り添う支援（穴井えりも） ———— 187

| 年齢：46 | 場：病棟 | 時間：アドバンス | 本人の現在意思：あり | 代理意思決定者：明確 |
| 対立（人）：本人／家族，本人／医療者 | | | 対立（事項）：透析 | 倫理的課題：自律，無危害 |

36. 急速に進行する若年性膵がん患者への予後告知について
    主治医や家族間で意見の異なる場合の告知のありかたの選択（河内美和） ———— 191

| 年齢：27 | 場：病棟 | 時間：週単位 | 本人の現在意思：あり | 代理意思決定者：明確 |
| 対立（人）：家族間，家族／医療者 | | | 対立（事項）：告知 | 倫理的課題：自律，無危害 |

37. 手術適応外となった若年性胆管がん患者への予後告知を，両親が反対し
    本人が疑問を抱いている場合の告知のありかたの選択（河内美和） ———— 195

| 年齢：24 | 場：病棟 | 時間：週単位 | 本人の現在意思：あり | 代理意思決定者：明確 |
| 対立（人）：対立しているか不明 | | | 対立（事項）：告知 | 倫理的課題：自律，無危害 |

38. 学童期に脳腫瘍を発症した患児への病状告知の支援（鹿原幸恵） —— 199

年齢：11	場：病棟	時間：週単位	本人の現在意思：あり	代理意思決定者：明確
対立（人）：家族／医療者			対立（事項）：告知，人工呼吸器（気管切開），療養場所	倫理的課題：自律，無危害

39. 幼児期に脳腫瘍を発症した患児の親の治療選択に関する意思決定支援（鹿原幸恵） —— 203

年齢：4	場：病棟	時間：月単位	本人の現在意思：不明	代理意思決定者：明確
対立（人）：家族間，家族／医療者			対立（事項）：放射線治療，療養場所	倫理的課題：自律，善行，無危害

40. インフルエンザ脳症により急なレベル低下をきたした幼児の家族の受容と人工栄養選択に対する支援（中水流 彩） —— 207

年齢：4	場：病棟	時間：週単位	本人の現在意思：不明	代理意思決定者：明確
対立（人）：家族／医療者			対立（事項）：経管栄養（TPN），その他	倫理的課題：自律，善行，無危害

41. 新生児期にハイリスク手術を要する患児が手術を受けるか否かについて家族の意見が異なる場合の選択（中水流 彩） —— 211

年齢：0	場：病棟	時間：日単位	本人の現在意思：不明	代理意思決定者：明確
対立（人）：家族間，家族／医療者			対立（事項）：外科手術	倫理的課題：善行，無危害，公平

PART 3 展開編

座談会　意思決定支援の普及と質の向上を目指して
西川満則，横江由理子，長江弘子（司会） —— 216

索引 —— 226

事例に関しては，プライバシーに配慮し改変を加えてあります．

Part 2 の事例分析について

年齢：	場：	時間：	本人の現在意思：	代理意思決定者：
対立（人）：		対立（事項）：		倫理的課題：

各事例の分析については，編者 3 人が予めリストアップした下記項目から，それぞれ個別に判断したものを統合して作成した．

場：外来，救急，病棟，在宅，施設
時間：アドバンス（年），月，週，日，時間　（アドバンスは，月〜時間単位のように意思決定をしなければならない時期が差し迫っておらず，前もって対話ができた事例であることを意味している）
本人の現在意思：あり，なし，不明
代理意思決定者：不要，要（明確，不明確）
対立（人）：本人／家族，本人／医療者，本人の過去／現在，家族／医療者，家族間，医療者間，
対立（事項）：告知，抗がん薬治療，放射線治療，外科手術，積極的肺炎治療，心肺蘇生，経管栄養，経口摂取，透析，人工呼吸器，鎮静，療養場所，その他
倫理的課題：自律，善行，無危害，公平

「本人と家族の意見の対立で悩んでいる」「経管栄養の導入を巡って悩んでいる」といった特定の状況で，参考までに似たような事例を探したいという場合など，次の事例インデックスもあわせてご活用ください．

● 事例インデックス（以下の数字はページ数ではなく事例番号となります）

疾患別

アルコール依存　23
インフルエンザ脳症　40
うつ　25
下肢壊疽　4
がん
　胃がん　12
　肝臓がん　20
　食道がん　12
　腎臓がん　16
　膵臓がん　36
　大腸がん　22
　胆管がん　37
　脳腫瘍　38, 39
　肺がん　10, 26, 32
肝不全　29, 37
筋萎縮性側索硬化症（ALS）　33, 34
食道裂孔ヘルニア　6
心筋梗塞　28

心肺停止　13
心不全　1, 3, 7, 9, 21, 29, 31
腎不全　28, 29, 31, 35
先天性心疾患　41
大脳皮質基底核変性症　27
糖尿病　14, 18, 20, 23, 35
尿路感染症　8
認知機能低下（認知症）　2, 4, 5, 6, 8, 9, 10,
　14, 16, 17, 22, 24, 25, 30
脳梗塞　3, 29
肺炎・気管支炎
　1, 9, 11, 15, 16, 17, 18, 19, 29, 30, 32
肺動脈血栓塞栓症　6
腹部大動脈瘤　1
閉塞性大動脈硬化症（ASO）　4
慢性閉塞性肺疾患（COPD）　11, 15, 18, 19
老衰　7

場別

救急　13, 19, 21, 28, 29
病棟　2, 3, 4, 9, 10, 11, 14, 15, 16, 17,
　18, 20, 22, 25, 26, 27, 30, 31, 32, 33,
　34, 35, 36, 37, 38, 39, 40, 41

在宅　1, 6, 7, 12, 23
施設　5, 8, 24

時間

アドバンス（年）　2, 4, 5, 8, 10, 14, 22, 23,
　24, 25, 30, 34, 35
月　1, 3, 6, 9, 11, 12, 17, 21, 26, 27, 31,
　33, 39

週　7, 20, 36, 37, 38, 40
日　15, 16, 18, 32, 41
時間　13, 19, 28, 29

本人の現在意思

あり　1, 3, 4, 7, 9, 10, 11, 12, 14, 15, 17,
　18, 20, 22, 23, 25, 26, 30, 31, 32, 33,
　34, 35, 36, 37, 38

なし　8, 13, 27
不明　5, 6, 16, 19, 21, 24, 28, 29, 39, 40,
　41

代理意思決定者

要（明確） 1, 2, 3, 6, 7, 8, 9, 10, 11, 12, 13, 14, 15, 16, 19, 20, 21, 22, 24, 25, 27, 28, 29, 30, 32, 33, 35, 36, 37, 38, 39, 40, 41

要（不明確） 4, 5, 17, 18, 23, 31

不要 26, 34

対立内容（人）

本人/家族 2, 3, 4, 6, 7, 10, 11, 12, 14, 15, 16, 18, 20, 22, 24, 25, 27, 28, 29, 30, 32, 33, 34, 35

本人/医療者 2, 3, 4, 5, 10, 14, 15, 19, 21, 22, 23, 25, 26, 28, 30, 31, 33, 34, 35

本人の過去/現在 8, 19, 25

家族/医療者 2, 6, 7, 8, 11, 13, 16, 18, 19, 21, 22, 24, 25, 26, 27, 28, 29, 32, 33, 36, 38, 39, 40, 41

家族間 2, 14, 16, 21, 22, 27, 33, 36, 39, 41

医療者間 4, 5, 15, 22, 23, 25, 26

なし 1, 9

不明 17, 37

対立内容（事項）

告知 20, 31, 36, 37, 38,
抗がん薬治療 10, 22, 26, 32
放射線治療 39
外科手術 4, 28, 41
積極的肺炎治療 29
心肺蘇生 13, 19, 24, 29
経管栄養 2, 3, 6, 7, 8, 9, 17, 24, 25, 27, 40
経口摂取 11
透析 14, 20, 35

人工呼吸器 24
挿管 19, 21, 29
気管切開 27, 33, 38
NPPV 15, 18, 34
鎮静 5, 32
点滴・導尿等 30
療養場所 3, 5, 6, 9, 12, 14, 16, 20, 23, 38, 39
なし 1

倫理的課題

自律 1, 2, 3, 4, 5, 6, 7, 8, 9, 10, 11, 12, 13, 14, 15, 18, 19, 20, 21, 22, 23, 24, 25, 26, 27, 28, 29, 30, 31, 32, 33, 34, 35, 36, 37, 38, 39, 40

善行 2, 4, 5, 6, 11, 13, 15, 16, 17, 18, 19, 21, 24, 25, 27, 28, 29, 30, 31, 32, 39, 40, 41

無危害 2, 3, 5, 6, 7, 8, 9, 11, 13, 14, 15, 17, 18, 19, 20, 21, 22, 24, 26, 28, 29, 30, 32, 34, 35, 36, 37, 38, 39, 40, 41

公平・公正 5, 17, 20, 24, 28, 41

PART 1 理論編

A アドバンス・ケア・プランニングの関連用語と概念定義

　自分の人生そして人生の終焉を，自ら意思決定しながら，どのように生きるかは一人ひとりの大きな課題である．"最期までその人らしい最善の生""良い死"を迎えるための核となる実践としてアドバンス・ケア・プランニング Advance Care Planning（ACP）は発展してきた．ここでは，ACP およびその関連用語としてアドバンス・ディレクティブなどを紹介する．

1) アドバンス・ケア・プランニングの定義

a. 諸外国の定義

　ACP の定義はさまざまであり，一致した見解は提示されていない．ACP の先進地である英国 National Health Service のガイドライン[1]では「個人およびそのケア提供者との間で行われる自発的な話し合いのプロセスであり，個人の希望を明確化することが重要で，その個人の気がかりや価値観，ケアのゴールを話し合いに含む」としている．また，一般住民に対して健康な段階から早期に ACP を行うことを啓発しているカナダでは，国としてその骨子である National Framework を提示し，ACP は「成人が疾病などによって必要となった治療やケアの選択の意向と，その人自身の QOL に関わる信念や価値，希望について，家族など大切な人や医療者と話し合い対応するプロセス全体である」[2]としている．カナダをはじめオーストラリア，ハワイなどの国や地域で展開されている ACP プログラムの基盤となっているのが，米国ウィスコンシン州ラクロスで開発された Respecting Choice である．Respecting Choice では ACP は「将来の意思決定能力の低下に備えて，成人である個人が病状に応じた今後の医療について理解し，振り返り，大切な人や医療者と話しあうこと」とし「望む最期を迎えられるよう個人を支える社会づくり」をめざすプログラムとして 1991 年以降 20 年以上にわたり開発してきた．その ACP アプローチは，①健康な段階にある人，②疾患の悪化過程にある人，③予後 1 年程度が予測される人，と対象を 3 つのステップに分け，各々のステップに相応した ACP アプローチとファシリテーターの育成を行っている[3,4]．米国，カナダなど諸外国においても ACP アプローチの対象は③予後 1 年程度が予測される人が多く，その段階になってから ACP を開始する場合も多いが，本来は健康な段階の人を対象に，早期から話し合うことが必要と考え，地域の住民を対象に普及活動を展開している．

b. わが国の定義

　近年，わが国でも本人の意思を尊重した医療の提供や最期の迎え方を考えることの重要性が認識されてきた．そのような中で本人の意思を尊重するための重要なアプローチ

としてACPは着目され，人生の最終段階の医療を中心にACPは展開されている．

2007年，厚生労働省は「人生の最終段階における医療の決定プロセスに関するガイドライン」[5]を策定し，人生の最終段階において本人の意思を尊重した医療を提供することの重要性を医療者が認識し，患者本人による決定を基本とした上で患者の意思決定の能力や最善の利益に照らして医療とケアの方針を決定していくプロセスを示した．さらに，2014年度から「人生の最終段階における医療体制整備事業」（厚生労働省）として，医療機関で患者家族の相談支援や関係者の調整を行う相談員の育成や，困難事例の相談などを行うための委員会の設置と活用を促進する事業を開始した．この相談員の教育プログラムにおいても患者の意思表明を支援するためにACPが提示されている[6]．

ACPの定義については，わが国では阿部ら[7]がACPの定義を概観し，その内容には①患者と医療者や家族などのケア提供者が共に行うこと，②意思決定能力の低下に先立って行われること（advanceは「あらかじめ，前もって」を意味する），③プロセスを指していること，の3点はほとんどの定義に共通していることを指摘した上で「将来の意思決定能力の低下に備えて，今後の治療・ケア，療養に関する意向，代理意思決定者などについて患者・家族，医療者があらかじめ話し合うプロセス」と定義している．

本書では，話し合う内容およびACPのアプローチは人生のさまざまな局面で継続的に行うことが必要であることを念頭に「将来の意思決定能力の低下に備えて，今後の治療・ケア，生活について，本人・家族など大切な人そして医療者が話し合うプロセスである．話し合う内容は，現在の病状と今後の見通しのみならず本人の価値観や希望，人生や生活の意向を含む．それらの内容は心身状態の悪化など病状が経過する中で変化することを前提として，さまざまな局面で繰り返し行われるものである」と定義する．

c．ACPの定義に包含される内容

ACPの定義には，「話し合うプロセスである」という重要な概念と共にその内容，実施の時期や回数などが包含されている．

①話し合うのは誰か？

本人と家族，そして医療者である．その内容によっては医療機関のソーシャルワーカーや地域の福祉職なども含まれる．また，健康な時から実施することを考えれば，患者という呼称ではなく，ACPの主体となるその人自身・本人と呼ぶ方が望ましいといえる．

②話し合う内容は？

現在の病状（直面している，または推定される状態）と今後の見通しのもと治療・ケア，療養など医療に関すること，そして医療のことだけではなく，本人の気がかり，価値観や希望，どのように生きたいかという人生および生活の意向など，さらには本人の死後に家族に望むことなどである．

③どの時期に，何回くらい行うのか？

意思決定能力の低下に先立って行う．医療等について選択をしなければならない事象が発生するより前に，あらかじめ，前もって行う．生死に関わる医療や人生，生活に関わる選択は誰にとっても難しく，健康な時や病状が安定して落ち着いて話し合うことが

できる時期に開始することが望ましい．しかし，疾病をもち病状が進行し重篤になった時や人生の最終段階になって開始することが多いことも現実である．これらの選択や考えは状況の変化に伴い変わることを前提に，本人が直面するあらゆる局面で，回数は複数回，繰り返し行うことが望ましい．

　また，本人の意思決定能力が低下し十分な話し合いができなくなった後も，引き続き本人の意思を汲み取る努力を続けると共に，意思表示ができなくなった後も本人の推定意思を尊重する思考をもち，やはり繰り返し行うことが必要と考える．

④プロセスであることの意義は？

　意思や選択は状況の変化に伴い変化することを前提に疾病過程などの変化に応じた継続的なプロセスが必要である．それと共にACPは，本人・家族・医療者の話し合いのプロセスである．話し合うプロセスにおいて本人は自分の人生や生活に不可欠な人や大切なもの，生きがいなどについて振り返る機会を得る．そのなかで自分の望む生き方を自分自身で再確認し，その内容を自らの言葉で表明し，家族や医療者と共有する．このことによって自分の意向をもとに生活を組み立てることが可能となり，生活へのコントロール感をもつことができる．本人の意向に沿った医療やケアの選択は，最期まで尊厳ある生を自分らしく生きることに貢献する．この時に必要なことは本人，家族，医療者の3者がやり取りする情報の意味や選択の理由を相互に理解し，共に"本人の最善"とは何かを考え吟味することである．決して，本人の意見を家族や医療者が吟味することなくそのまま受け入れることではない．本人の最善についてそれぞれの立場で考え，互いの価値観を受け入れながら相互に理解していくプロセスが重要である．相互理解が高まることが，本人にとっては，たとえ近い将来，意思決定能力を失ったとしても家族など大切な人が自分に施される医療や生活の選択において自らの希望や意思を尊重してくれるであろうという信頼関係を認識できる基盤となる．さらに家族や医療者にとっても，これが本人にとって最善であったと推察できる選択，そして看取りにつながる．これらのプロセスを経た成果物として，このあと述べるアドバンス・ディレクティブを作成する場合がある．

d．わが国のACPの状況

　現在，わが国においてACPは，特に人生の最終段階に集中して実施される場合が多い．人生の最終段階においても適切なタイミングでACPを実施することにより，治療の希望や最期を過ごしたい場所，共に過ごしたい人など本人の意向に沿った医療やケアの実施を選択することが可能となり，それは最期まで尊厳ある生を生きることにつながるからである．しかし，前述したとおり本来ACPは医療やケアに関することに留まらず広義の意味では「自分の生をいかに生きるか」という自分の信念や価値観を反映した人生や生き方の問いそのものである．また，健康であっても事故や疾患など「もしも…」の場合はいつ，誰に起こるか予測できないものである．したがって，現在は人生の最終段階での実施が多いがわが国においても健康な人も含めて地域住民に早期からACPを普及することが望まれる．

2) アドバンス・ディレクティブなどの関連用語

a. アドバンス・ディレクティブ（事前指示）とは

　ACPの関連用語としてアドバンス・ディレクティブAdvance Directives（ADs）がある．ADsは事前指示といわれ，判断能力のある成人が将来自分（本人）の判断能力が低下，または消失した時に備えて，自らに施される医療に関する希望や拒否などの意向を指示しておくものである．米国やカナダ等ではADsを，意思決定能力が低下または消失した患者の「自己決定の明確な証拠」として法制化した．意向の表明は口頭でも文書でも可能ではあるが，基本的に文書で示したもののみが法的効力をもつ．米国では1990年に「患者自己決定法 Patient Self Determination Act」を制定し，ほとんどの州で患者の自己決定権としてのADsを普及させるための義務を明確にした．医療および健康管理機関は，ADsに関わる情報の提供や説明，教育，または個人が医療機関にかかった時にADsの有無の確認や利用状況の記載等を義務化したのである[8]．

b. ADsの内容

　ADsの内容には，生命の危機に直面するような重篤な状態になった場合における本人に施される医療の選択と決定について，判断能力を有する時に前もって本人の意向を正式に伝えておく「内容的指示 instruction directive, substantive directive」と，本人の意思決定能力・判断能力が低下，もしくは消失した際に本人に代わり意思決定を代行する人を事前に指名しておく「代理人指示 proxy consent, medical power of attorney, surrogate decision」がある．

① 内容的指示

　生命の危機に直面するような重篤な状態になった場合にどんな治療や医療処置を希望するか，または希望しないか（拒否するか）の意向の表明で，一般的にこの内容を示した文書をリビング・ウィル living will と呼んでいる．リビング・ウィルは，本人が自分の権利として自分の病気や生死に関わる事項の決定を行うものであるが，このような権利は「自己決定権」と呼ばれ，1981年ポルトガルのリスボンで開催された世界医師会第34回総会で採択された「患者の権利に関する世界医師会リスボン宣言」で認められた[8]．わが国では日本尊厳死協会の「尊厳死の宣言書」[9]や，終末期を考える市民の会の「終末期宣言書」[10]などがある．2014年現在，日本ではリビング・ウィルに法的効力はないが，終末期医療に関するガイドライン等が発布され，最も尊重すべきは本人の意思であることを明確に提示している．

② DNAR

　Do Not Attempt Resuscitate（DNAR）は，心肺停止状態に陥った時，心肺蘇生術 cardio-pulmonary resuscitation（CPR）をしないという本人の意向であり，この本人の意向を関係する医療者に表明するものがDNAR指示である．DNAR指示は死が予期される不可逆性疾患の終末期や救急医療の現場において蘇生の可能性が（ほとんど）ないことが前提であり，担当する医療チームがCPRを試みないことが適切であると合意し

ていることが必要である．DNAR は CPR（心臓マッサージ，気管内挿管，人工呼吸器，除細動，昇圧剤の使用）についてのみ拒否するというものであり，それ以外の生命維持の治療（抗菌薬の投与，輸血，透析など）や苦痛の緩和などの治療やケアを制限するものではないことに留意しなければならない．以前は Do Not Resuscitate（DNR）の用語が用いられていた．しかし DNR は「蘇生の可能性がある」というニュアンスが含まれるため 2000 年頃からは「蘇生の可能性がもともと低いので，蘇生を試みることをさし控える」という意味を込めた DNAR という用語が用いられるようになった[7, 11]．

③代理人指示

　医療に関わる代理意思決定とは「医療に関する判断を自分自身で行うことができない人のためにその本人に代わり意思決定を行うこと」であり，本人に代わり医療に関する意思決定を行う人を代理人とする．ADs の代理人指示は，本人があらかじめ，自分が意思決定できなくなる前に，自分の代わりに意思決定してもらう人を指名しておくことである．代理人は本人の意思の推定を行うことになるが，時として代理人の利害が前面に出てしまう可能性があり，その時には「本人の意思」が「代理人の意思」にすり代わってしまうリスクがある[12]．したがって指名された代理人は直面している状況に対して本人なら「どのように考えるのか」という本人の意思の推定を行い，代弁者として対応していく姿勢が求められる．

c．ADs の内容の変化と ADs のあり方

　ADs の内容的指示は，リビング・ウィル，DNAR を含めるものであり，主には人生の最終段階や救急医療における医療行為に関するものである．しかしながら，近年は「リビング・ウィルには希望する療養場所や周囲からの配慮，自分の死後に家族に望むことなども含まれ，少なくとも米国において ADs は，医療行為の意向のみを意思表示することではなくなってきている」[7]ことが指摘されている．

　本来 ADs は ACP の結果として作成されるものであるが，ADs は本人のみの決定に基づき本人ひとりで書類を作成することでも成立する．ただし，本人のみで決めてしまう方法では，本人が選択・決定した判断の根拠や背景を家族や医療者が理解することが困難となる．それは ACP が話し合いのプロセスの中で本人・家族・医療者が相互に価値観や希望，選択の背景などを理解し共有することを重要視している点と大きく異なる．ADs は本人がひとりで決めたことを行使するための裏付けとする書類ではなく，本人，家族，医療者が互いの価値観や人生観などを共有しながら行う ACP の一環として位置付けられていることが重要である．

3）アドバンス・ケア・プランニングと関連用語との関係

　ACP，ADs，リビング・ウィル，DNAR，代理人指示の関係を図 1-A-1 に示した．
　ACP は人生のさまざまな局面で繰り返し行われる「話し合いのプロセス」であり，その結果として ADs は作成されるものである．そして作成された ADs には人生の最終段階や救急医療の場面において医療を含めてどのように対応してほしいかの本人の意向

を表明したリビング・ウィルと代理人指示が含まれる．そのリビング・ウィルの中に蘇生処置の拒否などを指示したDNARを含むという構造である．繰り返すがACPとADsは個々に独立したものではなく，ADsはACPの話し合いのプロセスの成果物として作成されることに意味がある．

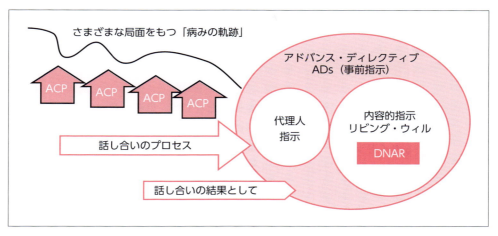

図1-A-1　ACPとその関連用語との関係図

（文献7）を改変し著者作成）

文　献

1) http://www.ncpc.org.uk/sites/default/files/AdvanceCarePlanning.pdf
2) Canadian Hospice Palliative Care Association.（January, 2012）. Advance Care Planning in Canada: National framework. Retrieved from
http://www.advancecareplanning.ca/meda/40158/acp%202012%20eng.pdf.
3) Respecting Choices® Advance Care Planning
http://www.gundersenhealth.org/respecting-choices
4) 谷本真理子：アドバンス・ケア・プランニングとは？患者にとっての最善を考える．Nursing Today. 2013；28（3），32-37.
5) 厚生労働省：人生の最終段階における医療の決定プロセスに関するガイドライン
http://www.mhlw.go.jp/file/06-Seisakujouhou-10800000-Iseikyoku/0000078981.pdf
6) 厚生労働省：患者の意思を尊重した人生の最終段階における医療体制について
http://www.mhlw.go.jp/stf/seisakunitsuite/bunya/kenkou_iryou/iryou/saisyu_iryou/
7) 阿部泰之，木澤義之：アドバンス・ケア・プランニングと臨床倫理．看護実践にいかす エンド・オブ・ライフケア，長江弘子編，38-44，日本看護協会出版会，2014.
8) 服部俊子：アドバンス・ディレクティヴの倫理問題．医哲学医倫理．2004；（22），27-35.
9) 日本尊厳死協会：尊厳死の宣言書
http://www.songenshi-kyokai.com/living_will.html
10) 終末期を考える市民の会：終末期宣言書
http://www.shumatuki.com/
11) 箕岡真子：蘇生不要指示のゆくえ―医療者のためのDNARの倫理―．20-22，（株）ワールドプランニング，2012.
12) 板井孝壱郎：がん終末期を考えるうえで大切な「事前指示」の概念．がん看護．2015；20（1），23-27.

〔片山陽子〕

B 代理意思決定者の意味と裁量権に関する最近の考え方

1) 代理意思決定と代理意思決定者

　医療・ケアにおける意思決定にあたっては，患者の意向を尊重して医療を行うことが求められる．2007年に公表された人生の最終段階における医療の決定プロセスに関するガイドライン[1]では，終末期医療及びケアの在り方について，以下のように記述されている．「医師等の医療従事者から適切な情報の提供と説明がなされ，それに基づいて患者が医療従事者と話し合いを行い，患者本人による決定を基本としたうえで，終末期医療を進めることが最も重要な原則である．」

　しかしながら，終末期においては，全身状態が悪化し，意識や見当識が低下するために，意思決定能力が低下・消失することが少なくない．例えば，以下のような報告がある．米国における大規模コホート研究において2000～2006年に死亡した60歳以上の患者に対する遺族調査の結果では，3,746名の死亡患者のうち42.5％の患者が終末期に意思決定を求められたが，そのうち70.3％の患者は意思決定能力がなかったと回答した[2]．

　前述したガイドラインおよびその解説版には，患者の意思の確認ができない場合は以下のようなプロセスをとることを推奨している．「家族が患者の意思を推定できる場合には，その推定意思を尊重し，患者にとっての最善の治療方針をとることを基本とする．家族が患者の意思を推定できない場合には，患者にとって何が最善であるかについて家族と十分に話し合い，患者にとっての最善の治療方針をとることを基本とする．」ここで家族とは，患者が信頼を寄せ，終末期の患者を支える存在であるという趣旨であり，法的な意味での親族関係のみを意味せず，より広い範囲の人を含むとしている．この家族とは，まさに代理決定者そのものを指していると考えられるのである．

2) 代理意思決定者をどう選定するか

　そもそもわが国の臨床現場で代理決定者がどれくらい意識されているであろうか？また，そもそも代理決定者を決める意味はあるのだろうか？実際に，わが国において，医療における代理決定者の法的な整理はされていない．実際に医療現場で一番よくあるパターンは，配偶者をいわゆるキーパーソンとして扱い，代理決定をしてもらうというものであろう．しかしながら，前述のガイドライン（解説編）にあるように，代理決定者は「患者が信頼を寄せ，終末期の患者を支える存在」であり，言いかえれば，意思決定能力がなくなった際に，患者に成り代わって患者の意思を推定し，意思決定する人であ

る．したがって，それは必ずしも配偶者や，いわゆるキーパーソンではない可能性がある．代理決定者は，可能であれば事前に選定し，病気やケアに関する意思決定にあらかじめ加わっていただくことが望ましいと考えられる．逆に代理意思決定者の立場から考えると，代理決定者は，意思決定の場面がくるまで，自分が何をしたらよいかわからず，そもそも自分が代理意思決定者であることを知らないことすらある．

具体的には，患者本人にこのように聞くとよい．

> 「○○さんが体調が悪くなった時には，ご自分の意向を医療従事者に伝えることができなくなることがあります．そのような場合に，○○さんが大切にしていることがよくわかっていて，○○さんに成り代わって，治療などの判断ができる方はどなたになりますか？」

患者が特定の人物を指名した際には，当該の人物が代理決定者になるであろうことをすでに知っているかどうか，また，病状や今後の見通しについて患者と代理決定者になる方が話し合っているかについて尋ねるとよい．

例えば，

> 「なるほど，ご長男なのですね．ご長男は，○○さんがこのような気持ち（代理決定者になってほしいと思っていること）でいることをご存知ですか？」
> 「ご長男とご病状や治療について，話し合ったことはありますか」

のようにである．多くの場合，患者はご家族に負担をかけたくないとの思い等から，このようなコミュニケーションを事前にしていることが少ないといわれている．もし，患者が代理決定者に今のところ気持ちを伝えていないとのことであれば，次のようにお話しするとよい．

> 「もしよろしければ，ご長男に，次回までに○○さんのお気持ちと，現在の病状や今後の治療の希望について話し合ってみていただけませんか？」
> 「もしご長男さまの都合がつくようでしたら，次回外来に一緒に来てもらえませんか．この（代理決定の）ことをお話した上で」

代理決定者を選定した後は，できる限り外来診療時や大切な意思決定の時には，患者と共に代理決定者にも病状説明を同時に行い，患者の意思決定の背景にある価値（大事にしたいこと，大切なこと，これだけはしてほしくないこととその理由など）を共有することが大切だと考えられる．また，同時に，これらの価値を患者の大切にしている友人や親族にも共有する努力が求められる[3]．

3) 代理決定者の抱える苦悩：患者の事前意思が「患者にとっての最善」とは考えられない場合どうするか？

実際の症例を挙げて考えてみよう．あなたはある特別養護老人ホームの嘱託医師である．86歳の鈴木さんが昨夜トイレ歩行時に転倒し，それから左足の激痛を訴えている．

鈴木さんは男性で，心不全とアルツハイマー型認知症で入所している方である．鈴木さんは歩行器を使って散歩やおしゃべりを楽しんでいた．しかしながら，彼は家族を認識することができず，意思決定能力はない状態である．診察すると左足は短縮，外転し，体動時に著明な疼痛がある．あなたは，左大腿骨頸部骨折を強く疑い，病院での入院手術が必要と考え，代理意思決定者であり唯一の家族である長女に連絡を取った．その間にNSAIDsとオピオイドを使って，患者の痛みは自制内にコントロールされた．長女は電話口で，鈴木さんはまだ意思決定能力が十分あった頃，はっきりと，自分がもし調子が悪くなって病院に行かなければならない状態になっても，入院は絶対にしたくない，積極的な治療をせず，穏やかに過ごしたい，と強く望んでいたと話した．

　あなたは，鈴木さんの全身状態は現在安定しており，病院に緊急搬送して，速やかに手術を行って，その後リハビリテーションを行えたとすれば，今後このまま手術しないでADLが落ちた状態で入所して過ごすよりも入院して手術したほうが，歩いたり，他の人と触れ合ったりすることができて，より穏やかに過ごしたいという患者の意向にあっているのではないかと考え，その旨を長女に伝えた．長女は困惑し，「私はどうしたらよいのでしょう？とりあえずそちらに向かいます」と答えた．

　このように，患者の事前に表明していた意向と，現在の状況をふまえた，医師や代理決定者が考える患者にとっての最善が食い違うことがしばしばある．このような場合，代理決定者は，本当に判断に苦しむ．決断した後も，これが本当に正しい判断だったかと，長い間考え続けることとなることが多い．このような時に医療従事者は（場合にもよるが），代理決定者だけに判断をゆだねるのではなく，患者にとって一番良いことを，これまでの言動や生き方，価値と照らし合わせて代理決定者と共に考え，共に責任を負うことが望ましい．

4) 患者にあらかじめ代理決定者の裁量権を尋ねておく

　前項のように，患者があらかじめ「こうしてほしい，もしくはほしくない」と提示した意向と，代理決定者が患者の最善利益や周囲の状況から考えて，最も妥当な判断と考えた選好が異なる時に，代理決定者の苦悩を軽減し，円滑な意思決定を進めるために，どれくらい代理決定者に選択の裁量権をゆだねるかについて尋ねておくことの利点が指摘されている[3,4]．

　具体的には以下のように尋ねるとよい．

> 「○○さんがご自分の意見をお話しできない状態になった時，今までにお話しいただいた○○さんのご意向と，○○さんの価値観や考えにもとづいて，代理決定者の方や医療従事者が考える「○○さんにとってもっとも良いであろう選択」がくいちがうことがあります．そのようなケースでは，代理決定者の方が判断に大変悩まれます．そのような場合は，厳格に，○○さんの事前の意向に従った方がいいのか，それとも代理決定者に任せようとお考えになるのか，○○さんはどうお考えですか．」

このように裁量権は①ご本人の意向と代理決定者が明確であり，②その上で生じる問題に対応するための工夫であり，適用できるケースが限定されることに留意が必要である．

おわりに

代理決定者の役割と，代理決定者と共に，実際にどのように意思決定を行っていくかについて概説した．今後，わが国の文化社会的背景に合致した，家族を巻き込んだ代理決定のあり方をさらにこまやかに深く探索する研究の実施が求められる．

文 献

1) 厚生労働省：人生の最終段階における医療の意思決定プロセスに関するガイドライン．2007（2015年改訂）．http://www.mhlw.go.jp/shingi/2007/05/dl/s0521-11a.pdf (last accessed March 13, 2015.)
2) Silveira M, Kim SY, Langa KM：Advance directives and outcomes of surrogate decision making before death. N Engl J Med. 2010；362（13）：1211-8.
3) McMahan RD, Knight SJ, Fried TR, et al：Advance care planning beyond advance directives：perspectives from patients and surrogates. J Pain Symptom Manage. 2013；46（3）：355-65.
4) Sudore RL, Fried TR：Redefining the "planning" in advance care planning：preparing for end-of-life decision making. Ann Intern Med. 2010；153（4）：256-61.

〔木澤義之〕

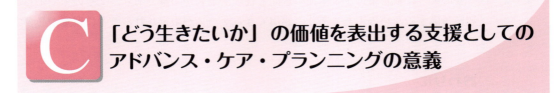

C 「どう生きたいか」の価値を表出する支援としてのアドバンス・ケア・プランニングの意義

1) アドバンス・ケア・プランニング実践上の課題

　医療の専門家においてアドバンス・ケア・プランニングadvance care planning（ACP）とは「将来の意思決定能力の低下に備えて，今後の治療・療養について患者・家族とあらかじめ話し合うプロセスである．話し合いの内容は，患者の現在の気がかりや不安，患者の価値観や目標，現在の病状や今後の見通し，治療や療養に関する選択肢について考えることである」[1]とされている．またACPを進めていくためには，自分の意思がはっきりと表明できることが重要であるばかりではなく，病状の変化と共に移ろいゆく気持ちを継続的なコミュニケーションで理解し合うことが必要とされている．

　しかしながら，ACPを現実に実践するためにはいくつかの課題があることが指摘されている．足立らはアドバンス・ディレクティブadvance directive（AD）がなぜACPに包含されて考えられるようになったのか，ADとACPとの関係についての背景やその意義を論じたものは少ないことを指摘している．その上で，ADの制度化を進めてきた米国の取り組みを中心にADの歴史および，その課題を整理しACPの関連性・可能性について考察した．その結果，ADの医療実践上の問題として，①法的文書のためADに変化を反映しにくい，②AD記載した以外の希望は対応してもらえない，③自身で予測することが難しい，④代理人の負担，⑤自ら考えて語ることが負担で他者に依存する，⑥医療者がADに消極的，⑦ADの実効性が乏しい，以上7点を指摘している．さらにACPの構成要素は「患者が家族や医師と相談し，将来，判断能力が失われたときの治療について思慮深い方法で計画するプロセス」であると提示している[2]．

　先行研究からACPの概念とその問題点を大まかに捉えるとAmerican Medical Associationの定義[3]，The Guideline of National Health Service in Britain[4]など，先行する主要な定義から，ACPの共通した要件として以下のようにまとめられる．①患者と医療者や家族などケア提供者が共に行うということ，②意思決定能力の低下に先立って行われること，③何らかのプロセスを指しているの3点が共通事項である．しかしながら，ACPの目的は何か，「先立って」とはいつなのか，誰がどのように実施するのか，そして具体的に何のプロセスであるのかは明らかではない．

　さらにACPの有効性に関するシステマティックレビューを概観する[5〜7]と，ACPディスカッションの「タイミング」が重要であり，患者の状態が安定している外来受診時にエンドオブライフend-of-life（EOL）の選好についてディスカッションすることを推奨している．と同時に，ACP介入の効果は，状態が不安定である「臨床現場」には転用できないであろうとも指摘されている．こうした論調からは，「患者の状態が安定して

いる」時のACPの必要性を認めながら，あくまで病院治療の範囲内でのみACPの議論を進めていることが伺える．ここに内在しているのは，ADを目的としたACPである．米国ではADの法制化は70年代以降医療における自己決定権が重視されたその延長線上にあり，ADの普及が不十分なためACPの考え方が生まれたと位置付けられる[2]．ACPはAD文書を患者が書けるように支援する努力の中で発展してきたものであり，それゆえAD作成はACPの諸営為の目標とされてきたと指摘されている[2]．しかし，日本においてADが法制化されていない現状では，「AD作成」を最終目標としたACPモデルは適応できないのは明白である．

2) エンドオブライフの概念

　ACPを考えるうえで一つ，重要な概念がある．それはEOLケアである．筆者はACPをEOLケアのアプローチ方法の中核であると考えている[1]．EOLケアに関する世界的なコンセンサスは概して以下の3点である．①高齢者医療と緩和ケアを統合する考え方を基盤にした終末期ケアであること，②がんのみならず，非がんを含めたあらゆる疾患や症状，苦痛等をもつ人たちを対象としたケアであること，③地域のヘルスサービスをつなぐケアシステムであることの3つが主要な要件である．しかし，EOLケアを実現する戦略は，その国の実情に応じて異なる．すなわちEOLケアを地域社会で成すためには，人口動態の変化と推計，国・地域の文化や特性を踏まえ，生活ニーズを含め生命を脅かす健康問題を国レベルで認識することが重要である．その上で，人々の価値観を含む新しい概念でケアのパラダイムを転換し医療制度や地域ケアシステムの変革の推進を必要とする．この課題は病院を中心とする医療の現場だけでは解決できないのである．

　よってわが国におけるEOLケアは，長寿，高齢化という高齢者が対象であるばかりではなく，子どもから働き盛りのあらゆる年代において，人生を80年・90年と生きることを前提に年齢に関係なく終末期に向けた生き方を含めて考えることが重要である[7]．そのためには終末期の生と死の問題を医療中心の医療モデルから，その人の住まう地域（コミュニティ）でどう生活するかを中心に据えた生活支援・家族支援を含む生活モデル（care & comfort）を重視し医療と生活を統合するケア integrated care ととらえることが必要である．

　それは，人生の主人公である個人が主体的に生きるための力を引き出し，支えるための新しい包括的ケアのあり方が求められているとも言える．先行するターミナルケアや緩和ケアといった終末期ケアの概念は，このような包括的ケアを提唱するには限界がある．よって，個々の人生のQOLを目指して生活・生命・人生の質と価値を包含し最期までその人の生き方を支えるEOLをすべての国民が享受できる社会づくり（social qualityの向上）が必要であり，そのアプローチ方法としてわが国におけるACPをどう進めていくか，が重要な課題であると考える．

3) アドバンス・ケア・プランニングの3つのステージ

このように考えると，ACP を表 1-C-1 のように類型化されるのではないだろうか．まず第1ステージ（1st）は健康な人への ACP である．このステージでは死生観教育・自己（主体性・自律性・アイデンティティを育てる教育：自分の生き方を意識化すること）に重点があり，ACP というより，アドバンス・ライフ・プランニング advance life planning（ALP）といって自分の人生について考える機会をもち将来に向けた計画を立てることや人生の出来事に直面しどう乗り越えるか，が中心となる．つまり，病気などの健康問題というよりはむしろ社会化の課題を取り扱うと考える（ALP ＞ ACP）．これは死生観教育，人間観・人生観・倫理観の育成といった生涯教育など，教育的意味合いが大きい．その対象は例えば小学・中学・高校生，大学生などのあらゆる成長発達の過渡期にある人たち，また結婚や子育てなどに直面している若い母親・父親，退職を控えた壮年期など人生の出来事を乗り越えていく時期にある人がライフイベントを発達課題としてどう対処するかが必要な場合と想定される．よって支援提供の場は，医療というよりむしろ行政や教育機関，保健福祉の場で行われる．

表 1-C-1 健康状態・病気のステージに応じた ACP の類型

	ACP の 3 類型	主観的健康度	病状のステージ	対象年齢・健康状態，課題	相談員
1st	死生観教育人間観・人生観・倫理観の育成など生涯教育：教育としての ALP	健康である	Healthy (NoFrailty) 自律的な社会生活	小学・中学・高校生 大学生 若い母親・父親，壮年期 より豊かに生きる，ライフイベントを発達課題として対処する	市町村の行政職員 保健師 教育者 養護教諭 職場の役職者・管理者，産業保健の医師，保健師
2nd	慢性疾患や高齢者を対象とした地域医療における新たな ALP と ACP	まあまあ健康である	Frailty 慢性疾患を1つないしは複数有し，治療初期から中期の者	壮年期・高齢期 治療継続 生活機能はほぼ自立（要介護2） 生活機能維持のため予防的な健康支援を必要とする	保健所・保健センター，地域包括支援センター，退院調整部門，病院外来，診療所，訪問看護ステーション等の医師・看護師・保健師・CM, MSW 等
3rd	急性期病院・終末期医療における ACP	あまり健康ではない	症状悪化，身体機能低下・障害（要介護）入院加療中施設入所中	疾患→急性期など病状が深刻な患者 治療の選択，開始や変更 中止，差し控えなど決断が必要となる	病院 救命救急，緩和ケア，特別養護老人施設の医師，看護師，MSW 等

（右側の帯：上から「行政　地域医療・保健・福祉」／「地域医療・保健・福祉」／「医療」）

第2ステージには（2nd）で自分の生き方を病気と生活の折り合いを再考すること（ALP）と，いつかは来るであろう人生の最終段階を見据えた医療・ケア，最期の場所の選択等（ACP）の2つが含まれ，何らかの病気や障害をもちながら生きる方や高齢者を対象とした地域医療でのACPである．この場合，支援者は地域包括支援センター，退院調整部門，病院外来，診療所，訪問看護ステーションなど日常生活圏内における相談支援機関が想定され，幅広い対象に生活機能維持・向上を目指す生活支援や家族支援など予防的な健康支援が重要となる．

　第3ステージ（3rd）は，従来，医療者が話題としている急性期医療の現場におけるACPであり，入院・入所施設における疾患の重症化，あるいは急性期など病状が深刻な患者における治療の選択，開始や変更，中止，差し控えなど決断が必要な場合である．

　また健康状態を重視すると図1-C-1のようにフレイルの概念に当てはめて考えることも有用だろう．私たち保健医療従事者が健康レベルの異なる，その人の置かれた人生の時間軸で考えた時，どのタイミングで自分がどの立場で関わるのか，何を意図してケアを提供するのかを意識化できるのではないかと考える．

4）わが国におけるアドバンス・ケア・プランニング推進に向けて

　筆者は，在宅看護学や地域看護学，老年看護学そしてEOLケア看護学の基盤づくりに関わってきた教育・研究者の立場から，わが国のACPは地域包括ケアシステムの中でACPの考え方や仕組みづくりを進めていく必要があると考えている．わが国では第

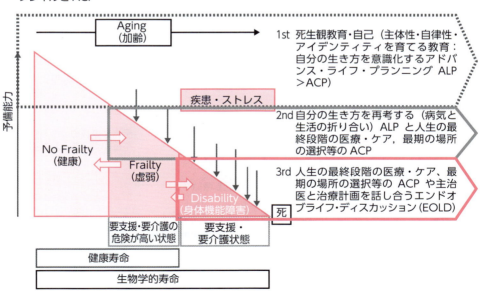

図1-C-1　フレイルの概念とアドバンス・ケア・プランニング
出典：長寿医療研究センター病院レター　第49号　虚弱（フレイル）の評価を診療の中に
http://www.ncgg.go.jp/hospital/iryokankei/documents/hospitalletter49.pdf

2ステージが重要でありACPは病院だけではなく，①《ケアの場》の転換，すなわち，医療中心モデルからコミュニティ協働モデルへの転換とその模索が必要である．②終末期のケアだけではなく，患者の人生の《時間軸》からみてより「前もってadvance」の，かつ予防的なケアモデルが必要である．③ACP本来の目的を，患者が自らの病／生に主体的に関わるための援助と考えるならば，日本社会において，何がそうした主体性の阻害あるいは促進要因であるか，介入先の社会特性の把握を行いつつ，「話し合い」のプロセスを可視化するツールと介入プログラム開発をしていくことが望ましい．

　ACPの中核は「患者をとりまく関係者の話し合い」である（図1-C-2）．それと共に「話し合いの内容の多様性，継続性，更新性」が要件となって積み重なり，そうした話し合いを通じた「関係者同士の信頼の構築」がADを可能にする条件として重要であると言える．なぜ「話し合い」が重要かと言えば，EOLは，当事者である患者とそれをとりまく家族・医療者等関係者を，予断を許さない状況にするが，それは心理的には先が見えない不安が主である．その先が一歩も見えない不安に対して，「話し合い」をもち，予測をたてることで，「半歩先」が見えるようになることが，「話し合い」の意義である．この「話し合い」によって予測できない患者の予後に「半歩先の予測」が可能となり，患者・家族の不安が緩和され，主体性を導くと考えられる．その一方で「話し合い」で異なる視点をもつ関係者も，先の見えない予後に対し，視点を共有してタッグを組むことができる．すなわち「話し合い」は専門職間の合意を導くことにもなり，結果的にチームワーク向上という見逃せない効果をもっている．誰もが抱えている不確かな未来に対して共にいる「当事者である患者とそれをとりまく家族・医療者等関係者」がチームとなってこのプロセスを踏む意義がここにあるのではないだろうか．そしてこのプロセスは，当事者にとって人生の物語を引き出すライフレビュー，人生を振りかえることとなる．自分の人生を語る経験は，自分の人生を受け入れ自己の存在と生きる意味を自覚するEOLケアへとつながる．

　そしてなお重要なことは，ケアの場での支援がつながることである．人は状況が変われば気持ちも変わる．常に変化を伴っており，変わることを前提に支援していかなけれ

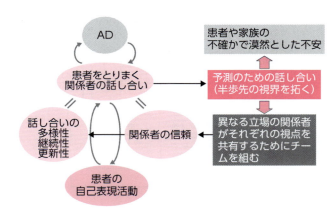

図1-C-2　AD作成を最終ゴールとしないACPの本質的意味

（文献9）より

ばならない．では，「予測のための話し合い」を引き出す ACP を実践場面でどのように残していけばいいだろうか．そこで有用なツールの 1 つが，本書が提示している西川らが開発した「意思決定支援用紙」である（p.41 参照）．これを個人記録やサマリ，あるいは会議録として活用できるだろう．筆者はこのワークシートを改変して，多職種での事例検討の方法として提案している．このシートを使うことで Step 1 では，当事者の生活歴を背景に抑え，その人の大切にしていること（価値観）を見える化ながら現在・過去・未来という時間軸に沿って，客観的に情報を 1 枚のシートに落とし込み，それぞれの持っている情報を出し合いながら同じ目線で，いわば関係者が同じ土俵に立つことができる．Step 2 では，浮かび上がった状況からその人の最善を導くためには，何をゴールとするのかについて考え，意思決定支援における方向性を見出す．Step 3 では，具体的なアクションプランを倫理調整機能として見える化する，のである．そうすると事例の全容を把握しながら計画的な支援として意思決定支援をチームで行うことができると考えている．

現場ではなかなか 1 つの事例に時間をかけて，話し合う機会がないと考えられるが，「話し合い」の大事さは誰もが感じていることだろう．意思決定支援はケアプランの一部である．支援計画は処方箋の 1 つとして位置付け，必要な人のタイミングを逃さないよう一歩踏み込んで，1 事例 1 事例を大切にしていく経験を蓄積していくことで，倫理的課題：ある種のモヤモヤ感が少し和らぐかもしれない．

多職種チームの必要性は場面場面の不確かさの緩和や予測的，予防的な介入を計画する上で重要であるが，ケア場を越えて，「当事者である患者とそれをとりまく家族・医療者等関係者」の変化する気持ちや考えを受け止め，つないでいくことが本来の ACP を実践する上で重要となろう．

文　献

1) 長江弘子編著：看護実践に生かすエンド・オブ・ライフケア．日本看護協会出版会，2014．
2) 足立智孝・鶴若麻理，アドバンス・ケア・プランニングに関する一考察－米国のアドバンス・ディレクティヴに関する取組みを通して－．生命倫理．2015；25（1），69-77．
3) Marquis DK, Mildred DK：*Advance Care Planning*：*A Practical Guide for Physicians*. Amer Medical Assn, 2001.
4) National Health Service：*Advance Care Planning : A Guide for Health and Social Care Staff*, National End of Life Care Programme. Available at：http://www.endoflifecare.nhs.uk/assets/downloads/pubs_Advance_Care_Planning_guide.pdf. Accessed September 4, 2013.
5) Brinkman-Stoppelenburg A, Rietjens JA, van der Heide A, et al.：The effects of advance care planning on end-of-life care：a systematic review. *Palliat Med*. 2014；28（8）：1000-1025.
6) Houben CH, Spruit MA, Groenen MT, et al.：Efficacy of advance care planning：a systematic review and meta-analysis. *J Am Med Dir Assoc*. 2014；15（7）：477-489.
7) Sørensen K, Van den Broucke S, Fullam J, et al.：Health literacy and public health：a systematic review and integration of definitions and models. *BMC Public Health*, 2012.
8) Arendt H：*The Human Condition*. Chicago Univ. Press, 1st published in 1958.（＝アレント『人間の条件』志水速雄訳，ちくま学芸文庫，1994 年．）
9) 基盤研究（A）「市民と専門職で協働する日本型対話促進 ACP 介入モデルの構築とエビデンスの確立」第 3 回班会議資料

〔長江弘子〕

日本における「望ましい死」の概念

はじめに

　アドバンス・ケア・プランニングが，病や死と向き合う人の意思表明を支援するための「前もって」のケア・プランニングを指すのに対して，「望ましい死」とは，人生の終着点である「死」に焦点を当てた概念であることは間違いないだろう．しかしながら，「望ましい死」あるいは good death という概念は，単に理想的な看取りのあり方を指す言葉ではない．本項で示すように，「望ましい死」とは「死」という言葉を含んではいるが，むしろ「良い死」を迎えていくための「生」の質を問うための概念として発展してきたのであり，さらには「誰にとっての良い死」なのかという問題を改めて提起しつつ，そこから再度，患者・家族などの大切な人・医療者を含めた shared decision making（共同の意思決定）を考えていくための重要な概念といえるのである．

　しかし，「望ましい死」という言葉がどのような意味で使用されてきたかを一度振り返っておくことは，概念を客観的に捉えるためには意味あることだと思われる．

1）日本における「望ましい死」の概念を扱った論文

　日本語で書かれた学術論文を検索する代表的な2つの検索エンジンであるCiNii（人文系を含む全分野対象）と医中誌（医学系論文対象）で，「望ましい死」をキーワードにして検索を行った．CiNiiは，論文・総説で14件がヒットした．医中誌は，論文・総説で16件がヒットし，CiNiiとの重複（4件）を引くと，医中誌のみでヒットした論文は12件であった．以上を足した26件を，発行年順に整理したのが表2-A-1である．これらの論文には，題名に「望ましい死」とあるものに加え，論文のキーワードに「望ましい死」が含まれるもの，論文の要旨に「望ましい死」という用語が含まれ，本文中でそれが議論されているものが含まれている．

　件数に注目すると，2005年以前は散発的であるが，2006～2010年までの5年間に11論文が現れ，2011年以降も継続的に論文が著されていることがわかる．とりわけ2008年以降は関連論文が集中している．その理由を考えるために，ひとまず，2015年5月現在で最も新しい原の論文に注目してみよう．原（2015）は，看護学生の「望ましい死」の概念形成と大学教育の相互関係を分析した論文である．冒頭，「宮下は，日本におけるがん患者の望む終末期のQOLを望ましい死と定義し，緩和ケアの究極的なアウトカムは望ましい死の達成であると述べている」[1]と，宮下氏の研究を引用し，そこから「終末期看護においては，死と対峙する患者・家族が望ましい死の達成に向き合えるような援助を実践していくことが必要」と主張している．このように原の論文は，「望ましい死の達成」のための援助について述べるが，その際の前提となる「望ましい死」とは何

かの概念の説明を，宮下氏の論文に負っている．

そして，表 2-A-1 でいうと，原（2015），伊藤ほか（2014），会田（2013），大桃（2012），森田（2011），Murakawa（2010），松島（2009），松島・野口（2009）および（2008）と，2008 年以降のほとんど全ての論文が，「望ましい死」に関する先行研究として宮下（2008）あるいはその原型となった原著論文 Miyashita, et al.（2007）を引用している．宮下論文が抽出した概念を基礎として，看護学生における「望ましい死」の概念（原 2015，Murakawa 2010），集中治療室における看護師の倫理調整（伊藤ほか 2014），透析治療における死の準備教育（大桃 2012）といった個別の対象・場所・症例における「望ましい死」の検討が行われている．このように，参照先としても発表論文数の増加契機としても，日本における「望ましい死」の概念研究の契機になったのが，Miyashita et al.（2007）（以下「宮下論文」と呼ぶ）だといえる．

2）宮下論文が明らかにしたもの

では，宮下論文は何を明らかにしたのだろうか．本節では，原著論文および関連論文から少し詳細に整理してみたい．

宮下らは，「緩和ケアの最も重要な目標は，"good death" あるいは "good dying process" を達成すること」と規定し，その上で「本研究の目的は，（1）日本のがんケアにおける good death の諸要素を概念化すること，（2）それぞれの good death の要素を比較して何が重要な要素かを明白にすること，（3）個人が good death に関してどのように知覚しているかに関わる要因を検討すること」[2]と述べる．宮下らの研究手法は，一般市民（2,548 名）とがんで家族を亡くした遺族（513 名）を対象に，事前の質的調査[3]で抽出した good death に関連すると考えられる 57 の項目を質問紙で尋ねるというものである．それぞれの項目には「1. 全く必要でない」から「7. 絶対に必要である」の 7 段階で答える．因子分析によって 18 の要素が同定され，そのうち回答者の 80％ 以上がすべての項目に対して「やや必要である」「必要である」「絶対に必要である」と回答した 10 の要素を「一貫して重要な要素 consistently important domains」[2]または「日本人が共通して重要だと考える望ましい死」[4]とした．この 10 要素は，①身体的，心理的な苦痛がないこと，②望んだ場所で過ごすこと，③医療スタッフとの良好な関係，④希望を持って生きること，⑤他者の負担にならないこと，⑥家族との良好な関係，⑦身体的・認知的に自立していること，⑧落ち着いた環境で過ごすこと，⑨人として尊重されること，⑩人生を全うしたと感じられることである．その他の 8 要素は「重要度がまちまちな要素 mixed important domains」「相対的に重要度が低い要素 relatively less important domains」[2]に分類され，後に「人によって重要さが異なる望ましい死」[4]と分類された．

宮下論文の第一の成果は，著者自らが位置付けているように「今までわが国でも観念論，あるべき論に論じられてきた「望ましい死」のあり方を定量的に評価し，「日本人が共通して重要だと考える望ましい死」と「人によって重要さが異なる望ましい死」に分類したこと」[4]といえる．そこからさらに，宮下論文は「全体としては，本研究で抽

表 2-A-1　CiNii および医中誌で「望ましい死」でヒットした論文・総説 (2015 年 5 月 15 日現在)

発行年	著者名	論文タイトル	収録雑誌名	宮下論文[*1]	Steinhauser 論文[*2]
2015	原 広美	看護学生の死生観と望ましい死および学習経験との関連	看護教育研究集録	○	
2014	伊藤 真理 ほか	集中治療室で終末期に至った患者に対する急性・重症患者看護専門看護師の倫理調整	日本クリティカルケア看護学会誌	○	
2013	会田 薫子	"good death" とリビングウィル	病院	○	
2012	大桃 美穂	終末期医療と死への準備教育：透析医療から考える	生命倫理	○	
2011	森田 達也	グッドデス概念って何？	緩和ケア	○	○
2010	木下 寛也	症状緩和のためのコミュニケーションスキル	臨床精神薬理	○	
2010	Murakawa	日本における「望ましい死（good death）」の概念理解　医学部 1 年生の観点から	Tohoku Psychologica Folia	○	
2009	宮下 光令 ほか	がん患者，一般市民，医師，看護師の「望ましい死」のあり方に関する認識	日本癌治療学会誌	○	○
2009	松島 英介	現代精神科臨床と死生観	臨床精神医学	○	○
2009	松島・野口	がん患者における尊厳	精神神經學雜誌	○	○
2008	宮下 光令	日本人にとっての望ましい死	Pharma Medica	○	○
2008	Izuha et al.	福島県の末期癌状況における "望ましい死（good death)" に関する都市住民と医師の認識の比較	General Medicine		○
2008	松島・野口	緩和医療における尊厳とスピリチュアリティ	緩和医療学		○
2008	水川 真二郎	患者，家族および医療従事者に対する「高齢者の終末期医療」についての意識調査	日本老年医学会雑誌		○
2007	梅内 美保子	Good Death（望ましい死）とは	ナーシング・トゥデイ	○	
2006	出羽 明子 ほか	がん終末期患者の「望ましい死」に関する意識調査──福島市民と医師の比較	緩和医療学		○
2005	坪井 敬子	進行がんから死に至った患者および家族への医療者の関わり	広島国際大学看護学ジャーナル		
2005	小池 眞規子	高齢者の望む「望ましい死」	高齢者けあ		
2004	竹中 裕昭 ほか	"望ましい死" に関する意識調査	プライマリ・ケア		
2004	平井 啓	「望ましい死」に関する意識調査	臨床精神医学		○
2000	西村・宮原	特別養護老人ホームにおける「望ましい死」に関する研究（第 2 報）	旭川荘研究年報		
1999	西村・宮原	特別養護老人ホームにおける「望ましい死」に関する研究（第 1 報）	旭川荘研究年報		
1999	吉田 みつ子	ホスピスにおける看護婦の「死」観に関する研究："良い看とり" をめぐって	日本看護科学会誌		
1989	平野 陽子 ほか	あるひとつの「望ましい死」への過程 在宅死を望む患者の願いを叶えた訪問看護の重要性	臨床看護		
1987	村上 国男	診療の折々に；望ましい死	健康保険		
1980	白井 幸子	'望ましい死' をとげた人からの学び	看護学雑誌		

[*1]「宮下論文」とは，Miyashita et al.（2007）文献 2）またはそれを日本語で再編集した宮下（2008）文献 4）を参照しているもの

[*2]「Steinhauser 論文」とは，Steinhauser（2000a）文献 5）または Steinhauser（2000b）文献 6）を参照しているもの

出された「望ましい死」にとって重要な要素は，西欧における調査と類似した結果となった．（…略…）ここからこれらの概念は，エスニシティや文化の差異に関わらず good death の中核要素といえる」[2]と結論づけている．しかしここで「西欧における調査」として引用されている Steinhauser らの調査[5, 6]は，アメリカ合衆国における調査であり，合衆国と日本の比較のみで「エスニシティや文化の差異に関わらず good death の中核要素」とまでは結論できないであろう．たとえば，アジア諸国の間での似たような比較調査も可能であろう．そこから，「異なる」中核要素が結論づけられる可能性もありうる．

　Steinhauser らの調査は，患者・遺族・医師・看護師ら約 1,500 名から「エンドオブライフにおいて大切だと考えるものは何か」を尋ねたものである．問題意識，手法において宮下論文の直接の先行研究と位置付けられる．表 2-A-1 を見ると，日本における「望ましい死」に関する論文においても，宮下論文に先行して参照されてきたことがわかる．

　その Steinhauser の結論部分で注目に値する箇所がある．「痛みや症状の管理，医師とのコミュニケーション，死を迎える準備，人生を全うしたという感覚を得られる機会というのは，ほとんどの人にとって大切ではある．しかし，その他の，エンドオブライフの質にとって大切だと考える要素については，立場や個人によって異なるのである．患者や家族のエンドオブライフの経験を評価し改善するよう取り組むならば，人が生活の質を感じるその多様性を考慮せねばならない」[6]．Steinhauser らの結論は，明らかに多様性に重きをおいている．Miyashita et al.（2007）では，多様性の問題には比較的重点がおかれていないが，宮下（2008）では，「相対的に重要度が低い」要素について，以下のように補足されている．「注意しなくてはならないのは，これらの概念は相対的に重要度が低いからといって重要ではないという意味ではない．個別性が強い概念なのである．人によっては，「共通して重要だと考える」概念より個々の項目は重要であるかもしれない．したがって，これらの概念は，共通性は必ずしも強くないが，患者が求めた場合には達成されるように医療者は努力しなくてはならない概念と考えられる」[4]．このように，宮下論文は，「日本人にとって共通の望ましい死の考え」を統計的に 10 の要素として浮き彫りにしたが，同時に「個別性の強い」要素の存在をも浮き彫りにしたのである．

　このことは，宮下論文のもう 1 つの主張と密接なつながりがある．宮下（2008）は，他の重要な成果として「望ましい死の達成のためには，痛みや症状コントロールだけでなく，より広い全人的な視点が必要であることを明らかにした」[4]と述べる．別の箇所では，抽出された望ましい死の要素からは，「症状管理だけではなく，心理的・実存的事柄 psycho-existential issues が質の高い緩和ケアにとって不可欠な要素をなすと認識すべきだ」[2]という．すなわち「望ましい死」は個別性を含みこむものであり，それゆえ痛みをとったり症状を和らげたりするという手段だけでなく「心理的・実存的事柄」に応えるケアが必要だというのである．また，長江（2014）は，宮下論文から次の 4 点を示唆として引き出している．(1) その人の望む状態には個別性が強い，(2) ゆえに終末期においては医療のみで解決できる事柄は限られる，(3) 宮下論文が抽出した good

2. アドバンス・ケア・プランニングの基盤となるもの

death の項目は一専門職のみで対応できる事柄ではなく，チームアプローチが不可欠である．(4) 同じく宮下論文が抽出した項目には「生きる拠りどころ」や「生きる意味・目的」に関わるスピリチュアルな事柄が深く根ざしており，望ましい状態の実現とはスピリチュアルケアを意味する[7]．これらをまとめると，good death という考え方は，個別性の尊重の帰結として，医療措置に留まらない広義のケアの視点ないしはアプローチを必要としているといえよう．

個別性の尊重，医療措置に留まらない広義のケアの視点に加えて，good death 概念の根本のパラダイムを考察するために，宮下論文の共同研究者である森田 (2011) の議論を参照しよう．森田は，good death の研究の出発点について次のように述べる．「もし病気が治癒できずに死が避けられないとしたならば，患者からみた望ましい状態とはどういうものなのだろうか，患者自身の言葉から考えなおす必要があるのではないだろうか——これが研究の始まりであった」[8]．それゆえ，good death 研究の成果で重要なことは，「医療者からみて良い・悪いという判断ではなく「患者自身が重要だと思えるかどうか」にしたがって，ゼロから構成概念を構築したこと」[8] である．ゆえに，「good death という名前で呼ばれているが，「死」に焦点が当たっているのではなく，「死が避けられないとしたならばどう生きるのか」に焦点が当たっている」[8] のである．したがって，good death の考え方とは，個人（患者）の価値観に対して外（たとえば医療者の視点）から「望ましい」とか「望ましくない」と定める考えの真逆にあり，「good death は患者自身からみた「死が避けられない時の quality of life」であるという」ことが「本質」だと森田は説明する[8]．個別性の尊重，医療措置に留まらない広義のケアの視点に加えて，死に注目するのでなく，死が避けられない時に「どう生きるのか」に重きをおいた概念なのである．そして，以上3点の根本にあるのが，「患者自身の言葉」あるいは患者自身が「どう生きるのか」から考えなおすという，当事者性である．森田は，患者だけではなく，医療者に対して「あなた自身も，もし死が避けられない時には，何を大事だと思うだろうか，それは good death 概念のどこに該当することが多いだろうか，と一度考えてほしい」と述べ，医療者自身が「医療者としての自分の価値観をとりあえず横に置いて」[8] 考える必要性を提起している．医療者／患者という立場を保留して，人としてあなたなら（当事者性）「どう生きるか」を「考えなおす」ことが，good death 概念の根本のパラダイムに含まれる．

3）「望ましい死」：宮下論文以前

そもそも good death は直訳すれば「良い死」と訳されるものである．その訳語が奇異な感じを与えるとすれば，死を忌避する習性が私たちにあるからではないだろうか．だが，死を見つめることが必要となる時には，「良い死」という言葉は決して奇異ではない．そして「良い死」という言葉をあえて用いると，いっそう誰にとっての「良い死」なのかという問題がはっきり浮上してくる．それでは，good death という概念はなぜ「望ましい死」と翻訳されているのだろうか．表 2-A-1 に戻ると，もともと日本の文脈で「望ましい死」という言葉が定着していたことが推測できる．そして，そのもともと

の「望ましい死」の概念と，宮下論文以降の「good death」の概念を比べると，微妙ではあるが，決定的な違いがあると考えられるのである．

宮下論文と同年に発表された水川（2008）は，論文タイトルの通り，「患者，家族，医療従事者に対する「高齢者の終末期医療」についての意識調査」を行ったものである．その手法は質問紙調査であり，調査対象も含めて宮下論文と類似の性質を持っており，かつ，「近年わが国では高齢者人口の急激な増加に伴い，「高齢者の終末期医療」に対する関心が高まっている．しかし，高齢者にとって「望ましい死」とは何か，「高齢者の終末期医療」ではどのような医療環境やケアを優先すべきかなど数多くの課題が残されている」[9]とあるように，「望ましい死」を問題としている．

しかし，水川（2008）の視点は，前節で述べたgood deathの考えから照らして，極めて微妙ながら決定的な差異がある．水川は続けてこう述べる．「そこでこの研究では，医療を受ける側の高齢患者やその家族と医療を提供する側の医師を含めた医療従事者が，「高齢者の終末期」をどのように捉え，「高齢者の終末期医療」において何が最も重要な要素であると認識し，どのような治療内容や医療環境を望んでいるのかをアンケート調査した」[9]．

このように，「医療において何が重要」か，どのような「治療内容や医療環境を望んでいるのか」を，患者や家族や医療従事者に尋ねているのであり，医療内容への希望や重要度が主眼となっている．医療や治療を含めたその人の生き方は主たる問題にはなっておらず，それゆえ，立場による「生き方」や「何が望ましいか」の多様性は問題とされていない．水川論文においては，個別性の尊重，医療に留まらないケアの視点，死ではなくどう（その人が）生きるかへの注目，何よりも，当事者性が前面には出されておらず，あくまで医療者にとっての終末期の治療内容と医療環境の把握のパラダイムにある．一方，宮下，長江，森田らにとって，good deathとは，望ましい医療環境の構築のための概念ではなく，第一に，自らのライフをどのようなものに望むかという当事者性を出発点としてケアのあり方を考えなおす概念なのである．ここに，「望ましい死」のパラダイム・チェンジが起こっていることを見逃してはいけない．

もちろん，水川は「高齢者の終末期医療」は「患者や家族との共同作業であると捉え，共通の認識に基づいて医療の実践に努力すべきである」[9]と述べている．にもかかわらず，水川論文の「望ましい死」は，あくまで高齢者の終末期医療におけるタームなのである．

2005年より以前の論文に遡ると，「望ましい死」の概念は，good deathというよりもむしろ，文字通りdesirable deathあるいはadvisable deathと訳されるべき概念として使用されている．たとえば，坪井（2005）は，「主治医の誠意ある告知」によって「患者と家族が本音で語り合う貴重な時間を過ごすことができ」「患者と家族は死を受容した望ましい死が迎えられた」[10]と述べている．小池（2005）は，「望ましい死」とは「尊厳ある死」のことであり，「病気の進行から徐々に死期が近づいていく人，痴呆（認知症）（ママ）で終末期の人の看護・介護ではどのようなことを重視し，どのような配慮が必要でしょうか」[11]と問う．いずれも重要な内容を含む問題提起であるが，患者と医師の間の「望ましさ」の差異が焦点化されているわけではない．西村ほか（1999）で

は，特別養護老人ホームにおける看取りの現状を調査しつつ，「呼吸困難や苦痛などに適切な［医療的］対応がなされるというやすらかな死が推察された」[12]と述べ，この「やすらかな死」を指して「望ましい死」と意味づけている．吉田（1999）は，「看護婦相互の間で共有されていた患者の死の迎え方の理想像を示すもの」に「良い看取り」[12]という概念を与えており，それをほぼ「望ましい死」と同義語で用いている．最も古い白井（1980）では，「心にかかっていたことをやり終え，家族との心の通い合った，真実でうるわしい関係のうちに生を終えた．このようにⅠさんの死はまさに'望ましい死'であったように思われた」[13]とある．以上概観のみであるが，「望ましい死」という言葉は，「理想的な死」という意味で用いられる用語ではあったが，そこには死にゆく当事者の「望み」の個別性や当事者性は含意されていなかった．このような歴史的背景を考えるならば，good death とは，それぞれの人の個別性・当事者性に立ち戻り，そこから再度「理想的」な生き方を考えるための準備概念として捉える必要がある．

おわりに

このように「望ましい死」とは何かということを考える時，宮下論文のインパクトは大きいものであった．それは，日本社会に住む人にとって，何が「良い死」なのかを量的調査の手法で浮き彫りにした．結果として出てきた要素は，ある意味日常的にみてごく当たり前の実感ともいえる事柄であるが，それらが狭義の医療措置によるケアでは留まらない，「心理的・実存的事柄」（宮下）あるいは「スピリチュアリティ」（長江）に関わる事柄であり，それゆえより包括的なケアのあり方が求められるものであることは，すでに述べた通りである．

しかし，このこと以上に本項で注目したいのは，good death の概念と，それ以前の「望ましい死」の概念との差異である．その差異とは，good death の概念が，中核に当事者性を据えたことである．「good death は患者自身からみた死が避けられない時の quality of life である」（森田）という定義は，端的でありながら本質を指している．good death とは，誰にとっての「良い死」なのかをつねに問う概念なのであり，何よりも患者にとっての「良い死」から，もう一度医療やケアのあり方を捉え返す概念なのである．理想的な終末期医療のあり方の模索（というそれ自体重要な課題）に留まらず，患者自身はむろん，すべての人がそれぞれの立場から「良い」死を迎えていく生き方とは何かを思考する側面が，good death の概念には含まれているのである．

文 献

1) 原広美：看護学生の死生観と望ましい死および学習経験との関連．看護教育．研究集録第40号，神奈川県立保健福祉大学実践教育センター，2015；p.47.
2) Miyashita M, Sanjo M, Morita T, et al：Good death in cancer care: nationwide quantitive study. Ann Oncol. 2007；18：1090-1097.
3) Hirai K, Miyashita M, Morita T, et al：Good death in Japanese cancer care: a qualitative study. J Pain Symptom Manage. 2006；31（2）：140-7.
4) 宮下光令：がんの緩和医療 日本人にとっての望ましい死．Pharma Medica．2008；26（7）：29-33.
5) Steinhauser KE, Clipp EC, McNeilly M, et al：In search of a good death: observations of patients, families and providers. Ann Intern Med. 2000；132（10）：825-832.

6）Steinhauser KE, Christakis NA, Clipp EC, et al：Factors considered important at the end of life by patients, family, physicians and other care providers. JAMA. 2000；284（19）：2476-2482.
7）長江弘子：エンド・オブ・ライフケアの「ケア」としての意味．看護実践にいかすエンド・オブ・ライフケア，長江弘子編，11，日本看護協会出版会，2014．
8）森田達也：グッドデス概念って何？．緩和ケア；2008；21（6）：p.632-635．
9）水川真二郎：患者，家族および医療従事者に対する「高齢者の終末期医療」についての意識調査．日本老年医学会雑誌．2008；45（1）：50-51．
10）坪井敬子：進行がんから死に至った患者および家族への医療者の関わり．広島国際大学看護学ジャーナル．第2巻 2005；：23．
11）小池眞規子：ターミナルケアに生かす「死にゆく人」の心理の理解　高齢者の望む「望ましい死」．高齢者けあ．2005；9（1）：88-93．
12）西村茂子，宮原伸二：特別養護老人ホームにおける「望ましい死」に関する研究（第1報）　旭川敬老園の過去5年間の実態調査から．旭川荘研究年報．1999；30（1）：12-17．
12）吉田みつ子：ホスピスにおける看護婦の「死」観に関する研究："良い看とり"をめぐって．日本看護科学会誌．1999；19（1）：49-59．
13）白井幸子：'望ましい死'をとげた人からの学び．看護学雑誌．1980；44（7）：722-724．

〔髙橋在也〕

B アドバンス・ケア・プランニングの倫理的意義とその課題

はじめに

　人生の終盤期の意思決定支援を行う時，特に本人の意思が明らかでない場合に，家族や医療者は難しい判断に迫られる．こうした状況を回避するために「事前指示：アドバンス・ディレクティブ Advance Directives（ADs）」が行われてきた．ADsとは，「意思決定能力を喪失した場合の治療に関する意向を表明する口頭または書面で意思表示したもの」と定義される[1]．例えば，ADsが考案された米国では，法制度の中にADsが取り入れられて，整備されている．

　一方でわが国では，各種機関（職能団体，学術団体，学会，省庁等）が作成した終末期医療に関する指針の中で，ADsの導入を仮定した記述のある指針や検討課題としてADsの導入を提案する指針[*1]があったり，またすでに独自にADsに関する取り組みを開始している医療機関や介護福祉施設[*2]もあり，注目されるようになっている．

　また近年はADsと関連して論じられるようになっているのが，ここで取り上げる「事前にケアを計画すること：アドバンス・ケア・プランニング Advance Care Planning（ACP）」である．先にADsの定義を引いた同じ文献には，ADsは「理想的には患者が医師や家族などの最愛の人たちと相談し，将来的に判断能力を失う時の治療について思慮深い方法で計画するACPとして知られるプロセスの一部」と記されている[1]．この定義からは，ACPがADsを包含する広い意味の用語であると推察できる．ADsとACPの関係については，例えばこの定義で見たようなADsはACPのプロセスの一部，またADsはACPの一構成要素[2]，ACPはプロセスでADsは産物[3]などの記述が見られるが，必ずしも明確ではない．そこでここではADsとACPを比較検討することで，ACPの倫理的意義について考察する．最初にADsの倫理的意義を述べ，次にACPの特徴を明らかにし，最後にACPとADsの倫理的意義について比較検討する．

1) アドバンス・ディレクティブ：倫理的意義と課題

　ADsは「内容指示型 instructional directive」と「代理人指示型 proxy directive」がある．内容指示型で文書化されたものを「リビング・ウィル Living will（LW）」という．指示する内容については，治療を望む状況や望まない状況を指示したものや，生命維持の具体的治療を指示するものなど多様である．また代理人指示型は，医療に関する永続

---

*1　2012年に改訂された日本老年医学会の「高齢者の終末期の医療およびケア」に関する「立場表明」は，ADsの導入を提言している．
　　http://www.jpn-geriat-soc.or.jp/proposal/tachiba.html（2016年9月5日閲覧）．

*2　先駆的な取り組みとして，国立長寿医療研究センターの「事前指示書」がある．
　　http://www.ncgg.go.jp/zaitaku1/eol/ad/slider_jizensiji.html（2016年9月5日閲覧）

的委任状 durable power of attorney for healthcare とよばれ，意思決定能力を喪失した時に自分に代わって意思決定を行う者（一人か複数人）を指名するものである．近年は2つの型を統合した書面が多く見られるようになっている．

a．倫理的意義

ADs に関する倫理的意義は，以下の2点にまとめられる．第一は，患者の自律を尊重する点である．医療現場では，患者の自律を尊重した手続きとしてインフォームド・コンセント Informed Consent（IC）が行われている．ADs は IC を論理的に拡張した手続きと考えられている[4]．IC の実践には，患者本人の意思決定能力が備わっていることが必要条件である．終末期においては本人の意思決定能力が喪失することが多いために，患者本人による IC は実質的に難しくなる．そこで意思決定能力があるうちに，将来自分が意思決定能力を喪失した時の状況について，十分に提供された情報に基づき下した決定は，意思決定能力を喪失した場面にも適用できる，つまり自己決定権を行使できる手段として ADs が考案された．ADs は患者本人の意向が示された証拠であるため，その証拠に基づき代理人が意思決定することもまた，患者本人の自律を尊重することになると考えられるようになった．このように，ADs は自律尊重の倫理原則に基づく IC の実践を論理的に拡張したものと考えられている[1]．

ADs の倫理的意義の第二は，患者の最善の利益を知り得る「明確な証拠」になり得ることである．一般的に医療者の倫理的責務は，生命を維持することにある．そのため，医療者は生命維持治療に関する特定の情報がない限り，生命維持に全力を注ぐと考えられる[4]．しかし実際には，生命維持治療が患者の利益に適っているのか懸念する状況も見られる．その時に ADs によって本人の意向が明確な証拠として示されていれば，指示内容から患者の意向を確認でき，患者の最善につながる手掛かりが得られ，結果として患者の利益に資することもある[5]．このように ADs は，患者の意向を知る上での「明確な証拠」となることで，医療者が患者の最善の利益を促進する手段となり得る点において倫理的意義があると考えられる．

b．倫理的課題

一方，ADs に関する倫理的課題としては主に以下のような議論がある．中でも最大の議論は，「自律の尊重」に関するものである．ADs を行うことは本当に患者本人の自律を保証することになるのかといった課題である．ADs に指示された内容は，患者本人が実際に意思決定を行う時に明示されたものではない．そのため，その ADs は本人による自律的な意思決定を保証するためには不十分な装置ではないかという指摘がある．例えば，特定の医療行為の内容を指示した時（ADs 作成時）と代理人や医療者などが実際に ADs の指示内容を参照し，ADs に基づく医療を実施する時との間で，医学的な状況，患者の意向，患者を取り巻く社会的環境などに変化が生じる可能性がある．また，ADs をすでに作成していたとしても，その間に例えば，患者本人が遷延性意識障害や認知症を患うなど，精神的かつ身体的に大きな変化が生じる可能性がある．時間の変化と共に生じるさまざまな自己の変化がある中で行われた意思決定は，真の自己に

よる決定と考えてよいのだろうか，というADsの本質に関わる問題である[6]．ここで論じた問題は，「人格の同一性の問題」「認知症患者の現在の人格と過去（あるいは未来）の人格の問題」「以前の自己の問題」として論じる研究者もいる[7]．

　また，前述したADsの作成と実施の間の時間差の指摘に関連し，代理人に関する問題もある．すなわちADsがICのように倫理的な医療実践となるためには，ADsを実施する代理人がADsの指示を尊重する必要がある．しかし果たして代理人はADsの内容を尊重し，患者の自律性をどこまで尊重できるのかという課題がある．代理人が最終的な決定を行う場合には，代理人の意思と患者がADsに指示した意思が衝突する場合が考えられる．その時にどちらの意思を優先するのか．患者の自律性を尊重するためには，ADsの指示に忠実に従うことになるのかもしれないが，状況によっては，ADsの指示に従うことが，患者のリスクや負担を増大させ，患者の利益に反する場合も生じ得る．その場合に，代理人は患者本人の意思をどこまで優先すればいいのか．患者の自律性を尊重する倫理原則と患者の利益を増加する倫理原則をどうバランスするのかの難しい課題が残る．

2) アドバンス・ケア・プランニング：特徴と倫理的意義

　前述のように，解決困難な倫理的課題を含みながらも，ICを論理的に拡張し，本人の自律的な意思を尊重することなどに，倫理的意義あるいは臨床的意義を見い出し，各国ではADsに関する取り組みが進められてきた．その中でもADsを先進的に取り組んできた米国では，ADsの検証も広く行われ，その結果ADsの利点に加え，実施上の問題点も数多く指摘されている．例えば，実際のADsの作成率や実施率が低かったり，ADsの有無と患者の意向を尊重した治療の実現には相関関係がないなど，ADsの実施そのものに関する問題やADsによる終末期ケアの質的向上の効果の問題などが明らかにされている[8, 9]．このようなADsの限界や問題点を指摘する意見に基づき，人生の終盤期の医療に関する意思決定過程に対して，より包括的なアプローチが必要であると認識されるようになってきた[10]．この包括的なアプローチや取り組みがACPと呼ばれるものである．最初にACPの特徴について述べ，次にACPの特徴から見た倫理的意義について述べることにする．

a. 特　徴

　前述したようにACPはADsの実施に関する課題や問題点を改善する中で考えられるようになったアプローチや取り組みである．そこで提言されたADsの改善策を手掛かりにしてACPの具体的な特徴を見ていこう．ADsの作成や実施に対する主な改善点は4つにまとめられる[9]．

①患者本人，家族，医療者が話し合いの上で，共有した意思決定を行う努力をすること
②話し合いは，治療の選択に限定せずに，患者の関心や懸念，ケアの目標，価値観を明確にする内容であること，また何度もフォローアップして情報を更新すること

③ ADs の記載内容は，関係者が本人の意思を推論あるいは解釈する際の基礎情報として柔軟に扱われること
④ 将来の意思決定に合意するために，変更可能でプロセスを重視する方法を採ること

それぞれの改善点について説明する．①については，本来 ADs は一人で自分の意向を指示するものとして考案された．しかし本人が周囲と相談しないで作成した場合に，生命維持治療に関する意向を確認する時になって初めて ADs の存在が明らかになることがある．その場合に，仮に ADs の指示内容が医療者や家族などの関係者の予測する治療選択と異なる時には，関係者間では大きな混乱を招く可能性がある．円滑な意思決定のために考案された ADs が，逆に意思決定を困難にすることになる．こうした状況を回避するためには，ADs 文書を作成する段階から，関係者と話し合いを行い，患者の意思を関係者と互いに共有することが重要であると認識されるようになっている[11]．

②については，患者が望む ADs を作成するために話し合う内容が，ADs の主項目である生命維持治療の選択に限定したものではなく，より広範囲であることがわかってきた．そのため，ケアの目標や本人の価値観などの，直接的には生命維持装置の選択には無関係と思われる情報について，患者の基礎的情報として記録しておく必要性が認識されるようになってきた[11]．またこうした情報は，記録の内容を何度も本人と確認（フォローアップ）し，情報を更新することも重要であると考えられている．

③については，ADs の指示内容に基づき代理人などの関係者が患者本人の最善の利益となる医学的処置を検討する場合に，関係者は ADs の指示内容に拘束されて，指示通りの処置に従うのではなく，ADs の指示内容を状況に合わせて柔軟に捉える必要があると考えられるようになっている．

④については，②の「フォローアップ」とも重複するが，近い将来に行われる人生の最期に関する意思決定に備え，患者の意向を継続して確認し，意向の内容を常に新しくする継続的な関わりが重要であると認識されてきたことを意味する．ADs を作成し実施すること自体よりも，ADs の作成や実施に至るまでに，関係者はどのように患者と関わるのか，その関わり方の重要性を強調する．患者本人と関係者との信頼関係に基づく，その関わりを「プロセス」と表現しているのである．

以上から，ADs に対する改善案を参考にした包括的な取り組みである ACP の特徴は以下のようにまとめることができる．

・患者を取り巻く関係者（家族，代理人，医療者）によって話し合いを行うこと
・話し合う内容は多様であること
・話し合いは継続して行われること
・話し合いによって患者の情報を繰り返し更新すること
・患者と関係者間の信頼関係を構築すること

人生の終盤期における本人の意向を反映したケアを提供するために考案された ADs は，上記のような具体的な関係者間の「話し合い」を通して，より本質的で実効的なケアを提供する手続きとして機能すると考えられている．

b．倫理的意義と課題

最後にACPを倫理的観点から考察する．ACPの倫理的意義として第一に指摘すべきことは，ADsの倫理的意義と同様，患者の自律を尊重する点である．ACPは，ADsをどう機能させるかの試行錯誤の取り組みを通して考案されてきた包括的なケアの実践であり，またACPにおいてもADsは中核的な位置を占める．したがって患者の自律尊重は，ACPの手続きにおいてもADsと同様に最も重要な倫理的基盤と考えられる．

自律尊重の倫理的意義の観点からいえば，ACPはADsよりも，倫理的に一段深く意義づけられたケア実践の手続きと考えられるかもしれない．先にADsの自律尊重に関する倫理的課題の中で，ADsで指示した本人と，実際にADsを用いる時の本人は時間的なギャップがあるため，ADsはその指示内容を参照して意思決定する時点の患者本人の自律的な意思決定を保証することにはならないのではないか，との議論を紹介した．ACPはその課題を克服する試みと考えることができるだろう．つまりACPの手続きの特徴は，患者本人と関係者との継続的な話し合いと共に，患者の意向を繰り返し確認し，話し合いの内容記録もできる限り最新の情報に更新することであった．関係者によるこうしたケア実践の手続き上の関わり方が，患者本人が意思決定能力を喪失する時まで継続されるとしたら，本人の意向を可能な限り確認する手続きを行っていることになる．したがって，ADsで指示した本人と，実際にADsを用いる時の本人の時間的なギャップを埋める作業を実践していることにもなるのではないだろうか．

さらにACPによるケア実践の手続きが，ADsの患者本人の自律性を尊重する倫理的意義づけを深める理由について，代理意思決定の観点からのブキャナンAllen E. BuchannanとブロックDan W. Brockの議論を紹介する[12, 13]．先にADsの倫理的意義の項では，ADsはICを論理的に拡張した自律に基づく手続きであると述べた．しかしブキャナンとブロックは，治療の選択と治療の実施が同時期に行われる場合の選択（同時選択：ICによる医療実践を想定）と未来の状況の治療の実施を想定した選択（未来選択：ADsによる選択を想定）には道徳的非対称性[*3]があると述べ[12]，「拡張された自律」の原理を持ち出し，ADsをICと同等の道徳的権威におくことに批判的な立場をとっている．彼らは本人の自律を拡張することより代理人の意思決定に道徳的意義を見い出そうとしている．ブキャナンとブロックが考える代理意思決定とは，意思決定能力がある患者の権利を拡張することによって事前に決定された内容を代理人が最終決定する手続きと考えるのではない．意思決定能力を低減したり喪失した「他者」の「同時選択」に近づけるために，代理人が患者のためにどうするのがよいのかを繰り返し検討するものと考えている[13]．意思決定に関して代理人が繰り返し検討することの重要性を強調している．

代理人による意思決定への参加は，パターナリスティックな介入にもつながることもあり，慎重に行う必要がある．しかしブキャナンとブロックは，「未来選択」である

[*3] 「同時選択」と「未来選択」における道徳的非対称性とは，1．未来の状況を十分に説明された上での選択であったとしても，「未来選択」は「同時選択」のように変化に対応できない，2．「未来選択」は「同時選択」よりも自分の最善の利益を考慮することが困難である，3．患者が軽率あるいは不合理な判断をした場合に，「同時選択」では医療者や家族が患者に再考を促すことができるが，「未来選択」ではそれができないことをいう．

ADs に関して本人が意思表出する機会に，家族などの他者が参加する時に，ADs に「同時選択」と同等の道徳的権威が保証され得ると主張する．彼らの主張に基づくと，ADs を作成する過程のみならず ADs 作成後にも継続して関係者である他者が話し合いを通して関わることを特徴とする ACP には，IC と同等の道徳的権威のある手続きである可能性を見い出せると考えられる．

さて最後に ACP の倫理的課題として，ACP は ADs 以上に意思決定過程に代理人や家族を含めた患者をとりまく関係者が関わることになり，患者の意思の共有化が図られるため，逆に関係者が患者の意思決定に影響を及ぼす機会が増える危険性を指摘したい．患者の意向をできる限り確認し，その意向を反映した人生の終盤期における治療の選択を含めたケアを実現する目的で行われる ACP が，その過程において患者本人が関係者の意向に影響を受けた上での意思決定をすることになる危険性がある．家族などの関係者の意向や取り巻く環境などに全く影響されない，いわば自分の本心をストレートに表現する「純粋な」自己決定はあり得ないであろう．一方で本人と関係者との話し合いの中で，本人の意思が，関係者の意向によって大きく影響され，自分の意向とは異なる意思決定に至ってしまうことは大いにあり得るだろう．特にわが国では自分の逝った後，遺された家族の良好な関係を保つために，自分の意向よりも周囲の家族の意向を優先することはあり得るのではないか．このように話し合いを推進し，意思の共有化を促進する ACP の過程には，家族などの関係者への過剰な配慮の結果，患者本人の意思を抑圧する形で意思決定が行われる危険性にも十分留意する必要があるだろう．

おわりに

ここでは ACP の特徴を確認した上で，ADs との比較を通して，ACP の倫理的意義と課題について考察した．ACP は ADs を中核的手続きとして含むため，ADs と同様，患者の自律を尊重するケア実践であること，さらに関係者が患者本人の意思決定の過程に継続して関わり，またその中で何度も意向確認を更新しながら最終的に代理人になるという関わり方の道徳的意義について論じた．一方で，医療者や家族などと本人の意向を共有しながら意思決定する過程で，患者本人の意向が周囲の意向に大きく影響され，本人の本当の意思が表出されなくなる危険性についても指摘した．

ACP は周囲との関係性の中で自己の意思表出を模索する，私たち日本人の意思決定プロセスに適合するものであるように思われる．本人の価値観や生活背景を含めた患者の物語を個人の人生の最期に反映させる意思決定支援は，人間の尊厳に適うものである．今後はさらに，意思表出の時期や方法などの具体的研究ならびに実践の展開に期待したい．

文　献

1) Fischer GS, Tulsky JA, Arnold RM：Advance Directives and Advance Care Planning. Encyclopedia of Bioethics 4[th]ed. Ed. Jennings B, 99-105, Macmillan Library Reference, 2014.
2) Teno JM, Nelson HL, Lynn J：Advance Care Planning: Priorities for Ethical and Empirical Research. Hastings Cent Rep. 1994；24（6）：S32-S36.
3) Rogne Leah, McCune SL：Introduction：A Matter of Life and Death. Advance Care Planning. Eds. Rogne L,

McCune SL, 4, Springer, 2014.
4）三浦靖彦：事前指示と DNR．臨床倫理，浅井篤他編，168．丸善，2012．
5）Hanson SS, Doukas DJ：Advance Directives. The Penn Center Guide to Bioethics, Eds. Ravitsky V, et al, 749-759, Springer, 2009.
6）Brett AS：Limitations of Listing Specific Medical Interventions in Advance Directives. JAMA. 1991；266（6）：825-828, esp. 827.
7）Dresser RS, Robertson JA：Quality of Life and Non-Treatment Decisions for Incompetent Patients：A Critique of the Orthodox Approach. Law Med Health Care. 1989；17（3）：234-244.
8）The SUPPORT Principal Investigators：A Controlled Trial to Improve Care for Seriously Ill Hospitalized Patients：The Study to Understand Prognoses and Preferences for Outcomes and Risks of Treatments (SUPPORT). The SUPPORT Principal Investigators. JAMA. 1995；274（20）：1591-1598.
9）Wilkinson A, Wenger N, Shugarman LR：Literature Review on Advance Directives, 14, US Department of Health and Human Services：Office of the Assistant Secretary for Planning and Evaluation, 2007. https://aspe.hhs.gov/sites/default/files/pdf/75141/advdirlr.pdf（2016 年 9 月 5 日閲覧）
10）阿部泰之，木澤義之：アドバンス・ケア・プランニングと臨床倫理．看護実践にいかすエンド・オブ・ライフケア，長江弘子編，38-44，日本看護協会出版会，2014．
11）Steinhauser KE, Christakis NA, Clipp EC, et al：Factors Considered Important at the End of Life by Patients, Family, Physicians, and Other Care Providers. JAMA. 2000；284（19）：2476-2482.
12）Buchannan AE, Brock DW：Deciding for Others：The Ethics of Surrogate Decision Making. 87-154, Cambridge University Press, 1990. 彼らの議論を紹介した邦文文献は 13）を参照．
13）服部俊子：人格の同一性と代理意思決定．太成学院大紀要．2011；13：241-252.

〔足立智孝〕

C 意思決定支援を推進する人材育成

　エンドオブライフ（EOL）ケアを「最期までどう生きたいかを引き出し，それを支える」ケアと考えると，それは単に「何かを決める」という意思決定支援だけではないことがわかる．従来の意思決定は医療処置を決めることが主で，医療者が良かれと思う治療を進めていくために医療者の提示する選択肢のどれかに同意を取る，という医療先導型の意思決定になることが多かった．しかし，「どうしたいか」という考えや希望と治療や処置の選択と決定は必ずしも直結することではなく，状況によって変化する気持ちや予測できない未来を見据えて，唯一無二の命と人生に向き合い，何がその人にとって最善か判断するのは難しい．だからこそ，終末期医療の意思決定プロセスのガイドラインで示しているように，単独の医療者ではなくチームや本人家族などの関係者がともに「その人にとっての最善」を考え，互いの考えを理解しつつ共有していくことが重要である．

　意思決定支援の本質は，認知バイアスのない公平な情報提供と価値観の明確化による「その人の意向」に関する関係者の合意と相互理解である[1]．医学的・専門的判断だけではなく，その人の生き方を反映した「人間として生きた物語られるいのち」にとって最善であり，生命の質，生活の質の向上になるのかという観点から考えることである．さらに病状や周囲の人々の置かれた状況によって，気持ちは変化することが前提であるため，決定は終着点ではなく通過点であり，人との関係の中で対話を通して作り上げる「わかり合う」，「信頼しあう」プロセスである．さらにいえば，対話によってつくられる関係は相互の存在意義や価値の伝承となり，自分らしさを自覚し，自分が大切なものは何かについて自分自身がわかっていく学習過程である．

　このように考えると「生き方の意識化と価値の伝承」の学習過程を当事者と関係者間で作っていく方法の開発と，それを活用し実践する人材の育成が必要である．著者は2011年から5年間，日本財団の委託事業として千葉大学大学院看護学研究科で行われた「領域横断的エンドオブライフケア看護学の構築」事業の実施に関わる機会を得た．ここでは，主に本事業の経験と実績から，EOLケアの教育に関する考えを述べたいと思う．

1）「領域横断的エンドオブライフケア看護学の構築」における教育事業

　本教育事業で，大学教育における教養科目「生きるを考える」，看護学基礎専門科目「エンドオブライフケア看護実践論」を設置した．教養科目においては，家族や友人など身近な人間関係を振り返り，これまでの生き方から将来の自分について考える機会や

場を持つことが青年期の学生の人間観，死生観の育成につながると位置づけた．看護学部の専門教育においては，それに加えて医療職の基礎となる倫理観，専門職性に基づく論理性を養う機会として科目内容を構成した．具体的には，突然の死や余命が短いと知らされた当事者の思いの疑似体験，事前指示書を書く経験，事例に基づく看護師の行為の妥当性に関する議論などを通して，学生が自分自身の生と死を考えつつ，専門職として当事者性を踏まえて「その人にとっての最善とは何か」について思考する題材を用いた[2, 3]．

年齢や疾患に関係なく人間として尊厳ある生き方や死に方を考えるEOLケア教育の基本は死生観教育であるが，その主体は自分自身であり，自己存在への問いである．自身の生きてきた歴史，すなわち自己の履歴[1]を通して自身の生や死を考えることを起点に，自分がどういう人間でどう生きたいかについて考えることが重要である．専門家であっても市民であっても，自分の生と死に向き合う，その機会や場を求め，誰かと分かち合うことで自分を自覚し生き方を選んでいくが，自分の生と死について語ることはそう簡単ではない．非日常の時間や空間が必要かもしれない一方で，日常の連続性の中にさまざまな場面で自分のEOLを考える機会や場も必要であろう．医療現場においても意思決定支援が必要であるが，そのためには市民と専門職がわかりあい，支え合いながら協働して「どう生きたいか」を主体的に考え表現する力を育む人材育成と場づくりが重要なのである．EOLケアの教育プログラムは専門職教育と市民教育それぞれの取り組みが互いの学びを促進し，すべての人が自分の生と死について語ることができる社会の創出を目指すことが必要と考える（図 2-C-1）．

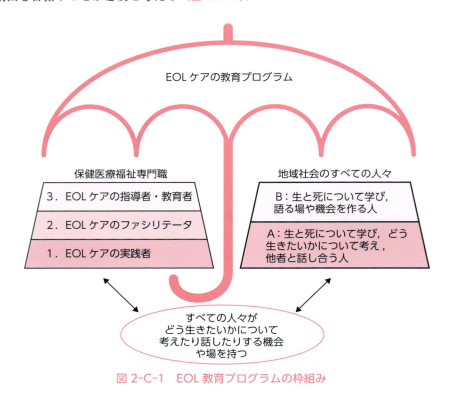

図 2-C-1　EOL 教育プログラムの枠組み

専門職向けの教育事業として，2013年度からは独自のプログラム開発も試み，「患者・家族の意思決定プロセスを促進するEOLファシリテータ養成プログラム」と称するEOLケアの教育プログラムを，全国から集まった多様な臨床現場で働く看護師58人に対して実施し，その評価を行うことができた．

　本プログラムは2011～2014年にかけて行った英国のマクミラン財団，米国のウィスコンシン州，カナダのビクトリア州，シンガポール，ニュージーランドにおけるアドバンス・ケア・プランニング（ACP）ファシリテータの教育プログラム視察やインタビュー調査に基づいて開発した．これらの国ではその多くが国の医療施策としてACPを推進し，意思決定支援の仕組みづくりが行われていた．推進役としてのACPファシリテータに類する人材育成も国家的なプロジェクトとして構造化され，国から委託された団体による一定の認証資格とされていた．プログラムの構造の例を挙げると，ACPの対象を①健康な人，②外来に通院中の慢性疾患患者，③終末期の患者というように健康状態別にアプローチ方法やコミュニケーション技術をプログラム化している場合や，①基礎的な知識や技術を有するACP実践者，②ACP実践者をファシリテートするファシリテータ，③ファシリテータを指導・教育するトレーナーのようにファシリテータのスキルレベルごとにトレーニング内容と方法をプログラム化している場合などがあった．またACP推進のアウトカムとしては，事前指示書，すなわちアドバンス・ディレクティブ（ADs）の記載率と記載された内容と亡くなり方の一致率が高まるという臨床的意義を目的にする場合が多くみられたが，「2020年までに看護師の〇％が実践者コースを受講する」などACPファシリテータの人材養成の数を目標値とする国もあった．

　とはいえ，わが国においてACPを推進する人材育成を考える時，事前指示書（AD）が法制化されていないことやACPの概念が曖昧であることを踏まえると，先進国のようなアウトカム評価を目標に掲げることは現段階では困難である．そのため，わが国ではEOLケアの概念や用語の定義，ACPの考え方を普及させ現場で直面する意思決定支援における課題解決に役立つ教育をすることが先決であると考えた．EOLケアの概念を理解しACPを実践できる看護師に必要な知識・技術・態度を，わが国に適用できるように整理し（図2-C-2），プログラムを構成した（表2-C-1）．

　また諸外国で用いられているACPファシリテータという名称もプログラムの趣旨とは一致しないため，ACP推進がゴールではなく，EOLケアという考え方や言葉の意味

知識	・臨床倫理（自律と尊重）と法的側面の理解 ・ACP概念の理解
技術	・ACPを実践するスキル：対話による合意形成 ・チームビルディングと調整
態度	・自己と他者の価値に関する柔軟性，創造性 ・人間関係における共感的態度

図2-C-2　EOLケアファシリテータ養成プログラムの骨子

（Copyright @ Hiroko NAGAE）

表 2-C-1　EOL ケアファシリテータ養成のプログラム構成

回	講義	グループワーク
1 回目	EOL の理解	事前課題で「望ましい死」を迎えられたと感じる患者について考え、「望ましい死」を実現するにはどうしたらいいかを検討する.
2 回目	ACP の理解	事前課題で「望ましい死」について身近な人と対話した体験談を共有し、自分自身の死生観・人間観を養う.「いい話し合いをする要件」について考え、支援者として意思決定支援にかかわる時、どのような課題があるかについて整理する.
3 回目	ACP の効果と活用方法	「胃瘻の是非を巡って」ロールプレイングから、支援者としての会話促進に必要な要素や技術は何かを考える. ACP に基づいた意思表明支援について「意思決定支援用紙」を用いた事例検討を行う. 意志決定支援の方向性と行動計画を立案する.
4 回目	終末期医療のガイドラインと看護実践	わが国に存する終末期医療に関するガイドラインの中から「自分の臨床現場とガイドラインの再考」をし、自分の実践の場に適合するガイドラインを理解し看護実践にどう生かすかを考える. 個人ワーク：自己課題とチームアプローチにおける課題を明確化し、6 か月後の目標を掲げ発表する.

(長江弘子, 岩城典子, 片山陽子, 酒井昌子：患者・家族を尊重した意思表明支援プロセスを促進する EOL ファシリテータ教育プログラムの試み. 第 35 回日本看護科学学会学術集会講演集, p.432, 2015.)

を理解し実践に生かすために, ACP の本質である「患者の意向」を汲み取るプロセスをケアとして位置付けるアプローチ方法を学ぶ機会という意味で「患者中心の意思決定を促進するエンドオブライフケア・ファシリテータ養成講座」と題した.

2)「患者中心の意思決定を促進するエンドオブライフケア・ファシリテータ養成講座」の評価

　本プログラムの目的は, EOL 期にある患者・家族の生き方を尊重した意思決定支援プロセスをファシリテートし, チームアプローチを推進できる看護師の育成である. 本プログラムでは EOL ケア・ファシリテータについて, 次のように暫定的に定義した. EOL・ケアファシリテータとは, ①自らの EOL について, 自らの考えを表明（言語化）し, 他者に伝えることができる, ②その人が最期までどう生きたいか意思表明できるよう支援する, ③家族（身近な大切な人）がその人が最期までどう生きたいかについて理解することを促進する, ④その人と家族ならびにその人・家族・専門職が「その人がどう生きたいか」について継続的な対話を進めることができる, ⑤その人の望みを実現するために必要な専門職を構成し, 有機的な連携をリードする役割を担う, ⑥以上から自らの専門職としての実践の場のみならず, 自分の暮らす地域において EOL ケアの推進に寄与する存在となる, である.

　プログラムは, 4 回（4 か月）のシリーズで実施し, 各回 1 日 5 時間研修である. 研修参加者は全回参加できることを条件とし, 事前課題, 受講後 3〜4 週間学習内容を臨床で活用, その体験を振り返り評価した結果をもって次の回に参加というリフレクション・ラーニングを基本とし, 各自の問題意識や疑問を探究し, 主体的な学習を促進した. また, 参加者は, 救命救急, 透析室, 老健施設など急性期から慢性期, 外来や病棟, 緩和ケア, 退院支援室など, 多様な場でその実践を行う看護師であり, 年齢や職位もさま

ざまであることから，講義による知識伝授に加え，知識や技術を実践で活用し，共に働くチームに働きかけ，現場を変えていく行動化を狙って，アクション・ラーニングを並行して取り入れた．

　受講前後の質問紙調査によりプログラムを評価した．調査項目は講義内容の理解度，実践への適応可能性の度合い，研修方法の有用性，研修全体に対する満足度等で，5段階のリッカート尺度で回答を得た．その結果，すべての項目で受講後に有意な増加を認めた．特に受講後の得点が4点以上と高い項目は「EOL の定義」「EOL ファシリテータの役割についての理解」「ACP の概念の理解」「ACP を必要とする患者の選定やタイミングの理解」「意思決定の3本柱の理解と実践での活用可能性が高い」などで，EOLや ACP の概念理解と意思決定の3本柱の事例適用により実践的な理解が深まったことが示された．さらに望ましい死について考え，生と死についての自分の考えの言語化や価値の意識化，他者との対話の機会を持つ体験ができたことなどが研修の意義として示された．これらの結果から，EOL ケアの概念を基盤にした意思決定支援を実践できる人材育成には，知識伝授型学習だけでなく，省察的実践を基盤に現場の仲間を巻き込んでいく協働学習型や，「患者の意向に沿う最善の医療とは何かに向き合う」ことができるよう実践家同士が支えあう環境作りも視野に入れた教育プログラムとその評価システムが必要であると考えられた．これは，多様な療養の場をつなぐ地域包括ケアシステム構築を目指すわが国にとって急務の課題ではないかと考える[5]．

3) 今後のエンドオブライフケアの教育・研究の方向性

　団塊の世代が75歳以上になる2025年問題に直面し，人生の最終段階の医療・ケア，最期の場所の選択等，ACP や EOL ディスカッション（EOLD）の重要性が増している．この動向は，終末期ケアは単なる医療の問題ではなく，高齢であることや慢性疾患と共に生きる地域社会の在り様や教育，研究，社会発信へと波及していくべき問題であることを示している．これまでの EOL 教育事業の実績から我々が考えている EOL ケア推進のためのアプローチを図2-C-3に示す．EOL ケア教育は市民と専門職が両輪であるが，その概念は，人生の経験，生きた証をその人自身が自覚していくことを基盤に，不確かな未来に向かって確からしさを見据える「時間軸」を重要とする．そして社会生活をベースに必要な医療を組み込み統合することを意味している．それゆえ，専門家の意識改革や新しい知識・技術の獲得としての教育も重要であるが，健康な市民に対しても身近な教育や政策で関心を促し，①EOL ケアをめぐる現実問題を知る，②課題をめぐって幅広い議論が繰り広げられる，③社会の仕組みを理解し，自ら活用し，他者との支え合いを網の目のように創り出していく，といった変化を創出していくことが必要である．図では，状態の連続性や老いという自然な営みの中にある時間軸と意思決定支援ニーズの高さによって ACP の介入を分類することができる[6]とした枠組みに依拠し，健康状態を，ACP，意思決定支援を必要とする「死への距離感」としてあらわしている．すなわち「生きる」ことを通して，さまざまな人生の出来事等のあらゆるタイミングにおいて，EOL ケアをめぐる社会的環境を洗い出す必要がある．医療関係者や専門家と

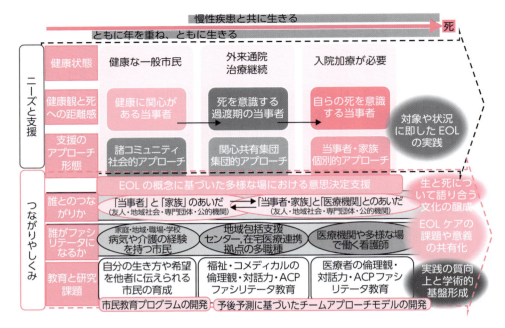

図 2-C-3　地域・社会全体でどう生きるかを考え話し合う EOL を推進する実践・教育・研究的アプローチ

(平成 23・25 年千葉大学 COE スタートアッププログラムにより作成(著者一部改変))

　本人,本人と家族あるいは身近な人など,それぞれの人々の間をどうつなぐか,その「つながり」の現状を問う必要がある.行政や地域コミュニティもその媒介として位置づけられるが,この「つながり」が現代社会では極めて弱いのではないだろうか.このつながりの弱さこそが,EOL ケアを享受したり自らの生を考える情報や契機が弱いことを意味する.こうした社会的つながりをいかに考え,「その人の意思表明」につながる EOL ケア実践モデルをいかに提示するかが問われていると考える.

文献

1) 中山和弘:患者中心の意思決定とは:意思決定の方法論とディシジョンエイド.看護技術.2016;62(12):38-42.
2) 長江弘子,磯谷有由:平成 23・24 年度普遍教育科目「生きるを考える」を受講した学生の学びと今後の課題.千葉大学大学院看護学研究科紀要.2014;36:47-51.
3) 長江弘子,岩城典子,髙橋在也,磯谷有由:領域横断的エンド・オブ・ライフケア看護学の構築.日本財団受託事業 2011 年度〜2015 年度事業報告書,千葉大学大学院看護学研究科,2016.
4) 関谷昇:エンドオブライフケアとコミュニティ:「つながり」のケアとは何か.看護技術.2016;62(12):26-30.
5) 長江弘子,岩城典子,片山陽子,酒井昌子:患者・家族を尊重した意思表明支援プロセスを促進する EOL ファシリテータ教育プログラムの試み.第 35 回日本看護科学学会学術集会講演集,432,2015.
6) Butler M, Ratner E, McCreedy E, et al:Decision aids for advance care planning:an overview of the state of the science. Ann intern Med. 2014;161(6):408-418.

〔長江弘子〕

PART 2

事例編

事例編をお読みいただくにあたって
－「本人の意思の3本柱」と「意思決定支援用紙」について－

　ここからは実際の事例の紹介です．本書では患者の意思決定を支援していく拠り所として，「本人の意思の3本柱」を使用しています（図1）．「本人の意思の3本柱」とは，本人の意思を過去・現在・未来の3つの時間軸でとらえる方法です．この時間軸が，意思決定支援の重要なポイントになります．

過去：事前の意思表示（リビング・ウィル Living Will）はあるのか？アドバンス・ケア・プランニング Advance Care Planning（ACP）のプロセスは開始されているのか？これらについて確認します．もし事前の意思表示がない場合には，患者・家族の人生の物語を傾聴（ライフレビュー）する中で，本人の意思を推定します．

現在：手を握り返す，うなずく，目を背ける，などの微弱なサインも見落とさず，あらゆる手段で患者の今の気持ちをキャッチします．そのためには，時間をかえ人をかえ，十分に苦痛が緩和された時に本人の意思を確認します．

未来：その患者にとっての best interest（最善の利益）は何かについて家族を交えて話し合います．具体的には，延命した場合の生活は？療養の場所は？家族の生活は？などについてじっくり話し合います．メリットデメリットを検討した上で，「○○さんがもし意思決定できるとしたら，これらの未来の選択のうち何を選択するか」について考えるのです．

本人の意思

過去
・事前の意思表示の有無
　リビング・ウィル，ACP，関連する言動など
・ライフレビューから本人の意思を推定

現在
・今の気持ちを推察
　手を握り返す，うなずく，目を背けるなどの微弱なサインをキャッチ

未来
・本人にとっての最善の利益
　延命した場合の生活は？
　療養の場所は？
　家族の生活は？

図1　本人の意思の3本柱

　認知症患者などの場合，現在の意思表示能力のみにとらわれると，意思確認はできないと思いがちですが，このように本人の意思を過去・現在・未来の時間軸で捉えると患者の意思が浮かびあがってきます．実際には，これに医学的判断と家族の意向[*]などを

---

[*]「医学的判断」および「家族」の具体的な内容，範囲については平成19年厚生労働省の「終末期医療の決定プロセスに関するガイドライン」に準じる

意思決定支援用紙

患　者　背　景	
氏名： 年齢：　　　　性別： 家族構成	病名： 病状経過

本人の意思

過　去	現　在	未　来

医学的判断	家族の意向

↓

支援のポイント

↓

合意形成に向けた具体的アプローチ・結果

図2　意思決定支援用紙　　　　　　　　　（http://www.nanzando.com/books/50021php より入手可）

加味して本人にとっての最善を探っていきます．命の長さだけではなく，この3本の柱から導き出された患者の意思を何より尊重する支援が基本と考えています．

これを1枚の用紙に整理するツールが「意思決定支援用紙」（図2）です．さらに本人の意思の3本柱を，例えば40歳，60歳，75歳と時間的経過に沿って描くと，図3のようになります．各年代で相談内容を書き記したり，口頭で伝えたりして，将来に備えるならば，図3全体が対話の継続的なプロセスACPそのものであることを表しています．ある時に対話した「現在」の意思が，次の対話の「過去」に繋がっています．

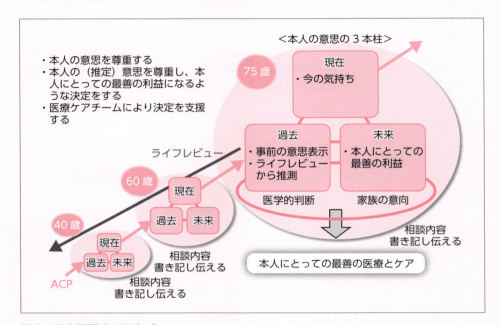

図3　終末期医療の決定プロセス
図全体が表すものがアドバンス・ケア・プランニング（ACP）

人生の最終段階における医療の決定プロセスに関する基本的な考え方として厚生労働省が2007年に策定（2015年に改訂）した「人生の最終段階における医療の決定プロセスに関するガイドライン」があります[1]．本人の意思の3本柱はこのガイドラインに親和的な考え方です．以下に，その重要なポイントについて述べます[2]．

・患者の意思確認の可否
　患者の意思が確認できる場合と患者の意思が確認できない場合の両方を含みます．
・あえて定義をしない終末期
　意思決定支援を必要とする終末期というのは，がん，非がん（高齢者疾患，慢性疾患），救急の全ての場合を含みます．また，いつからが終末期となるかについては個々のケースごとに判断される必要があるので，終末期を定義していません．
・緩和ケアが十分になされていることが意思決定の前提
　患者が苦痛のさなかにいる時と，それから解放されている時とでは，意思も変わる可

能性があります．苦痛の緩和が十分にはかられた上で，患者の意思を確認する必要があります．

- **医療ケアチームのサポート下で行う徹底した合意形成主義**

一番大切なのは患者本人の意思を尊重することですが，本人の意思を中心に据え，本人・家族・医療ケアチームの間で合意形成がなされることが重要です．合意形成の根拠として，ビーチャム＆チルドレスの4つの倫理原則[3]（1．自律尊重，2．善行，3．無危害，4．公平），中でも，自律尊重が強調されています．

- **結果ではなく，プロセスを重視**

「どのような意思決定の結果であるべきか」という実体についてではなく，「どのような意思決定のプロセスを尽くすべきか」という手順について述べられています．

- **本人家族（代理決定者）の意向と医学的な判断が解離する場合の考え方**

「何かをしないでほしい」という本人の意向は何をおいても尊重されます．しかし「何かをしてほしい」という本人の意向があったとしても，医学的状況や医療環境から判断して必ずしも尊重されるとは限りません．

本書で取り上げていく事例では，これらの原則に沿いつつ，実際に「意思決定支援用紙」での状況整理を試みています．みなさんも，患者の意思決定を支援するにあたって悩ましい状況に出会ったら，この用紙に整理してみることをお勧めします．慣れてくれば，そのつど用紙に書き込むことなく支援の方向が見えてくるでしょう．

読者の皆さんは，理論編に続いて事例編を読み進めていかれると思います．その際に，理論編では，あらかじめ早い段階から人生の最終段階について対話を開始しておくことを推奨しているのに対し，事例編では，いよいよ差し迫った事例が多く取り上げられていることに気がつかれるかもしれません．実は，これが日本の現状なのです．

あらかじめ早い段階から，対話を開始すれば，患者の意思が尊重され，患者・家族の満足度が高まり，遺族の心の負担も軽減されることが明らかになっていますが，現状は差し迫った状況の支援に追われています．

まず最初のステップとして，私たち，医療ケアチームは，すでに差し迫った状況にある患者・家族に対して，少しでも先を見つめて，対話を開始する機会を提供しなければなりません．次のステップとして，健康な時からの対話です．順にACPを進めていきましょう．

理論編，事例編を通じて，読者の皆さんの培った経験知が皆さんの中で整理され，データベース化していくことを切に願っています．

文　献

1) 厚生労働省：終末期医療の決定プロセスに関するガイドライン，2007．
　http://www.mhlw.go.jp/shingi/2007/05/s0521-11.html
2) http://www.mhlw.go.jp/stf/seisakunitsuite/bunya/kenkou_iryou/iryou/seisaku_iryou/index.html
3) Beauchamp TL, Childress JF：Principles of Biomedical Ethics. 7th ed. Oxford Univ Pr, 2012.

〔西川満則，横江由理子〕

1 最期の場所の選択において本人・家族の意見が一致しているが，将来の気持ちの変化を予測対応した末期心不全患者の支援

年齢：95	場：在宅	時間：月単位	本人の現在意思：あり	代理意思決定者：明確
対立（人）：なし		対立（事項）：なし		倫理的課題：自律

概要

患者 Sさん　95歳　男性
病名 心不全，脳梗塞，大腿骨骨折，前立腺がん，腹部大動脈瘤
経過 心不全の治療と前立腺がんに対してホルモン療法を入院していた病院の外来に通院し治療していた．ある日，発熱し動けなくなったため，妻の友人が通っていた近所の診療所に往診を依頼し診察を受けたところ，肺炎と診断され腹部大動脈瘤も発見された．
　診療所の医師（以下：在宅医）がSさんと妻に病状説明を行い，今後，腹部大動脈瘤が破裂する可能性があることや，肺炎だけでなく心不全など病状が悪くなった場合，病院に入院することを考えているかどうかを尋ねた．Sさんは普段から物静かで口数が少なく，質問に対して妻が代弁することが多いが，入院するかどうかの話になると「入院したくない．（腹部大動脈瘤が突然破裂したとしても）最期までここで過ごしたい」と涙ぐんで話し，妻も「私も膝と腰が悪いですから，主人が入院すると通うのも大変です．主人のそばにずっと付き添えることを思ったら，主人が言うように家でみたいです．けれども私1人で家でみれるかどうか…心配です」と話された．
家族構成 妻との2人暮らし．子どもなし．薬剤師で他市に在住している姪が1回／週様子を見に訪問している．

本人・家族の意思と医学的判断

　在宅医は病院から紹介状をもらい，訪問診療を1回／週で開始した．肺炎は改善したが，心不全が徐々に悪化し両下肢の浮腫が次第に増強し，左不全麻痺の痺れも強くなり，身体介護が必要となっていった．妻は変形性膝関節症と腰痛症があるため，身体介護が難しく，3～4回／日の訪問介護サービスと2回／週の訪問入浴の利用を開始した．

本人の意思
過去 公団住宅に40年在住．Sさんは大変子どもが好きで世話好きでもあったことから，地域住民から実の親のように慕われており，毎日，住民の誰かが顔を見に訪問している．また，Sさんもその訪問をとても楽しみにしている．
現在 腹部大動脈瘤が突然破裂する可能性があっても，最期まで家で過ごしたい．
未来 入院した場合，既往疾患の病状管理がしやすい．腹部大動脈瘤が破裂した場合，緊急処置が行える．妻の介護負担が軽減することが考えられる．在宅の場合，Sさんが

希望している慣れ親しんだ家で過ごせ，楽しみとしている地域住民の訪問も継続できる．妻は通院による身体的負担がなく，Ｓさんにいつでも付き添うことができる．

医学的判断

Bp：128／78 mmHg，T：36.8℃，P：88回／bpm，SpO$_2$：96％，Hb：12.0 g／dL，心胸比：68％，尿量：600 mL／日．腹壁から拍動性の腫瘤を触知し，腹部CT検査で腹部大動脈左外側方向に最大74 mmに達する大動脈瘤を認めた．下腸間膜動脈の閉塞と総胆管結石もあり胆石胆囊炎を起こしている可能性あり．腰背部と両大腿部〜足背にかけて浮腫著明．肺雑音はないが両下葉，air入り弱く，腹鳴も弱め．食事は高カロリー流動食を1缶／日摂取している．

家族の意向

妻はＳさんの意向に添い，最期まで家で過ごさせてあげたいと思っているが，自分も体が悪いので家で最期までみることができるか不安に思っている．姪はＳさんを家で看取ることに賛成しており，できるだけのことを手伝いたいと思っている．

支援のポイント

本人は「腹部大動脈瘤が突然破裂しても，最期まで家で過ごしたい」と強く意思を表明しており，妻も姪も在宅療養には賛成していた．よって，在宅療養を継続するにあたり，妻がどのようなことに不安を感じているかを明確にし支援することであった．

チームカンファランスでの意見

①入院しても，腹部大動脈瘤が破裂する可能性が著しく低下するわけではなく，破裂した場合，死亡率は90％で，たとえ手術できたとしても死亡率は70％[1]であり，Ｓさんは95歳と超高齢で手術もできるかどうかわからない．これらを考えると入院のメリットは高いとは言い難い．Ｓさんは「突然（大動脈瘤が）破裂しても構わない」と在宅で過ごすことを強く希望しているので，在宅療養を継続する方向で考えた方がいい．

②突然死も考え，予後予測を細かく行いつつ，Ｓさんがやっておきたいことを表出できるよう支援し，また奥さんも状況を理解し受け止めながら，Ｓさんをケアできるよう支援することが大切．

③Ｓさんの意向を実現するためには，奥さんが在宅療養で一番不安に感じている身体介護について，どのように支援したらいいか，奥さん以外に誰がどのような支援ができるのか明確にした方がいい．

④奥さんは親しくしている人以外をあまり家に入れたがらないので，訪問で関わる人数を少なくし密に連携して信頼関係を築いた方がいい．

具体的実践

①に対して：在宅医はＳさん夫妻が今は在宅療養を希望しているが，途中で気持ちが変わり入院を希望した場合も考え，Ｓさんが入院していた病院に連絡し，入院の受け

入れ体制を確保した．そして，Ｓさんと奥さんに，気持ちが変わっても大丈夫であること，どのようにでも対応できることを伝えた．

②に対して：Ｓさんは近所の親しい人が顔を見に来てくれることとテレビを見ること以外，特に何かをしたいという意思表明はなかったが，Ｓさんの昔の趣味など何か興味や関心のあるものがないか会話の中から糸口を探った．奥さんにはＳさんが少しずつ食べられなくなっていくことなど，今後の病状経過を前もって話し，現実を受け止め病気に対する不安が軽減するよう支援した．

③に対して：薬剤師である姪が1回／週の割合で訪問しており，内服管理やＳさんと奥さんの全体的なことを医療者に報告していたので，病状説明などには姪にも同席してもらい，その後の反応など，身体介護以外のことで連携をとった．Ｓさんの上下階と両隣の住民は訪問に加え，食事の差し入れやトイレ介助などを自然に行っていたが，住民の訪問を楽しみにしているＳさんと住民との人間関係が損なわれないよう，介護状況と介護頻度を把握するようにした．

④に対して：ホームヘルパーの利用を開始したが，訪問に関わる人数をできるだけ少なくし，訪問看護師は診療所の看護師が4人で担当し，訪問診療にも担当看護師が同行し，一貫したケアが行えるよう情報共有を密に行った．診療所は自治会長から公団住宅の担当医を依頼されていたこともあり，自治会長が積極的にＳさんの家を訪問し近隣住民ともコミュニケーションをとっていたので，Ｓさん夫妻の生活状況を把握するために自治会長とも連携をとった．

　Ｓさんが亡くなる当日，ヘルパーより血圧が低下したと診療所に連絡があり，奥さんは冷静に姪を呼び寄せた．Ｓさんは亡くなる数時間前まで意識が明瞭にあり，普段外している義歯を妻に持ってこさせ，自分で義歯をつけ眼鏡をかけ，手を胸の前に組み，皆に見守られながら眠るように亡くなられた．

考　察

　①については，患者家族が自分たちの揺れ動く心に寄り添ってくれる医療者に対して信頼関係を構築しただけではなく，医療者自身も万が一に備えて入院体制を確保したことで安心してケアに集中することができたと考えられた．

　②については，看護師は予後予測を行い病状経過とその対応について妻に説明しており，Ｓさんが亡くなる2週間前には看取りについて話していた．奥さんは「オシッコが出なくなるとか，そうなったらどうなるとか，どうしたらいいのかとか，前もって聞いていたから，不安に感じることはなかったです」と病状経過を自然の流れのように冷静に受け止めていた．このように的確に予後予測を行い情報提供することは患者家族の精神的支援に大きく作用すると考えられた．

　③と④については，医療者だけではなく地域と連携することで，患者家族のニーズを的確に把握することができ，患者のその人らしい生活を支える最善のケアができると考えられた．

文　献

1) 日本循環器学会：大動脈瘤・大動脈解離診療ガイドライン（2011 年改訂版）．p.17, 2011.

〔岩城典子〕

　腹部大動脈瘤が破裂しても自宅で過ごしたい本人，それを支えたい妻，特に対立点のない事例です．特に，この支援のすばらしいところは，自宅を基本にしつつも，それが難しくなった場合まで想定して支援したことです．人の気持ちは変わります．それでも私たちは支援を続けなければなりません．予測は大切です．【西川】

　本人，妻，姪の意向にずれはなく，大きな問題のない意思決定支援ですね．高齢の夫婦が，きちんと病状を理解した上で意思決定できるように支援した点，高齢夫婦を支えるため地域連携した点が良かったです．【横江】

意思決定支援用紙

患者背景

氏名：Sさん		病名：心不全，脳梗塞，大腿骨骨折，前立腺がん，腹部大動脈瘤
年齢：95歳	性別：男性	病状経過
家族構成 妻と2人暮らし．子どもなし．他市に薬剤師の姪がおり，薬を取りに行くなど1回／週の割合でSさん宅を訪問している．		心不全の治療と前立腺がんに対してはホルモン療法を入院していた病院の外来に通院し治療していた．ある日，Sさんは発熱し動けなくなったため，妻の友人が通っていた近所の診療所に往診を依頼し診察を受けたところ，肺炎と診断され腹部大動脈瘤も発見された．

本人の意思

過去	現在	未来
公団住宅に40年在住．Sさんは大変子どもが好きで世話好きでもあったことから，地域住民から実の親のように慕われており，毎日，住民の誰かが顔を見に訪問している．また，Sさんもその訪問をとても楽しみにしている．	腹部大動脈瘤が突然破裂する可能性があっても，最期まで家で過ごしたい．	入院した場合，既往疾患の病状管理がしやすい．腹部大動脈瘤が破裂した場合，緊急処置が行える．妻の介護負担が軽減することが考えられる． 在宅の場合，Sさんが希望している慣れ親しんだ家で過ごせ，楽しみとしている地域住民の訪問も継続することができる．妻は通院による身体的負担がなく，Sさんにいつでも付き添うことができる．

医学的判断	家族の意向
Bp：128／78 mmHg，T：36.8℃，P：88回／bpm，SpO_2：96%，Hb：12.0 g／dL，心胸比：68%，尿量：600 mL／日．腹部大動脈左外側方向に最大74 mmに達する大動脈瘤あり．下腸間膜動脈の閉塞と胆石胆嚢炎を起こしている可能性あり．腰背部と両大腿部〜足背にかけて浮腫著明．肺雑音ないが両下葉，air入り弱く，腹鳴も弱め．食事は高カロリー流動食を1缶／日摂取している．	妻はSさんの意向に添い，最期まで家で過ごさせてあげたいと思っているが，自分も体が悪いので家で最期までみることができるか不安に思っている．姪はSさんを家で看取ることに賛成しており，できるだけのことを手伝いたいと思っている．

支援のポイント

本人は「腹部大動脈瘤が突然破裂しても，最期まで家で過ごしたい」と強く意思を表明しており，妻も姪も在宅療養には賛成していた．よって，在宅療養を継続するにあたり，妻がどのようなことに不安を感じているかを明確にし支援することであった．

合意形成に向けた具体的アプローチ・結果

①在宅医はSさん夫妻が，途中で気持ちが変わり入院を希望した場合も考え，入院していた病院に連絡し，入院の受け入れ体制を確保した．そして，Sさんと奥さんに気持ちが変わっても大丈夫であること，どのようにでも対応できることを伝えた．②Sさんは近所の親しい人が顔を見に来てくれることとテレビを見ること以外，特に何かをしたいという意思表明はなかったが，Sさんの昔の趣味など何か興味や関心のあるものがないか会話の中から糸口を探った．奥さんには今後の病状経過を前もって話し，現実を受け止め病気に対する不安が軽減するよう支援した．③病状説明などは姪にも同席してもらい，その後の反応など，身体介護以外のことで連携をとった．地域住民は訪問に加え，食事の差し入れやトイレ介助などを自然に行っていたが，住民の訪問を楽しみにしているSさんと住民との人間関係が損なわれないよう，介護状況と介護頻度を把握するようにした．④ホームヘルパーの利用を開始したが，訪問に関わる人数をできるだけ少なくし，訪問看護師は診療所の看護師が4人で担当し，訪問診療にも担当看護師が同行し，一貫したケアが行えるよう情報共有を密に行った．診療所は自治会長から公団住宅の担当医を依頼されていたこともあり，自治会長も積極的にSさんの家を訪問し近隣住民ともコミュニケーションをとっていたので，Sさん夫妻の生活状況を把握するために自治会長とも連携をとった．

2. 中等度認知症患者の意思決定において，家族が代理意思決定者として必ずしも適任とは言えない場合の支援

年齢：93	場：病棟	時間：アドバンス	本人の現在意思：不明	代理意思決定者：明確

対立（人）：本人／家族，本人／医療者，家族間，家族／医療者	対立（事項）：経管栄養（胃瘻）	倫理的課題：自律，善行，無危害

概要

患者 Aさん　93歳　女性
病名 認知症（中等度）
経過 特別養護老人ホーム入所中で，食事摂取量の低下，ADL低下が1か月間続いたため，精査目的にて入院となった．入院後の検査では，何らかの病変は確認できなかった．妄想や精神症状はなく，穏やかに過ごされていたが，家族の面会時には不機嫌になることが多かった．

医療者は食事形態の調整や栄養補助食品の追加をし，食事摂取量にムラはあったが，必要カロリーの5割程度を摂取できるようになった．しかし，それ以上の食事摂取量を見込めず，また心機能や腎機能の低下がみられていたため，家族と今後のことを相談することとなった．

主治医から検査結果と食事摂取状況の説明を聞いた三女は「胃瘻でも点滴でも何でもしてもらいたい」「今心臓が止まったら，あらゆる延命処置をしてもらいたい」と意向を表出されたが，その後の医療者の説明を聞かず一方的に話したり，途中で席を立ったりしていた．また自分のことを「感情的になってしまう」「母にひどいことを言われる」など多弁になることもあった．

この状況においてAさんと家族をどのように支援すればいいのかと主治医よりエンドオブライフ（EOL）ケアチームに相談があった．

家族構成 三女がキーパーソン．長女や次女はホームに入所しているAさんへの面会に行っている．

本人・家族の意思と医学的判断

本人の意思

過去　「食べられなくなったら，どうするか」を話したことがあったかわからない．
現在　「食べられないのは何故？」→「年だからたくさんも食べられない」
「もっと食べられなくなったら，どうしたい？」→「野菜ジュースを飲むから大丈夫」
「食べられなくなったら，点滴や管から栄養を入れる方法，何もしないという選択肢があるが，どれを選ぶか？」→「野菜ジュースを飲むから大丈夫」

どの時間帯，医療者の誰が投げかけても同じ返答であった．
Aさんは三女の面会時不機嫌になり，三女とは話そうとしない．

未来　現状のままであれば，徐々に体力とADLが低下する．必要カロリーを摂取しようと思うと，人工栄養法を選択することになるが，侵襲的な処置を受けルートの拘束感が加わる．

医学的判断
　検査結果より何らかの病変は確認できず，老化に伴う心機能・腎機能低下があった．認知症は中等度であった．もし胃瘻造設となった場合は医学的無益にあたる所見はないが，Aさんの価値観や意向を参考にすると推奨しないレベルであった．

家族の意向
　三女「胃瘻でも点滴でも何でもしてもらいたい」「今心臓が止まったら，あらゆる延命処置をしてもらいたい」「姉たちは本人の面倒をみていないし，何年も会っていない．決定権は私にある」と話した．長女と次女の意向は確認できていない．

支援のポイント

　キーパーソン＝代理意思決定者とは限らない．Aさんの三女に関するホームからの情報では「生活上のことで何か決定しなければならない時，三女だけでは決められないことが多く，Aさんの甥が一緒に決めていくことが度々あった」ということであった．このことと三女の精神状態から，三女の代理意思決定者としての適性を見極めることが支援のポイントである．

チームカンファランスでの意見
① Aさん本人の意向を再度確認する必要がある．
② 三女の特性や精神状態から，Aさん本人の利益を最優先に考慮した意思決定を三女が行えるかどうか判断する必要がある．
③ Aさんと長女や次女との関係性，娘同士の関係性をみていくことも必要である．

具体的実践

　Aさん，家族（三女，三女夫，甥），医療者（主治医，看護師，薬剤師）にて面談を開催した．三女は「本人は何もわからないから，この場にいなくてもいい」と話されたが，本人のことを決める場であること，何もわからないわけではないことを医療者より伝えた．

　「食べられなくなったら，どうしたいか」についてのAさんの意向は前述と変わりなく，また，「自分のことを誰かに決めてもらうとしたら，誰に決めてもらいたいか」という問いに対し，「長男」（実際には長男は存在せず，誰のことを長男と言っているか不明）と答えた．その段階で坐位による疲労感を訴えたため，病室に戻った．

　その後，家族それぞれの意向を確認すると，三女「点滴でも胃瘻でも何でもしてもらいたい」三女夫と甥「苦しいことはやめてほしい」という見解であった．家族に「ご本

人であれば，この状況をどのように決められると思いますか」と聞くと，三女は「（本人は）わからないから，私が決めます」と，三女夫と甥は「痛いことや苦しいことは嫌だ，と言うと思います」と話した．三女に長女と次女の意見も聞きたいことを伝えると「あの人たちには関係ない．決定するのは私だから，あの人たちに知られるのも嫌」と声をあらげ，それ以降は医療者の話を聞かずに，一方的に話していた．

この状況では話し合いができないと考えられたため，結論を出すのは先送りにすること，それまでに長女や次女とも話し合ってほしいことを伝えた．しかし三女の反応は同様であったため，三女夫と甥が「落ち着いてから，家族で考えます」と話した．

その面談以降，面会に来院した三女に対し，三女の考えていることを知りたい，という姿勢で関わったが，考えや意向の根底にあるものを知ることはできず，三女の意向は変わらなかった．

その後，Aさんの食事摂取状況に大きな変化はなく，5～6割摂取していたこと，それ以外の身体・精神状態とも安定していたため，ホームへ退院することになった．

今後も「食べられなくなったら，どうするか」という課題への対応は必要であるため，ホーム職員と連携を図ることとなった．

考 察

「キーパーソン＝代理意思決定者か？」について考えた事例であった．代理意思決定する人が本人の意向や価値観を優先して考えられるとは限らないため，家族背景や関係性を考慮し，家族成員それぞれの状況をみながら，代理意思決定者としての適性を見極めていくことが重要である．

さらに，代理意思決定者は「自分が，この人の命の長さを決めていいか」「自分の決定によって，この人の人生が決まってしまう」といった多大なストレスを感じる．そのようなストレスに晒されていることを考え，身体的・精神的な支援が必要である．

〔高梨早苗〕

認知症患者の家族が代理意志決定者になることは多いですが，代理意思決定者が，患者の利益を考えられない事例，代理意思決定者としての不適格性について触れていただいた事例です．時として，医療ケアチームは，家族が代理意思決定者として適格ではないことを指摘し，その家族の気持ちのつらさを支援しなければなりません．【西川】

誰がキーパーソンで，当事者性の高い家族であるか，代理意思決定者は誰か，誰が決めるのであろうか．家族やきょうだいの関係は簡単に推察することはできない．一方，病院に来ない家族が当事者性が低いかというとそうとも言えないこともある．この事例の三女が姉妹の意見を聞かないで一人で決めると考える原因や経緯，長女や次女が病院に来ない理由に何か隠れた要因があるのかもしれない．【長江】

意思決定支援用紙

患者背景

氏名：Aさん	病名：認知症（中等度）
年齢：93歳　　性別：女性	病状経過
家族構成 特別養護老人ホーム入所中． 三女がキーパーソン． 長女や次女はホームに入所しているAさんへの面会に行っている．	食事摂取量とADLの低下が1か月間続いたため，入院．検査上病変は確認できなかった．医療者の介入により必要カロリーの5割程度を摂取できるようになった．しかし，それ以上の食事摂取量を見込めず，また心機能や腎機能の低下があったため，今後のことを考えていくことになった．

本人の意思

過去	現在	未来
「食べられなくなったら，どうするか」ということを話したことがあったかどうかわからない．	「食べられなくなったら，点滴や管から栄養を入れる方法，何もしないという選択肢があるが，どれを選ぶか？」→「野菜ジュースを飲むから大丈夫」三女の面会時不機嫌になり，三女とは話そうとしない．	現状のままであれば，徐々に体力とADLが低下する．必要カロリーを摂取しようと思うと，人工栄養法を選択することになるが，侵襲的な処置を受けルートの拘束感が加わる．

医学的判断	家族の意向
検査結果より何らかの病変は確認できず，老化に伴う心機能・腎機能低下があった．認知症は中等度であった．もし胃瘻造設となった場合は医学的無益にあたる所見はないが，Aさんの価値観や意向を参考にすると推奨しないレベルであった．	三女「胃瘻でも点滴でも何でもしてもらいたい」「今心臓が止まったら，あらゆる延命処置をしてもらいたい」「姉たちは本人の面倒をみていないし，何年も会っていない．決定権は私にある」と話した． 長女と次女の意向は確認できていない．

↓

支援のポイント

キーパーソン＝代理意思決定者とは限らない．Aさんの三女に関するホームからの情報では「生活上のことで何か決定しなければならない時，三女だけでは決められないことが多く，Aさんの甥が一緒に決めていくことが度々あった」ということであった．このことと三女の精神状態から，三女の代理意思決定者としての適性を見極めることが支援のポイントである．
「Aさんは意思決定が難しいのか？」「三女の代理意思決定者としての適性はどうなのか」「家族関係はどうなっているのか」といった視点で支援を開始した．

↓

合意形成に向けた具体的アプローチ・結果

Aさん，家族（三女，三女夫，甥），医療者（主治医，看護師，薬剤師）にて面談を開催した．その場でAさんの意向と考えを聞き，また三女，三女夫と甥の意向が異なることが明確になった．さらに長女や次女の意見を聞きたいことを伝えると，それ以降三女は冷静に話し合いを進める状況ではなく，その後も三女の意向は変わらなかった．
Aさんは食事を5～6割摂取しており，それ以外の身体・精神状態とも安定していたため，ホームへ退院することになった．今後も「食べられなくなったら，どうするか」という課題への対応は必要であるため，ホーム職員と連携を図ることとなった．

3 本人と家族の意向が乖離した超高齢心不全患者の人工栄養法の選択

年齢：93	場：病棟	時間：月単位	本人の現在意思：あり	代理意思決定者：明確
対立（人）：本人／家族，本人／医療者		対立（事項）：経管栄養（胃瘻），療養場所	倫理的課題：自律，無危害	

概 要

患者 Cさん 93歳 男性
病名 高血圧，脳梗塞，心不全
経過 80代に脳梗塞による右不全麻痺を発症．半年前より食事摂取量が徐々に減り始め，食事中にむせるようになった．低栄養と脱水により心不全が増悪したため，在宅医と家族が相談し，心不全を治療したのち胃瘻造設術を行うこととなり，入院となった．
家族構成 昨年，妻を亡くす．長男夫婦とその子ども2人との5人暮らし．

本人・家族の意思と医学的判断

　入院当初，病院主治医が在宅医より申し送られた治療方針を確認したところ，頷きながら「早く家に帰りたいので，先生，よろしくね．」と話した．入院後，中心静脈栄養が開始となったが，数日後より度々，中心静脈カテーテルを自己抜針するようになった．自己抜針の危険性を説明しても繰り返すため，Cさんに点滴をしたくない理由を聞くと「点滴反対！家に帰りたい！」と繰り返し訴え，理由は話さなかった．
　入院当初は笑顔でスタッフの手を握りながら話をする人であったが，最近は，無表情で閉眼していることが多く，言葉が少なくなり，家族も心配するようになった．医療面では心不全の治療が進まず，このままでは胃瘻造設術は難しいことが問題となった．

本人の意思
過去 昨年，愛妻を亡くした．長年つき合いのある近隣者の訪問を楽しみにしていた．
現在 「家にただただ早く帰りたい」と訴え，表情が乏しくなり，食事摂取量もさらに少なくなっている．
未来 心不全が改善し胃瘻造設術を行った場合，栄養状態と脱水リスクの低下が期待できる．しかし，年齢を考えると胃瘻造設術を行うこと自体のリスクが非常に高い[1,2]．
　胃瘻造設術を行わない場合，低栄養と脱水は改善されず，心不全が悪化することが考えられる．また，食事中，むせていることから誤嚥性肺炎を発症することも考えられる．

医学的判断
　NYHA心機能分類，Ⅲ度．BNP＝430 pg／mL，NT-pro BNP＝900 pg／mL，Alb＝2.5 g／dL．栄養状態を改善し，心不全の治療が必要な状態ではあるが，治療後，胃瘻

造設をすぐに行う必要性は低い．

家族の意向

「昨年，母が亡くなったばかりなので（胃瘻をつけて）父にはもう少し生きてほしい」と話す一方，「父は一度言い出したらほかの意見を頑として聞かない性格ですが，父が点滴を抜いて出血しながらも"家に帰りたい"と話してる姿や，無表情で話さなくなった姿をみていると，とても辛い．母も自分で看取って，ここまで生きたんだから，もう，したいようにさせてあげてもいいかなとも思います」と話される．

支援のポイント

本人は治療方針を十分に納得しないまま入院しており，医療に対して不満を強く抱いている．よって，本人の意向を十分聞き，それを実行することで，本人が自分のことを尊重されていると感じる状況で，再度治療方針を検討することがポイントであった．

自分の病状についても正しく理解しているとは言えない状況であったが「点滴をしたくない．家に帰らせてほしい」と強く訴えており，これを阻害することは全く受け入れられない状況であった．家族は「父は一度言い出したら他の意見を聞き入れない性格」と話しており，本人の言動を尊重しながら本人にとっての最善の治療方針を再検討した．

チームカンファランスでの意見

①本人は数度にわたり中心静脈カテーテルを自己抜針し「死んでもいいから家に帰りたい」と話しているので，その願いが実現するまでは，治療方針を相談しても聞いてもらえるとは思えないので，一度外出でもいいので自宅へ帰ってはどうか．
②家族は父に長生きしてほしいと言っているが，父が無表情になり，元気がなくなっていく姿をみる方がそれ以上に辛いと話している．外出することに家族から協力が得られるか相談してはどうか．
③病態から判断すると，車椅子で3時間程度なら外出は可能と考えられる．

具体的実践

本人に病状と，すぐの退院は難しいが主治医と受けもち看護師同行のもと，外出は可能であることを話した．すると，閉眼し無表情で病状説明を聞かれていたCさんが開眼し看護師の手を握り「嬉しい．少しでいいから帰りたい」と頷きながら笑って返答した．同席していた家族にも相談すると，長男の妻より付き添いの協力が得られた．

Cさんは自宅に帰るとすぐに「家内に会いたい」と，仏間を指さし，妻の遺影を持ってくるよう，長男の妻に頼んだ．そして，遺影を私たちに見せ，指さしながら「綺麗でしょう．会いたかった」と話された．また病院に戻る途中，近所の人も見舞いに来られ，病院では見られないCさんの活き活きとした表情と発言をみて，Cさんがどうしても家に帰りたかった気持ちを家族は理解した．

外出したことを機にCさんの自己抜針はなくなり，経口摂取量が徐々に増え心不全

も改善した．CさんとCさんと家族に改めて胃瘻造設術について説明したところ，Cさんは首を振られ，家族もCさんの意向を尊重し，医療者もこの年齢で胃瘻を造設することは有益とも無益とも言えないので，本人の意思を尊重しましょうと合意形成がなされた．

考察

このように中心静脈カテーテルを繰り返し自己抜針するような患者に対して，医療者は「ノンコンプライアンスだ」と問題患者と考えたり，「認知能力が低い」と捉えてしまうことが多い．また，このような場合，家族の意向を優先しがちとなり胃瘻を造設してしまうことも多い．あるいは病状経過によっては本人と家族が十分に検討する時間がなく，医療者が決断を急がせてしまっていることもある．十分に検討されないまま決断を下すと，決断したことがマイナスに転じた時後悔を生じることが多い．

今回のケースではCさんがなぜ中心静脈カテーテルを自己抜針してまで，自宅に帰りたいと訴えたのかを理解しようと働きかけたことで外出が実現し，Cさんの医療に対する不満・不信が和らいだと考えられた．また，家族と医療者が同行したことでCさんの気持ちが理解でき，本人の意向を尊重した決定ができたと考えられた．

文献

1) 居川幸正，松原泉：胃瘻造設時年齢が生命予後に与える影響―長期入院例での検討―．日老医誌．2013；50(4)：536-541.
2) 末廣剛敏，長村俊志，川口浩太郎他：85歳以上の超高齢者に対する胃瘻の安全性と予後に関する一考察．在宅医療内視鏡治療．2010；14：27-30.

〔岩城典子〕

人工栄養についても，療養場所についても，本人の意向を最後まで尊重された事例ですね．最初ご本人の病状理解は十分ではなかったかもしれませんが，十分に説明のプロセスは尽くされた上での結論のようですので，それも本人の意思ですね．少しずつ関係が構築されていく様子がよくわかりました．結果として，さらに本人の意向をよく確認でき，尊重することもできましたね．【西川】

本人の「家に帰りたい」声に耳を傾け，少し視点を変えてアプローチしたことで，本人が本人らしさを取り戻して意思決定することができ，皆が本人の思いを理解できたのですね．本人の思いを尊重することと，皆が納得できることは，意思決定支援をする上で大切なポイントだと思います．【横江】

意思決定支援用紙

患者背景			
氏名：Cさん			病名：高血圧，脳梗塞，心不全
年齢：93歳		性別：男性	病状経過
家族構成 長男夫婦と孫2人の5人暮らし．昨年，妻を亡くしている．			80代に脳梗塞による右不全麻痺を発症．半年前より，食事摂取量が徐々に減り始め，食事中にむせることが増えるようになった．低栄養と脱水により心不全が増悪したため，在宅医と家族が相談し，心不全を治療したのち胃瘻造設術を行うこととなり，入院となった．

本人の意思		
過去	現在	未来
昨年，愛妻を亡くしており，長年つき合いのある近隣者の訪問を楽しみにしていた．	「家にただただ早く帰りたい」と訴え，表情が乏しくなり，食事摂取量もさらに少なくなっている．	心不全が改善して胃瘻造設術を行った場合，栄養状態と脱水の発症リスク低下が期待できる．しかし，90歳を超える年齢を考えると胃瘻造設術を行うこと自体のリスクが非常に高い．胃瘻造設術を行わない場合，低栄養と脱水は改善されず，心不全が悪化することが考えられる．また，食事中，むせていることから誤嚥性肺炎を発症することも考えられる．
医学的判断		家族の意向
NYHA心機能分類，Ⅲ度．BNP＝430 pg／mL，NT-proBNP＝900 pg／mL，Alb＝2.5 g／dL．栄養状態を改善し，心不全の治療が必要な状態ではあるが，治療後，胃瘻造設をすぐに行う必要性は低い．		「昨年，母が亡くなったばかりなので（胃瘻をつけて）父にはもう少し生きてほしいと思っています」と話す一方，「父は一度言い出したら納得するまでほかの意見を頑として聞かない性格なんですが，父が点滴を抜いて出血しながらも"家に帰りたい"と話してる姿や，無表情で何も話さなくなった姿をみていると，とても辛くなります．母も自分で看取って，ここまで生きたんだから，もう，したいようにさせてあげたらいいかなとも思います」と話される．

支援のポイント

本人は治療方針を十分に納得しないまま入院しており，医療に対して不満を強く抱いている．よって，本人の意向を十分聞き，それを実行することで，本人が自分のことを尊重されていると感じる状況で，再度治療方針を検討することがポイントであった．
本人は自分の病状についても正しく理解しているとは言えない状況であったが「点滴をしたくない．家に帰らせてほしい」と強く訴えており，これを阻害することは全く受け入れられない状況であった．家族は「父は一度言い出したら，本人が納得するまで他の意見を聞き入れない性格です」と話しており，本人の言動を尊重しながら本人にとっての最善の治療方針を再検討した．

合意形成に向けた具体的アプローチ・結果

本人に病状を話し，すぐに退院することは難しいが外出は可能であることを話した．すると，Cさんは看護師の手を握り「嬉しい．少しでいいから帰りたい」と笑って返答された．長男の妻が外出に付き添い，受け持ち看護師，主治医と一緒に外出した．Cさんは自宅に帰ると「家内に会いたい」と言い，妻の遺影を持ってくるよう，長男の妻に頼んだ．遺影を医療者に見せ，指をさしながら「綺麗でしょう．会いたかった」と話された．病院に戻る途中，Cさんと付き合いのあった近所の人も見舞いに来られ，病院では見られないCさんの活き活きとした表情と発言をみて，Cさんがどうしても家に帰りたかった気持ちを家族は理解した．外出したことを機にCさんは自己抜管することはなくなり，経口摂取量が徐々に増え心不全も改善した．Cさんと家族に改めて胃瘻造設術について説明したところ，Cさんは首を振られ，家族もCさんの意向を尊重し，医療者もこの年齢で胃瘻を造設することは有益とも無益とも言えないので，本人の意思を尊重しましょうと合意形成がなされていった．

4 ASOを有した中等度認知症患者の下肢切断について患者と家族の意向が分かれた場合の選択

年齢：91	場：病棟	時間：アドバンス	本人の現在意思：あり	代理意思決定者：不明確
対立（人）：本人／家族，本人／医療者，医療者間		対立（事項）：外科手術		倫理的課題：自律，善行

概要

患者　Sさん　91歳　女性

病名　閉塞性動脈硬化症（ASO），左下腿壊疽，認知症

経過　閉塞性動脈硬化症により，左下腿壊疽が徐々に進行しており，感染による全身状態悪化のリスクが高い状態であった．足の痛みはNSAIDsによりある程度緩和できていた．確実に治癒するためには左大腿部からの切断が望ましく，切断手術を行うならば，全身状態が比較的安定している今回の入院時がよいという状況であった．

　本人は中等度の認知症があり，手術に関する理解が十分ではないが，手術に関しては一貫して「嫌だ」と言っていた．一方で家族は手術を強く希望していた．意思決定能力が十分ではない本人の意向をどこまで尊重するべきかの倫理的な問題について緩和・エンドオブライフ（EOL）ケアチームに相談があった．

家族構成　夫を20年以上前に亡くし，特別養護老人ホームに入所中．長男と次女は車で30分程度の場所，長女は隣県に居住している．

本人・家族の意思と医学的判断

　本人は認知症であるが，その場での簡単な会話のやり取りはできる状態であった．手術は受けたくないという意向は一貫していた．

本人の意思

過去　2か月前の入院時には自分なりに一生懸命生きてきたので，思い残すことはなく，いつ死んでもいいと言っていた．また，入院前には長男に延命治療はしないでほしいと言っていた．

現在　足の痛みはあるが，手術は希望しなかった．手術によって痛みはなくなることを説明しても，「ちんばになってしまう」と言って拒否した．入院時にはすでに歩くことはできず，ベッド上で生活していたが，本人は歩いていると思っていた．

未来　手術を行った場合，疼痛の改善，下肢からの感染リスク軽減が見込まれる．手術を行わなかった場合，疼痛コントロールをしても，壊疽は進行し，命に関わる可能性がある．しかし，91歳という高齢であり，経口摂取できず中心静脈栄養を行っている状況を考えると，手術を行ったとしても最期をいつ迎えるかはわからない．また，元の施設に戻ることはできるが，壊疽部からの感染により入退院を繰り返すことが予想される．

医学的判断

前回入院時に比べて全身状態が安定しているため，手術を行うタイミングとしては現在がよく，断端部の治癒を確実にするためには大腿部からの切断がよい．手術により命を落とす可能性は10%未満と判断される．本人は認知症であるとはいえ，手術を受けるかどうかの判断が全くできない状態ではない．

家族の意向

延命治療は希望しないが，できることはしてあげたいという思いがある．前回入院時は手術を希望していなかったが，今回は手術を希望した．施設に入所しており，壊疽の問題がない方が施設の対応が容易になり，トラブルなく過ごせるのではないかと考えている．本人は認知症のため，家族の意向に沿うことを強く望んでいる．

支援のポイント

手術についての理解が十分ではないが，手術は受けたくないという意向が一貫している本人の意思をどこまで尊重するべきかという倫理的な問題がポイントであった．本人に対して手術についてできるだけわかりやすく説明し，その上での本人の意思を尊重しながら本人にとっての最善を考えて判断する必要があった．

チームカンファランスでの意見

①家族の手術に対する意向が前回入院時と今回で異なるため，その理由を確認する必要がある．
②家族は本人が手術を納得するよう強く言い聞かせ，本人は自分の思いを家族に伝えられない状況である．そのため，家族が無理に本人を説得しないようスタッフが説得の場に同席するなどし，さらに本人の思いを表出できるように支援する必要がある．

具体的実践

家族に対して，主治医より，本人の意思決定能力は十分ではないが，意向は一貫しており，このような状況で家族と医師の決定により手術を行うことは難しいと伝えられた．そこで，家族から本人への手術の説得期間を1週間設けて，本人が手術に納得すれば手術を行うこととなった．

本人が手術について理解しやすいように，わかりやすい言葉で繰り返し説明し，何人ものスタッフが言葉を変えて本人の意思を確認した．さらに，家族に対して，前回入院時とは異なり，今回は手術を希望した理由を確認したところ，できることはしてあげたいという思いが非常に強く，今回は全身状態が安定しているため，手術をするには今しかないという思いであることがわかった．そのため，本人に家族が手術を強く勧める思いを伝えた．長女が繰り返し本人を説得するうちに，本人は黙ってしまったことがあった．長女の帰宅後，本人にその時の思いを確認すると，「（長女は）頑固なのでわざと黙った」と言い，本人は決して長女に説得されたわけではなく，手術はしたくないという強い思いを示すために，長年の親子関係から長女を説得する手段として"黙ってい

る"という方法を取ったことがわかった．そして，家族に対して，本人はやはり手術は受けたくないという強い意思があることを伝え，合意形成を図ろうとした．

結局，説得期間の終わりに本人は心不全を発症して全身症状が悪化し，手術は不可能となった．家族は本人の症状悪化により手術ができないことに納得し，苦痛軽減の処置のみを希望した．

考察

本人の認知機能が低下していることにより，手術に関する理解がどの程度できているかがわかりにくく，本人の手術を受けたくないという意思を尊重するかどうかの判断が難しい症例であった．

認知機能が低下した患者の判断において，家族の意向を尊重しがちであるが，本人がある程度思いを伝えられるのであれば，できるだけわかりやすい言葉を用いて本人に説明し，本人の思いを確認する際にはスタッフや場所，言葉を変えて，慎重に判断できるとよい．また，家族に対して，本人の思いを本人の代わりに伝えられるように，さらに本人の意思を家族が推測できるように支援していきたい．

〔添田美季〕

意思決定能力の保たれている認知症高齢者の下肢切断にかかる意思決定支援の事例ですね．本人の望まない医療行為は行わない，これは基本的倫理原則ですが，認知症患者さんには少し配慮が要りますね．本人の意思を尊重する原則を大切にしつつも，一定時間をかけ多職種で十分な説明を行ったアプローチは素晴らしいです．【西川】

認知症であっても自分の意思表示を状態の良い時にわかる言葉で説明すれば意思疎通が図れることがある．看護師はこうした意思表示の可能性をとことんアセスメントする必要があるのではないか．結果的に，この事例も本人は手術を望んでいないことが確認された．本人の意向に沿わず家族の意思を優先させた時，当座はそれで解決するが，家族自身，その結果に納得できず後悔することもあるため，本人の意思を最も重要と考える姿勢がすべての関係者に求められるのだろう．【長江】

意思決定支援用紙

患者背景

氏名：Sさん	病名：閉塞性動脈硬化症，左下腿壊疽，認知症
年齢：91歳　　性別：女性	病状経過
家族構成 特別養護老人ホームより入院．夫は20年以上前に他界している．長男，次女は車で30分程度の所に住んでおり，長男がキーパーソン．長女は隣県に住んでいる．	閉塞性動脈硬化症により，左下腿壊疽が徐々に進行している．確実に治癒するためには，大大腿部からの切断が望ましく，切断手術をするならば，全身状態が比較的安定している今回の入院時がよい．本人は中等度の認知症があり，手術に関する理解が十分ではないが，手術を希望していない中，手術をするか否かを決定していく必要がある．

本人の意思

過去	現在	未来
「私なりに一生懸命生きてきた．いつ死んでもいい」 以前長男に延命治療はしないでほしいと言っていた．	足は痛いが切断手術はしたくない． 「手術は嫌だ．ちんばになってしまう」（入院時にはすでに歩けなかったが，本人自身は歩いていると思っている） 「私は寿命（で死ぬの）がいい」	手術をした場合，疼痛の改善，下肢からの感染リスクの軽減が見込まれる．手術をしなかった場合，疼痛コントロールは行うが，壊疽は進行し，命に関わる可能性がある．しかし，91歳という高齢で，食事は摂れず，中心静脈栄養を行っている状況であり，最期をいつ迎えるかはわからない．

医学的判断	家族の意向
手術をするのであれば，断端部の治癒を確実にするためには大腿部からの切断がよい．入院時には全身状態が比較的安定しており，手術は可能であり，手術により命を落とす可能性は10％未満．患者は認知症があるとはいえ，手術を行うかどうかの判断が全くできない状態ではない．	延命治療は望まないが，できることはしてあげたい．前回入院時は手術を希望しなかったが，今回は強く手術を希望した．施設に入所しており，下肢の問題がない方がトラブルなく過ごせるのではないかと考えている．

支援のポイント

認知症があるが，手術に関しては一貫して拒否している本人の意思をどこまで尊重するべきかという倫理的な問題がポイントであった．本人の意思をできるだけ聞き取るため，本人にわかりやすい言葉で何度も機会を作って，手術についてのメリット・デメリットを説明し，その上で本人の意思を尊重しながら本人にとっての最善を考えて判断する必要があった．

合意形成に向けた具体的アプローチ・結果

家族は手術を強く希望しているが，本人は認知症がありながらも判断力が完全にないとは言えない状況であり，本人は一貫して手術を拒否している．家族に対して，このような状況で，家族と医師の決定により手術を行うことは難しいと伝えた．そこで，家族より本人に手術の説得期間を1週間設けて，本人が手術に納得すれば手術を行うこととなった．この期間に，複数のスタッフからも本人に手術に関してわかりやすく説明し，本人の意向を聞くこととした．前回入院時とは異なり，今回は手術を希望した家族の思いを確認し，家族の強い思いも本人に伝えた．この期間に本人はやはり手術について納得しなかった．結局，1週間後に心不全を発症して全身症状が悪化し，下肢切断手術は不可能となった．家族は本人の症状悪化により手術ができないことに納得し，苦痛軽減の処置を希望した．

5. ケアの継続が困難なBPSDを有するが，家族が施設で最期を迎えさせたい認知症患者に対する最期の場所と鎮静の程度の選択

年齢：91	場：施設	時間：アドバンス	本人の現在意思：不明	代理意思決定者：不明確
対立（人）：本人／医療者，医療者間		対立（事項）：鎮静，療養場所		倫理的課題：善行，無危害，公平

概 要

患者 Tさん　91歳　女性
病名 認知症
経過 特別養護老人ホームに入居中．背景疾患は認知症．誤嚥性肺炎のためA病院に入院．病状改善後に特養に戻ったが暴言など活動性精神症状による本人・家族の精神的苦痛が生じ，施設スタッフも疲弊．施設で穏やかな最期を迎えさせたい家族の意思を承知していたこともあり，鎮静すべきか否かの選択に苦慮したが，熟慮の末，リスペリドン（リスパダール®）による過鎮静を行い，近隣の認知症診療に長けたB病院に紹介入院．
家族構成 長女夫婦が，隣の市に住んでいる．

本人・家族の意思と医学的判断

本人の意思

過去 元気な頃に，著しい苦痛を生じた場合に，鎮静を希望するか否かという意思表示はなかった．A病院に入院した折も，早く特養に戻りたいと，しきりに言っていた．
現在 現在は，進行した認知症や活動性の精神症状のため，本人の意思はわからない．
未来 きっと元気であったら，病院入院は望まないだろう．

医学的判断

医学的には，認知症の行動・心理症状（BPSD）だと思われるが，特養では詳細な診断と治療は難しい．診断についても今が終末期かどうかわからない．治療についてもどうしても過鎮静になってしまう．ある程度コミュニケーションが保たれ，精神的にも穏やかでいられる薬物治療は難しい．

家族の意向

認知症の診断がついて6年，徐々に進行してきた．時々，家族の顔もわからないことがある．病院嫌いでもあり，施設で最期を迎えさせてあげたい．でも，今のつらそうな様子も見ていられない．

支援のポイント

　家族は最期は特養で過ごさせたいと思っている．しかし，医学的には終末期かどうかわからない．また，BPSD の診断や治療が適切にできているかどうか確信がない．BPSD の症状緩和，病院を受診すべきかどうかの選択について，意思決定支援が必要であった．

チームカンファランスでの意見

①本人の推定意思は「施設で最期まで過ごしたい」だろうから，B 病院に入院せずに施設に残ることが，本人にとっての最善だと思う．

②本人にとって十分な認知症の緩和ケアが実践できていない．だから，BPSD のためつらい精神症状を有している患者の精神的苦痛を緩和できる可能性がある B 病院に入院すべきだ．盲目的に患者の推定意思に従うのではなく，医療ケアチームとして，B 病院入院を勧め，精神的苦痛の緩和に努めるべきである．もし，BPSD が落ち着けば，認知症であっても，BPSD の活動性の高い現在よりは，はっきりとした患者の意思が聞けるかもしれない．

③本人の推定意思，本人にとっての最善，BPSD の緩和ケアも大切だが，施設の疲弊が著しい．施設スタッフのケアも考えるべきだ．また，施設で生活しているのは T さんばかりではない．T さんの BPSD により，他の入居者の精神症状も不安定になっている．だから，他の入居者のためにも，T さんを B 病院に入院させるべきだ．

具体的実践

　施設で最期まで過ごさせたい家族の気持ちを傾聴した．また，本人の気持ちもおそらく「施設に残りたい」であろうことを共有した．一方で，BPSD と思われる現在の精神的苦痛を考えた時，何が本人にとっての最善かを話し合った．また，現実的に施設のマンパワーや施設スタッフの疲弊も限界に達していることを率直に家族に説明し，このような状況下で過ごすことは，本人にとっても益にならないだろうことを話し，苦渋の決断として一時的な治療として，リスペリドンによる過鎮静を行い，翌朝，認知症診療に長けた B 病院に入院し精神科医の診察を受けた．B 病院入院後に，A 病院で活力低下のため処方されていたアマンタジン（シンメトレル®）を中止し，抗認知症薬として，易怒性を誘発しにくいリバスチグミン（リバスタッチ®パッチ）を用いたところ，徐々に穏やかな日々を取り戻された．このことがきっかけで，本人の意思，本人にとっての最善は，施設で最期を迎えることだろうと，家族を含めた医療ケアチームの話し合いが行われたため，笑顔で特養に退院された．

考 察

　「人生の最終段階における医療の決定プロセスに関するガイドライン（厚生労働省により2007年に策定，2015年に改訂）」によれば，患者に十分な判断力がない時は，患者の推定意思を尊重するとある．しかし，盲目的に患者の推定意思を尊重するだけでよいだろうか．本事例の場合の患者の推定意思は「施設で最期まで過ごしたい」である．患者を支える医療ケアチームがさらに良い方法があると思う時は，患者にとっての最善について意見を述べるべきである．また，BPSDは，認知症の緩和ケアの重要なポイントであることを忘れてはならない．BPSDは患者の精神的苦痛にもなりうるし，それが少しでも改善されれば，認知症の患者自身の意思も反映されやすくなる．その施設において，認知症の緩和ケアが十分にできないのであれば，他の医療機関のサポートを検討する等が考慮される．そして，この事例はもう一つの大切な視点を教えてくれている．患者の推定意思，自律を尊重することは重要だが，施設スタッフの疲弊，それに関連して他の入居者への影響も加味する必要がある．
　私たちは，この事例から以下のことを学ぶことができる．患者の推定意思を盲目的に支援するのではなく，医療ケアチームとして考える最善を提案するべきである．また，自律の尊重以外のさまざまな倫理的な視点，本事例では他の入居者への配慮についても気を配る必要がある．

〔西川満則〕

　この事例では，本人の意思尊重をどう考えるのか，一方で医療チームの考えをどこまで主張できるのか，を考えさせられる事例である．施設を自宅としている高齢者にとっては集団生活であっても「わが家」がそこにある．その生活の場に戻りたいと願うことは自然である．ここにコミュニティを考えた時，考察では，個人の利と周囲の人の益を考える必要がある．しかし，周囲の人の迷惑かどうかについても議論する必要があり，その人の望む最期をその施設のコミュニティがどう考えるか，が重要ではないか．疲弊や迷惑，負担感をなぜ感じているのか，共に生きたその人の最後の望みをどう受け取るのか，コミュニティの構成メンバー自身が考えることでもある．こうした受け入れ側にも意思決定支援が必要なのではないだろうか．医療チーム，家族と同じように施設の関係者も，その人のコミュニティとして当事者である．【長江】
　終末期の意思決定をする時には，今起こっている状態が可逆的か不可逆的かよくよく検討する必要があります．どちらにしても，本人の苦痛を緩和することは最優先にすべきですが，取り巻く周りの人たちの苦痛も緩和する視点での関わりもとても大切ですね．【横江】

意思決定支援用紙

患者背景

氏名：Tさん	病名：認知症
年齢：91歳　性別：女性	病状経過
家族構成 長女夫婦が隣の市に住んでいる．	特別養護老人ホームに入居中．背景疾患は認知症．誤嚥性肺炎のためA病院に入院，病状改善後に特養に戻ったが暴言など活動性精神症状による本人・家族の精神的苦痛が生じ，施設スタッフも疲弊．鎮静すべきか否かの選択に苦慮したが，熟慮のすえリスペリドンによる過鎮静の上，近隣の認知症診療に長けたB病院に紹介入院．

本人の意思

過　去	現　在	未　来
元気な頃に，著しい苦痛を生じた場合に，鎮静を希望するか否かという意思表示はなかった．	現在は，進行した認知症や活動性の精神症状のため，本人の意思はわからない．	きっと元気であったら，病院入院は望まないだろう．A病院に入院した折も，早く特養に戻りたいと，しきりに言っていた．

医学的判断	家族の意向
医学的には，認知症のBPSDだと思われるが，特養では詳細な診断と治療は難しい．	認知症の診断がついて6年，徐々に進行してきた．時々，家族の顔もわからないことがある．病院嫌いでもあり，施設で最期を迎えさせてあげたい．でも，今のつらそうな様子も見ていられない．

支援のポイント

最期は特養で過ごさせたいと思う家族．しかし，医学的には終末期かどうかわからない．また，BPSDの診断や治療が適切にできているかどうか確信がない．BPSDの症状緩和，病院を受診すべきかどうかの選択について，意思決定支援が必要であった．

合意形成に向けた具体的アプローチ・結果

施設で最期まで過ごさせたい家族の気持ちを傾聴した．また，本人の気持ちもおそらく施設に残りたいであろうことを共有した．B病院を受診すれば，もう一度精神的苦痛のない穏やかな状態に戻る可能性があること，現実的に施設のマンパワーや施設スタッフの疲弊も限界に達していること，を率直に家族に説明し，このような状況下で過ごすことは，本人にとっても益にならないだろうことを共有し，苦渋の決断としてリスペリドンによる過鎮静を行い，翌朝，認知症診療に長けたB病院に入院し精神科医の診察を受けた．B病院入院後にA病院で活力低下のため処方されたアマンタジンを中止し，抗認知症薬として，易怒性を誘発しにくいリバスチグミンを用いたところ，徐々に穏やかな日々を取り戻された．このことがきっかけで，本人の意思，本人にとっての最善は，施設で最期を迎えることだろうと再認識できたため，笑顔で特養に退院された．

6 経口摂取が本人利益であるのか悩ましい認知症患者，食事介助が支えになっている主介護者に対する栄養投与法の選択

年齢：90	場：在宅	時間：月単位	本人の現在意思：不明	代理意思決定者：明確
対立（人）：本人／家族，家族／医療者		対立（事項）：経管栄養（胃瘻），療養場所		倫理的課題：自律，善行，無危害

概要

患者 Mさん 90歳 女性

病名 アルツハイマー型認知症，慢性呼吸不全，肺動脈血栓塞栓症，食道裂孔ヘルニア

経過 施設入所中，肺動脈血栓塞栓症で命の危険があり看取りのため施設を退所し，長女夫婦宅にて療養され2年が経過していた．徐々に食事摂取量が減り，誤嚥の傾向がみられるようになった．在宅医により1000 mL／日の点滴を行っていた．胃瘻造設を家族は強く希望しており，その可否を評価するため入院し緩和・エンドオブライフ（EOL）ケアチーム介入となった．

家族構成 長女夫婦と同居し，長女が主に介護している．長男もいるが大腸がん，心筋梗塞で体調が十分ではない．

本人・家族の意思と医学的判断

意思疎通が難しく意思決定能力もなかった．入院中は，長女が1日中付き添っておられ，食事は持参された「らくらくごっくん®」で口腔内へ流し込むようにして摂取されていた．普段は穏やかに眠っておられることが多いが，食事摂取時は顔をしかめたり，開口しないなど，その表情からは経口摂取が"お楽しみ"になっているのか判断が難しかった．表情良く飲み込むこともあり，長女は「母親に頑張ってもらいたい」という思いを強くしていた．2年間にわたり献身的に在宅介護をされていたが介護指導を受けたことがなく，陰部洗浄や口腔ケアなど専門的な知識を要するケアは不十分であり，食事に対する介護に意識が集中している印象であった．

本人の意思

過去 過去に食べられなくなった時にどうしたいかについて家族に話されるようなことはなかった．

現在 本人の意思はわからないが，食事摂取時の表情から経口摂取が"お楽しみ"になっていない可能性が考えられた．

未来 嚥下機能の低下が進むにつれ，無理な経口摂取は本人にとって益とは言い難い状況であり，過剰な水分投与は全身浮腫や呼吸状態の悪化を招く可能性が考えられた．

医学的判断

　肺動脈血栓塞栓症，両側胸水，心嚢水，全身浮腫の併存により，過剰な水分投与は無益と考えられた．食道裂孔ヘルニアであり，胃瘻造設は難しい状況であった．嚥下機能は低下しており，食事摂取時の咽込みや喀痰増加などがみられ高リスク状態と考えられた．

家族の意向

長女：2年介護してきたので悔いはない．できれば看取ってあげたい．最期はそばにいて手を握って"ありがとう"と見送りたい．胃瘻造設については「何もできない，してあげない」と思うと自分がつらいため希望した．入院中，表情の良い患者を見て「頑張ってもらいたい」という思いが次第に強くなっていった．

長男：自身が心筋梗塞で2回も命の危険に遭いつらい思いをしたので，苦しまずに自然に逝けたらいいと思っていた．

支援のポイント

　本人の意思，最善の利益を推測し，人工栄養，人工呼吸，療養の場所，最期の場所についての意思決定支援をしていくなかで，母との別れを受け入れ難い長女の想いを尊重しながら，本人にとっての最善を判断していく必要があった．

チームカンファランスでの意見

①長女は，一度は看取りを受け入れながらも，その後，病状が安定し介護をしているなかで「母親に頑張ってもらいたい」という思いが強まっていた．そのような心境のなか，本人が食事摂取時に顔をしかめるなどの表情を見せても，長女には届いていないように感じられた．経口摂取が必ずしも益にはならないことも受け入れていただくべきではないのか．

②介護の意識が食事に集中しており，陰部洗浄や口腔ケア，吸痰などに関しては不十分な状況であった．「体調が悪い時は動かしたり，痰を取ったりしないでそっとしておいた方がよいと思っていた」など，介護の知識不足がみられるため，指導を行い食事以外にも眼を向けてもらう必要があるのではないか．

③本人の一つ一つの動作に声をかけられたり，表情を見て喜ばれたりしており，本人への愛情や介護意欲がみられた．献身的な介護を続けてこられ，別れを受け入れ難い状況であることからも，長女の想いを尊重し寄り添うことも必要である．

具体的実践

　胃瘻造設，輸液に関して医学的判断からみても無益性や与害性が考えられることを説明し，胃瘻造設や過度な輸液は行わない方向で家族の意向を確認した．CTによる脳の萎縮所見より，現在の認知機能から意思決定能力低下で家族による本人の意思推定が必要であることを共有した．

　看護師による介護指導を行い，長女の介護における知識を深め視野を広げていった．

一部我流であったりしたが，愛情をもって接しておられた．食事摂取に関しては，咽込みや顔をしかめる表情などを共有しながら経口摂取のリスクを説明するも，長女は「食べられるだけは食べさせたい．沢山食べてくれた方が嬉しい」という思いが強かった．看護師から食事介助の注意点を指導され，管理栄養士からは，誤嚥のリスクを少しでも軽減するため在宅での調理方法について説明された．長女は本人の入院中に自宅で調理の練習を行った．経口摂取のリスクを繰り返し説明しつつも，最終的には「食べられるだけ食べさせたい」という長女の気持ちに寄り添うかたちで意思決定がなされた．

考　察

　長女の想いと本人の推定意思とのバランスを調整しながら，どのように支援していくかが主な課題であった．当初の入院目的であった胃瘻造設については，医学的判断からも無益であり選択はスムーズに行われた．経口摂取に関しては，顔をしかめる時と表情の良い時とあり，益か無益かの判断が難しい状況であった．一度は看取りを覚悟したものの，病状安定し時折見せる本人の良い表情から長女は母親の死を受け入れ難くなっていた．重度の認知機能低下による意思決定が困難な状況，かつ，長女にとって食事の介助が精神的支えにもなっている状況で「母親に頑張ってもらいたい」想いを支え継続することとなった．長女は「らくらくごっくん®で食べさせてくれる病院が見つかってよかった」と笑顔で話され，退院を喜んでいた．長女の想いを否定せず寄り添い続けたことにより，母親との別れを受け入れ難い長女との関係性の構築に繋がった一例であった．

〔木下かほり〕

　医学的判断や本人の推定意思から，胃瘻や過度な経口摂取は推奨できない中，長女のつらい気持ちに寄り添う様が表現された事例です．栄養以外にもケアの視野を広げるようなアプローチは素晴らしいと思いました．本人の意思を中心に家族の気持ちに寄り添う，ですね．【西川】

　本人の過去の意思表示がない場合，見送る家族の意向を優先することがある．どんなに高齢でも家族の死は受け入れ難い．また食べることは生への希望であり，その行為自体が介護者の生活の支えとなり食べることの大切さは何物にも代え難いものとなっていく．しかしながらいずれ来る最期の時に備え，時間の経過と共にこの介護者もいずれは母親の死を覚悟する時が来るだろう．その時に，今回の悩んで出した結論を大事にし，共に支えた相互体験があれば母親の死を受け入れ乗り越えていく力となるのではないか．【長江】

意思決定支援用紙

患者背景

氏名：Mさん		病名：アルツハイマー型認知症，慢性呼吸不全，肺動脈血栓塞栓症，食道裂孔ヘルニア
年齢：90歳	性別：女性	病状経過
家族構成 施設入所中，肺塞栓で命の危険あり看取りのため長女夫婦宅へ連れて帰ったが，病状安定し2年が経過．長女が1人で介護している．長男もいるが大腸がんと心筋梗塞あり体調不十分．		認知機能低下で本人による意思決定は困難．在宅療養中，経口摂取量が減少し誤嚥傾向がみられるようになった．在宅医により1000 mL/日の点滴がされていた．胃瘻造設を家族は強く希望しており，その可否を評価するため入院し，緩和・EOLケアチームの介入となった．

本人の意思

過去	現在	未来
過去に食べられなくなったらどうしたいかの意思表示はなかった．	認知症が進行し本人の意思はわからないが，食事介助時「開口しない，顔をしかめる，時々咽る」から考察すると食事が"お楽しみ"にはなっていない可能性も推測できる．しかしながら，表情よく嚥下することもありその判断は難しい．	今後嚥下機能の低下が進むにつれ，無理な経口摂取は肺炎の発症や吸痰回数の増加のリスクになると考えられるため本人にとって益にはならないだろう．

医学的判断	家族の意向
両側胸水，心嚢水，全身浮腫，肺動脈血栓塞栓症の併存あり，経腸栄養や過剰輸液は無益と思われた．食道裂孔ヘルニアで胃瘻造設は高リスク状態であった． 嚥下機能は低下しており，食事時，咽込みや食後の喀痰増加など高リスク状態であった．	長女は，最期はそばにいて手を握って「ありがとう」と見送りたい．胃瘻造設は何もしてあげないと思うとつらくて希望した．入院中，表情の良い患者を見て「頑張ってもらいたい」という思いが次第に強くなっていった． 長男は，自身も命の危険に遭いつらい思いをしたため，苦しまずに自然に逝けたらいいと思っていた．

支援のポイント

本人の意思，最善の利益を推測し，人工栄養，人工呼吸，療養の場所，最期の場所についての意思決定支援をしていくなかで，母との別れを受け入れ難い長女の想いを尊重しながら，本人にとっての最善を判断していく必要があった．

合意形成に向けた具体的アプローチ・結果

胃瘻造設と輸液については，全身状態からみた医学的判断を説明し，胃瘻造設や過度な輸液は行わない方向で家族の意向を確認した．脳の萎縮所見について供覧し，認知機能低下のため本人の意思決定は難しく家族による意思推定が必要であることを共有した．看護師による陰部洗浄や吸痰などの指導を行い，長女の介護における視野を広げていった．我流になる部分もみられたが，患者に対し愛情をもって接しておられた．食事摂取に関しては，苦痛表情などを共有しながら経口摂取のリスクを説明するも，長女は「食べられるだけは食べさせたい」という思いが強かった．看護師から食事介助の注意点を指導し，管理栄養士からは，嚥下食に対する調理指導が行われた．経口摂取のリスクを繰り返し説明しつつも，最終的には「食べられるだけ食べさせたい」という長女の気持ちに寄り添うかたちで意思決定がなされた．

7 老衰で食べられないことは自然であると理解できるが感情的に受け入れられない家族の葛藤

年齢：90	場：在宅	時間：週単位	本人の現在意思：あり	代理意思決定者：明確
対立（人）：本人／家族，家族／医療者		対立（事項）：経管栄養（胃瘻）		倫理的課題：自律，無危害

概要

患者　Yさん　90歳　女性
病名　高血圧，慢性心不全
経過　食欲低下があるが，特に異常を認める症状はなく老衰と思われる．長男に説明をしたが，食欲低下に対して何らかの対応を希望されたので，経管栄養の開始を検討している．今後の管理があるのでお願いしたいと相談があった．
　本人には，特に説明をしていないとのことだった．
家族構成　夫を亡くし長男家族と同じ敷地内に住む．代々の農家である．

本人・家族の意思と医学的判断

　やや難聴はあるが，こちらの話すことは聞こえている．今までの生活を聞きながら今食べられないことについてどう考えているかを聞く．
　話の内容から判断力などの認知症状は見られない．が，一貫として「無理に食べたくない．食欲が低下してきているのは自分でもわかっているが，このままでいい．病院に入院してどうこうしたくない．経管栄養はよくわからないが，大変なことはしたくない．痛いのや苦しいのはいやだ」ということだった．

本人の意思

過去　代々農業を営んでいた．高齢になってからは，農作業はできないが，長男家族が畑へ一緒に連れて行き，畑にある小屋で簡単な手伝いをするなどしていた．
現在　1日中うつらうつらしている．排泄は自分でトイレへ行っている．下肢筋力の低下と脊柱後彎症のため這っていくこともあるが，帰りは伝い歩きで戻って来る．
　食べられなくなって死んでしまうことは，しょうがないことだと話す．
未来　経管栄養を施さなかった場合，1日の食事量は極少量となっており，近いうち死亡することが予見できる．しかし，生命体として自然と考えられる．
　経管栄養を施した場合，胃瘻であれば逆流などがないか新たな観察や検査が必要になる場合がある．場合によっては，誤嚥のリスクが高くなることもあり，そのための投薬や点滴などが増える可能性がある．中心静脈栄養（IVH）の場合でも感染予防などの管理が必要になる．カテーテルがあることが，本人の日常生活動作に影響する可能性がある．またいずれにせよ，カテーテル管理などで，家族の負担が増すことが考えられる．

医学的判断

年齢や状態から，食欲低下に対して検査をすることは，本人への負担が大きい．
しかし，食べられなくなったことに対して経管栄養で対応する方法はある．
リスクはあるが，家族の希望があるのに，選択しないことについては判断に迷う．

家族の意向

老衰で食べられないことが自然だとはわかった．しかし，目の前で親が食べられなくなって弱っていくのに何もしないということがつらい．経管栄養をすることで，元気になったり，少しでも長生きができるのなら何とかして（それを）やってあげたい．

支援のポイント

本人からは，食べられないことについての苦痛は訴えられないが，具体的な処置や治療に対してはよくわからないとのこと．しかし「入院はいや」などとイメージできるものには考えを言える．長男は，老衰に対して戸惑い，受け止めることができないでいる．自然な経過を家族として受け止めたり，何ができるのかを考える時間が必要であると考えた．

チームカンファランスでの意見

①家族は，何もしないで親が死んでしまうということに罪悪感を感じている．
②確かに経管栄養を選択することで，体力がつき経口摂取が継続可能になる可能性はある．
③経口摂取ができなくなったことが，一時的なものでない場合，経管栄養にすることのリスクや負担を説明し，本人と家族でよく考えていただく必要があるのではないか．
④考える時間がどれくらい残されているか？一時的に経管栄養を選択し，考える時間を作ってはどうか．

具体的実践

本人と家族に胃瘻やIVHを選択することの可能性とリスクについて説明をした．本人と家族で話し合いをしてもらい，胃瘻を選択された．

胃瘻造設後は，多少元気が出てきて，経口摂取が再開できるようになったが，しばらくすると摂取量は落ちて胃瘻からの栄養補給をするようになった．

傾眠がちな時間が増えてくる．本人は簡単な問いかけには返事をするが，コミュニケーションは取りづらくなってきた．家族の本人に対する気持ちを聞きながら，今の状態が自然な終末期であることを話す．農作業が忙しくなり，経管栄養を注入する時間の確保が難しくなり介護負担の軽減目的もありデイサービスの利用を開始した．

脊柱後彎症であったため瘻孔周辺がただれ，訪問看護師が処置をするが，なかなか改善しなかった．

父親が亡くなった時のことや今までの家族のあり方などを話してもらいながら，本人の人生を振り返っていただくよう促した．この間，できるだけ傾聴に努めた．この役割

意思決定支援用紙 ①

患者背景

氏名：Yさん	病名：高血圧　慢性心不全
年齢：90歳　　性別：女性	病状経過
家族構成 夫は10年ほど前に他界．長男家族と同じ敷地内に住んでいる．	高血圧で往診をしていたが，数日前から食欲低下が見られるようになった．老衰と思われ，長男に説明するが食欲低下に対して，何らかの対応を希望されたので経管栄養の開始を検討している．

本人の意思

過　去	現　在	未　来
代々農業を営んでいた．高齢になってからは農作業はできないが，長男夫婦が畑へ一緒に連れて行き，簡単な手伝いをしていた． 終末期に対して特に希望は言ったこともなかった． 兄弟は戦争で亡くなり，夫は病院で10年ほど前に亡くなっている． 親は主治医の先代が自宅で看取っている．	一日中，傾眠がちである． このままでいい． 食事を摂れず死ぬことはしょうがないことだ．	経管栄養をしなかった場合，近いうちに死亡することが予見できるが，自然体に近い． 経管栄養をした場合，誤嚥のリスクやカテーテルが本人の日常生活動作に影響することがある．また，家族に管理など新たな負担が生じる．

医学的判断	家族の意向
年齢や状態から，食欲低下に対して検査をすることは本人への負担が大きい．しかし食べられなくなったことに経管栄養で対応する方法はある． リスクはあるが，家族の希望があるのに，選択しないことについては判断に迷う．	老衰で食べられないことが自然なことだとは，わかった．しかし，目の前で親が食べられなくなって弱っていくのに何もしないということがつらい．経管栄養をすることで，元気になったり，少しでも長生きができるのなら何とかして（経管栄養を）やってあげたい．

支援のポイント

本人から，自分の終末期の医療について具体的な考えはわからず，しかし入院の拒否や食べられないことはしょうがないと，死生観をうかがわせる発言はある．
しかし，長男は現状に対する受け止めが不十分で，合意形成ができていない状況であった．
経管栄養によって，どれだけの回復が見込めるかは不明であったが，経管栄養のメリットとデメリットを話し，本人らしさとは何か，本人や今までの家族の死を振り返って考えられるように話を聞くようにした．

合意形成に向けた具体的アプローチ・結果

家族の介護負担の軽減に努めながら，介護負担から経管栄養をやめることのないように配慮した．
次第に本人とはコミュニケーションが取りづらくなり，うなずいたりするだけになっていった．
親に対して何かしてあげたいという気持ちはとても大事であること．変化していく親の姿を見てどのように考えているか，本人の夫が亡くなった時の本人の様子などを少しずつ聞いて行った．
経管栄養を導入し，一時的に食事がとれるようになったが，やがてまたとれなくなり，胃瘻をつけたことによって瘻孔の周辺がただれ，本人が「苦しいのや痛いのはいやだ」と言った言葉を長男が思い出し，自分の考えで親に生きてもらったとの発言があった．胃瘻交換のための入院を予約していたが，その時に胃瘻を中止するという決断に至った．これについては，医師，看護師それぞれの立場から確認をし，全員が同じ認識だった．

7. 老衰で食べられないことは自然であると理解できるが感情的に受け入れられない家族の葛藤

は医師，看護師，ケアマネジャーそれぞれが行い，受け取り方に違いがないか，どのような感情が出されたかを確認しあった．

家族の話の解釈がスタッフ間で異なる場合は，再度確認するようにした．

経管栄養を行うようになり1年ほどたった時，家族から「今度の胃瘻交換の時に胃瘻を外そうと考えている」と言われたため，再度，今後の方針についての話し合いを行った．

本人・家族の意思と医学的判断

本人の意思
過去 食事が摂れなくなった時期，「食べられなくなって死んでしまうのはしょうがない．このままでいい．しかし痛いことや苦しいことはいやだ」と話されていた．

現在 傾眠がちな時間が増え，声かけに頷きはあるが，発語が減りコミュニケーションは難しい．

未来 胃瘻を中止した場合，近いうちに死亡することが予見される．しかし，当初（食事が摂れなくなった時）の本人の意思に忠実である．また自然なことでもある．

胃瘻を中止しなかった場合，コミュニケーションが困難になったまま，また覚醒している時間が少なくなっており，生命の維持は図れるが寝たきり状態が続くと考えられる．

医学的判断
胃瘻を継続したとしても，本人の身体状態やコミュニケーションが改善することはないと思われる．どれくらい長く生きられるかどうかは，わからない．しかし，胃瘻を中止することは，死に直結することに間違いはない．

家族の意向
「もう十分生きてもらった．本当は本人が言った通りあの時が死ぬ時だったのだろう．死ぬ時期をいたずらに延ばしてはいけないとわかった」とのことだった．

支援のポイント

胃瘻の中止は，本人の何もしなくてよいという言葉に忠実である．しかし，家族は本当に後悔しないかどうか．また，介護負担の大きさによって中止の決断をしたということは考えられないか．

チームカンファランスでの意見
①長く生きられるかどうかよりも，家族が後悔のないようにした方がいい．
②今の状態で生きることが，当初の本人の意思に反しているのではないか．
③今，胃瘻を中止してもしなくても生きる時間はもしかしたらあまり変わりがないかもしれない．

家族の気持ちは揺れるので，外した後に後悔が起こることもある．
④介護については，長男だけでなくその妻や，敷地内に住む孫たちも関わっていたことや，デイサービスも定期的に利用ができていることから，介護負担と中止の決断は直

接影響しないと思われる.

具体的実践

今までの介護を労いながら,胃瘻を外そうと思ったことについて話を聞いた.

大変だったという言葉は特になく,だんだん弱っていく本人を見ていて,親に何とかしてあげたいという気持ちはあるが,それとは違うところでどうにもならないこともあるんだと思ったと話された.長男の妻からは,積極的に外した方がいいとは聞いていないが,胃瘻を外すことへの反対はないと聞いた.介護について大変という言葉はなかった.

訪問看護師やデイサービスのスタッフは,負担の程度や気持ちのブレに注意しながら家族の話を聞いた.医師へは,長男からも胃瘻を外したいという意向を伝え,医師もそれを尊重する姿勢であった.

考　察

本人と家族の間で,死について語られたことがなく,老衰という言葉が言葉として理解されていても,その実態がイメージできない中で情報を伝えることに神経を使った.

本人の生き方を,家族が代わって振り返って考えるように会話に注意した.

「このままでいい」という本人の意思はすぐに尊重することはできなかったが,胃瘻の選択も家族が本人の終末のあり方を反芻して考え,中止決定をする上では意味があったと考えられた.

〔清水直美〕

　胃瘻中止は,本人の推定意思に合致していても,代理決定者の長男が,本人の意思に添おうとしているのか,介護負担が大きいために胃瘻中止を考えているのか,といった推測がなされています.たとえ,後者であっても,自然死の観点から胃瘻中止は倫理的にも妥当な判断です.後者も,家族のいだく自然な感情のような気がしました.【西川】

　本人は,明確に意思表示していたのに尊重されなかったことが残念です.家族の思いに振り回されたのではないでしょうか.家族は,大切な家族の死を受け入れられず,延命治療を望むことも少なくありません.家族の気持ちに配慮しながら受容を促す支援も大切です.【横江】

意思決定支援用紙 ②

患者背景

氏名：Yさん		病名：高血圧　慢性心不全
年齢：91歳	性別：女性	
家族構成 夫は10年ほど前に他界．長男家族と同じ敷地内に住んでいる．		**病状経過** 高血圧で往診をしていたが，数日前から食欲低下が見られるようになった．老衰と思われ，長男に説明するが食欲低下に対して，胃瘻を希望される．造設後は経口摂取と胃瘻による摂取を繰り返していたが，経口摂取はだんだんと難しくなり，胃瘻で栄養を摂る割合が多くなった．

本人の意思

過　去	現　在	未　来
食欲が低下してきたが，このままでいい．食事が摂れずに死ぬことはしょうがない．	声をかけるとうなずくが，話の内容に関係なくうなずく． 意思を確認するのは，難しい．	経管栄養を継続すれば，ある一定の期間生きることはできるが，寝たきりの状態が続く． 胃瘻を中止すれば，近いうちに死亡が予見される．

医学的判断	家族の意向
胃瘻による経管栄養を継続しても本人の身体状況やコミュニケーションが改善することはないと思われる．どれぐらい長く生きられるかは，わからない．胃瘻を中止すれば，死に直結することに間違いない．	もう十分に生きてもらった．自分（長男）の考えで胃瘻をつくってもらったが，本人が「このまま…」と言った時が死ぬ時期だったのだろう．いたずらに死ぬ時期を延ばしてはいけないと思った． 次に胃瘻交換する時に，外そうと思う．

支援のポイント

胃瘻の中止は，本人の「何もしなくていい」という言葉に忠実だが，家族は本当に後悔しないか．
本人の意向に忠実にというより，介護負担が大きくて中止の決断をしたということは考えられないか．
家族の気持ちをもう少し聞くと同時に，チーム間での把握している状況を確認しあった．

合意形成に向けた具体的アプローチ・結果

今までの介護を労いながら，胃瘻を外そうと思ったことについて話を聞いた．
大変だったという言葉は特になく，だんだん弱っていく本人を見ていて，親に何とかしてあげたいという気持ちはあるが，それとは違うところでどうにもならないこともあるんだと思ったと話された．
長男の妻やデイサービスの職員，訪問看護師，医師への意見の聞き取りやカンファレンスを行い，互いの意見を確認した．
スタッフも折々に家族の気持ちを聞き，その内容に気持ちのブレがないかに注意した．
まもなく，本人の意識レベルが低下し，コミュニケーションは取れなくなり，家族の確認のもと胃瘻からの栄養を中止する．その後しばらくして家族に看取られ永眠される．

8 非使用胃瘻をもつ施設入居者が再び経口摂取ができなくなった時の胃瘻を再開するしないの選択

年齢：90	場：施設	時間：アドバンス	本人の現在意思：なし	代理意思決定者：明確
対立（人）：本人の過去／現在，家族／医療者		対立（事項）：経管栄養（胃瘻）		倫理的課題：自律，無危害

概　要

患者　Tさん　90歳　女性

病名　認知症（2年前に胃瘻を造設）

経過　2年前に，近隣の総合病院で胃瘻を造設後に施設に入居された．施設での嚥下訓練やリハビリテーションにより，嚥下機能や日常生活動作も著しく改善した．その甲斐もあって，施設入居後半年で，胃瘻を使用する必要のないほどに，経口摂取ができるようになった．その後，数か月間，落ち着いた状態が続いたが，ある日発熱を主訴に総合病院を受診した．尿路感染症の診断で，10日間総合病院に入院し，抗菌薬による治療を行った．しかし，この入院で再び経口摂取が難しくなった．せっかく胃瘻があるのだから，それを使用して栄養を摂取しようということになった．その時，施設職員と患者家族が人工栄養について話し合う機会を得た．

家族構成　施設に入所中で，身寄りは脳性麻痺の長男が近隣の施設で生活している．Tさんは認知症になる前に，この長男のことをとても気にかけていた．長女と次女と三女は同じ市内に住んでいる．

本人・家族の意思と医学的判断

本人の意思

過去　元気な頃に延命処置は望まないことを本人は述べていた．しかし，胃瘻を希望するとか，しないとかいう具体的なことが話題にあがることはなかった．

現在　現在は，認知症が進行し，本人の意思はわからない．吸引などの医療行為は嫌がるしぐさを見せる．

未来　きっと元気であったら，脳性麻痺の長男より長生きしたいだろう．そのために，胃瘻が必要だと話をして，もし本人がそれを理解できたならば，必ずや胃瘻を選択するに違いない，と家族の意見は全員一致した．

医学的判断

　医学的には，現在使用していない胃瘻を再利用することに，取り立てて医学的な問題があるわけではない．例えば，絶食時でも生じる誤嚥や，浮腫の増加など，胃瘻の再開を躊躇させる理由は見当たらなかった．一方で，食べられなくなったらそれが人間の最期（自然死）という考え方もある．

家族の意向

せっかく胃瘻があるのだから使えばいい．きっと母もそれを希望するだろう．

支援のポイント

　一度開始された胃瘻は中止できないわけではない．本人の推定意思や最善の利益に照らして考えることが重要だろう．このようなケースにおいて，胃瘻を再開するか否かの議論がいつも必要なわけではないが，再開の意味を考えてみることで，重要な支援のポイントが見えてくる場合もある．

チームカンファランスでの意見
①胃瘻があるのだから，経口摂取が難しい時は胃瘻を使えばよいし，一度開始された胃瘻は医学的な問題でもない限りは中止してはいけない，という意見が大勢であった．
②医療ケアチームで，施設入居前に胃瘻を造設する時，どのような意思決定支援がされたのだろうと話題になった．基本的には，胃瘻があるのだから，それを再開することは自然な判断だと思うが，念のため家族の気持ちを聞いてみようという話になった．

具体的実践

　家族は，せっかく胃瘻があるのだから使えばよいと考えていた．人工栄養の選択は大切なので，胃瘻を再び使用することが，本人の意思に沿ったものであるか，最善の利益につながるものであるか，この機会に考えてみることになった．家族の気持ちを聞く場が設けられた．確かに，最初に総合病院で胃瘻を造設された時は，あまり考える間も与えられずに胃瘻を造った経緯がある．当時の主治医から，栄養が摂れないので，胃瘻を造るしかないと説明を受けていた．胃瘻の再使用について考えてみると，脳性麻痺の長男をおいて自分が先には逝けないと母は考えるに違いないという結論に至った．もしTさんが，人工栄養法を選択できる意思決定能力があるならば，胃瘻を選択するに違いないと，長女，次女，三女ともに意見の一致をみた．その議論を経て，胃瘻を使用した人工栄養が再開された．その後，Tさんの尿路感染症は改善し，住み慣れた施設に戻ることができた．現在も胃瘻を用いた人工栄養を用いて生活している．時折，長男と面会する機会をもっている．

考察

　「人生の最終段階における医療の決定プロセスに関するガイドライン」（厚生労働省により2007年策定，2015年改訂）によれば，患者の意思が確認できない場合は，患者の推定意思を尊重し，患者にとっての最善の治療方針をとることで，人生の最終段階における医療とケアの方向性が決定されるべきであると記されている．また，医療行為の開始・不開始，医療行為の中止などは，医療ケアチームによって，医学的妥当性と適切性を基に慎重に判断すべきである，と述べられている．一般にこのようなケースでは，特

に議論なく胃瘻が再開されることが多いだろうが，このように折にふれ患者・家族と話し合うことは意義がある．特に，今回の事例では，それにより当時の意思決定支援のあり様を振り返る機会を得た．この事例から，私たちは以下のことを学ぶことができる．医療行為の開始，不開始，中止については，医療ケアチームのサポートのもと，患者の推定意思を尊重することが求められる．推定意思は，真に患者の意思ではないかもしれないが，家族を含めた医療ケアチームは，少しでも患者の意思に近づくように努め，患者の意思を中心に据えて，意思決定支援することが肝要である．

〔西川満則〕

　この事例では，胃瘻をするか否かについて家族自身が主体的に考える機会を作ったことに医療チームとしての重要性がある．医療者側での益と害を考えるのではなく，家族も含めて「○○さんだったらどう考えるだろう」と考えることは，それは家族の意向ではなく「本人の意向」に添った家族の意思決定となるからである．どんな決定でも「これでよかったか」という不安は付きまとうものである．しかし，「本人にとって一番いいこと」を考え抜くことで「これでよかったのかもしれない」に近づき，悲嘆や後悔の軽減につながるのではないだろうか．【長江】

　胃瘻の再開について，再度，本人にとっての最善を話し合ったことはよい点だと思います．しかし，「脳性麻痺の息子より長生きしたい．自分が先には逝けない」と言っていた患者の真意を考えると，胃瘻を再開することになった推定意思には疑問が残ります．なぜ長男より長生きしたかったのでしょうか？時間だけ長く生きられればよかったのでしょうか．【横江】

意思決定支援用紙

患者背景

氏名：Tさん		病名：認知症（2年前に胃瘻を造設）
年齢：90歳	性別：女性	病状経過
家族構成		2年前に胃瘻を造設後に施設に入居された．施設入居後半年で，胃瘻を使用する必要のないほどに嚥下機能が回復した．…尿路感染症で10日間，総合病院に入院した際に再び経口摂取が難しくなった．せっかく胃瘻があるので，それを使用して栄養を摂取しようということになった．
施設に入所中，身寄りは脳性麻痺の長男が近隣の施設で生活している．長女，次女，三女は同じ市内に住んでいる．		

本人の意思

過　去	現　在	未　来
元気な頃に延命処置は望まないことを本人は述べていた．	認知症が進行し，本人の意思はわからない．	きっと元気であったら，脳性麻痺の長男より長生きしたいだろう．

医学的判断	家族の意向
医学的には，現在使用していない胃瘻を再利用することは，取り立てて問題はない．食べられなくなったらそれが人間の最期（自然死）という考え方もある．	せっかく胃瘻があるのだから使えばいい．

支援のポイント

一度再開された胃瘻は中止できないわけではない．本人の推定意思や最善の利益に照らして考えることが重要．医療ケアチームで，こういった共通認識をもつことが支援のポイントであった．

合意形成に向けた具体的アプローチ・結果

ご家族は，せっかく胃瘻があるのだから使えばよいと考えていた．施設医師と施設スタッフは，人工栄養の選択は大切なので，胃瘻の再使用が，本人の意思に沿ったものであるか，最善の利益につながるものであるか，よく考えてみた方がよいと考え，ご家族との間で話し合いの場がもたれた．確かに，最初に胃瘻を造設された時は，総合病院であまり考える間も与えられずに胃瘻を造った経緯がある．…最終的には，脳性麻痺の長男をおいて自分が先には逝けないと母は考えるに違いないという結論になり，胃瘻を使用した栄養摂取が再開された．

9 認知症高齢者が経口摂取ができなくなった時に備えた胃瘻を選択するかの確認

年齢：88	場：病棟	時間：月単位	本人の現在意思：あり	代理意思決定者：明確
対立（人）：なし	対立（事項）：経管栄養（胃瘻），療養場所		倫理的課題：自律，無危害	

概要

患者 Hさん　88歳　女性

病名 脳血管性認知症，誤嚥性肺炎，心不全

経過 誤嚥性肺炎で入退院を繰り返している．退院の2日後に再び誤嚥性肺炎を起こして入院した．絶食と抗菌薬，持続点滴の治療にて肺炎は改善傾向となった．点滴治療による影響か浮腫が増強してきたが，利尿薬が再開され軽減してきている．このまま順調にいけば経口摂取を再開して退院になるが，嚥下機能が低下しており，今後も誤嚥性肺炎を繰り返す可能性が考えられる．経口摂取が困難になった場合，胃瘻や中心静脈栄養（IVH）などの人工栄養法を選択するか，自然な経過として受け入れるかについて，前もって相談しておく必要がある．また，人工栄養法を選択した場合，入居している老人ホームでは対応できないため，療養場所や最期を迎える場所についても，検討しておく必要がある．

家族構成 夫は数年前に他界．子は2人（長男，長女）．長男家族と同居していたが，認知症が進んで介護ができなくなったため老人ホームに入居中．

本人・家族の意思と医学的判断

　認知症の進行により，話はできるが会話が成立しなかった．「お腹空きましたか？」と声を掛けても「今日は天気がいいね」と返答したり，「息が苦しくないですか？」と尋ねても，返答がなかった．簡単に胃瘻の説明をしたが，「もうやっています」と笑顔で話し，説明を理解できてない様子だった．病棟看護師によると，「もう死ぬでいいよ」と，口ぐせのように言っているとのことだった．

　日常生活に関しては，自分のペースで行動する限り，食事やトイレ動作などもでき日中は車椅子で過ごせている．しかし，検温や点滴といった医療行為に対しては「もうやめて！どうしてこんなことをするの」と拒否が強い．また，「早く家に帰らせて！」と落ち着きがなくなり，病院が自分の住む場所ではないと思っているようであった．

本人の意思

過去 胃瘻などの人工栄養法に関しての意思表示はされていない．「もう死ぬでいい」とよく言っていた．

現在 会話が成立しない状況のため，人工栄養法に関しての意思は確認できない．検温

や点滴に拒否があり，「家に帰らせて！」との発言もよく聞かれる．

未来　胃瘻を造設した場合，延命は期待できるが心不全の悪化も懸念される．チューブ類の自己抜去の危険性もあり抑制が必要になる可能性もある．また現在入居中の施設は，看護師が常駐していないため痰の吸引や点滴などの医療行為が必要であれば，療養先の変更を余儀なくされる．人工栄養法をしない場合は，現在の住み慣れた施設で，Hさんをよく理解されているスタッフのいる環境で引き続き生活ができる．

医学的判断

広い意味では，認知症の終末期．不顕性誤嚥もあり，今後も誤嚥性肺炎による入退院を繰り返す可能性が高く，経口摂取の限界が近づいている状況．心不全のため過剰な水分投与は苦痛を増強させ，浮腫などを悪化させるリスクもある．

ADLはそれほど悪くなく，日中は車椅子で過ごせる．食べられなくなったとしても胃瘻を選択すれば，余命は数年単位で長く見積もることも可能となる．食べられなくなった時に胃瘻を選択しなかった場合，心不全のため，点滴での対応では水分量が過剰となる．食べられなくなった時に胃瘻も点滴もしない場合，余命は数週間と予測される．

家族の意向

長女は，胃瘻を作った義母の介護をしてきた経験があり，義母のためと思って選んだ胃瘻だが，意識もない中，栄養を入れられている義母を見て，自分の母には胃瘻栄養をさせたくないと思っている．義母や父親を看取った経験もあり，高齢だから苦痛なく最期を迎えてくれればよいと考えている．

支援のポイント

まだ実際に経口摂取ができない状況に陥っているわけではないが，今後そうなることを予測してACPをスタートさせることが大切である．人工栄養法導入を巡る意思決定をサポートするということでかかわったケースである．本人の様子から推測した意思や病状，家族の意向等から，人工栄養法の選択の合意形成までは比較的スムースだったが，現在入居中の施設が看取りに対応しておらず，それを叶えるための環境が整っていないことが次の支援のポイントとなった．認知症の家族を施設に入れたらそのままという家族もいる中，長男は毎週施設に面会に行っている．母親を大切に思っていることが話している間にも伝わってきた．

チームカンファランスでの意見

①認知症の本人に代わって代理決定する家族の意向を確認しておき経口摂取ができなくなった時に備えて，本人にとっての最善について話し合っておくことが必要．
②あらかじめ考えておくことで，本人にとって最善と思われるエンドオブライフの準備をしておくことができるのではないか？

具体的実践

ご本人への思いが強い家族ほど，「できることは何でもやってください」となりがち

であるが，長女が「胃瘻・中心静脈栄養その他の経管栄養を希望しない」と明解に表明したことに長男も同意した．経管栄養法を含む無理な延命治療はせず，苦痛のない自然な看取りを目指す方向で合意形成がなされた．しかし，現在入所している施設には夜間看護師がおらず，呼吸停止時にはすぐに救急車を呼ぶようにという委託医の指示であるため，現在入居中の施設では穏やかな最期を迎えることは困難であることが判明した．

現時点での療養環境としては問題がないため，入院前に入居していた老人ホームに退院することになった．今後，Hさんと家族の意向が叶えられるような療養施設を探していく方向となった．

考　察

患者が将来，治療や療養に関する意思決定に参加できなくなった場合を想定して，医療者，家族などと前もって病状や今後の見通しや治療などについて対話を重ねるアドバンス・ケア・プランニング（ACP）の必要性を感じている．医療者が先を見据えて情報提供を行い，本人・家族の意向を確認しながら合意形成をしていくアプローチが大切である．合意形成後は，それを叶える準備を進めていくことが求められている．

しかし，命に関わる選択は容易ではなく，患者・家族の意向は変わることもあるため，一度合意形成がなされていたとしても，その都度，改めて確認していく必要がある．また，合意形成がされていたとしても，それを叶えるための療養環境や資源が整っていないこともある．どのような時でも，どのような環境でも，患者家族の意向が引き継がれ，患者の意思が尊重された最期が迎えられるような体制づくりが望まれる．

〔横江由理子〕

最期までどう生きるかに関する合意形成は移行先の施設でも引き継がれ，病状や状況の変化に加え，家族の考えや気持ちの変化にもその都度，確認しながら進めていくことが理想だが，医療者も家族も話し合う時間を確保しつつ，理解しあう合意形成には労を要する．施設には，今まで通りのやり方や方針を踏襲するのは簡単であるが，それでいいのかという問い直しができれば，と期待する．医師の考え，人手不足や対応の責任が取れないという理由があると思うが，病院へ送ることだけが責任の取り方ではないはずである．本当に患者のためになっているのかを共に考える，そんな姿勢や態度をもった施設が増えてほしい．【長江】

認知症高齢者であっても，できる限り本人の意思を推し量ろうとしています．そして，医学的なメリットデメリットについても検討されています．そこがすばらしいと思いました．また，著者も指摘されていましたが，今後，選ぶだろう施設の，生命維持治療に関するスタンスも含めて，ACPができるとよいですね．【西川】

意思決定支援用紙

患者背景

氏名：Hさん			病名：認知症（脳血管性），誤嚥性肺炎，心不全
年齢：88歳		性別：女性	病状経過
家族構成 夫は数年前に他界した．子は2人（長男，長女）．長男家族と同居していたが，認知症が進んだため老人ホームに入居している．			先回の退院から，2日で誤嚥性肺炎を起こし入院した．現在は絶食中．抗菌薬の治療で肺炎は改善傾向にあるが，浮腫が増強し利尿薬が再開された．今後，経口摂取できなくなった場合の人工栄養法に関する意思決定支援が必要である．

本人の意思

過 去	現 在	未 来
意思表示はされていない．「もう死ぬでいい」と，よく言っていた．	言語的コミュニケーションはとれる．人工栄養法の説明をすると，「もうやっています」と返答があり，理解できていない．検温や点滴時に，「もうやめて，どうしてこんなことをするの！」と拒否がある．「早く連れて帰って！家に帰らせて！」とよく言っている．	人工栄養法を選択した場合，安全に施行するため抑制などが必要になることが予測される．入居している老人ホームでは，吸引ができない．胃瘻や点滴はできず，選択した場合は療養先の変更が必要となる．

医学的判断	家族の意向
認知症の終末期．短期間で誤嚥性肺炎を繰り返しており不顕性誤嚥がある．今後も誤嚥性肺炎を繰り返す可能性が高い．また，心不全があり，過剰な水分投与が苦痛を増すことが予測される．	長女「夫の母親が胃瘻を作っていた．その介護をしてきたので，自分の母親には胃瘻をさせたくないと思っている」「義母や父親を見送ってきたので覚悟はできている．極端な話，本人が苦しまずに逝ってくれればいつ逝ってくれてもいいと思っている」胃瘻や経管栄養法や中心静脈栄養法などの点滴は希望しない．

支援のポイント

認知症の進行に伴い経口摂取が困難となった場合，人工栄養法の選択が必要となる可能性が高い．病状が進行してからあわてて考えるのではなく，今後の病状悪化に備えACPをスタートさせる．

合意形成に向けた具体的アプローチ・結果

本人の推定意思をもとに家族と医療者で話し合った結果，可能な限り経口摂取を続け（今回の入院では，介助で食事を全量摂取できるようになった），今後，病状が悪化した場合には人工栄養法はせず自然な最期を迎えることで合意形成された．
上記を踏まえ，退院予定先の老人ホームでも看取りが可能か確認した．入居していた老人ホームは，夜間には看護師が不在であり緊急時には委託医に連絡し救急車を呼ぶ体制で，穏やかな最期を迎えられる環境ではないことがわかった．意図しない救命処置が施行されないためにも，看取りをしてもらえる療養施設を今後探していく方向となった．医療者，介護スタッフ，家族で今後の方向性を共有し，もといた老人ホームに退院された．

10 認知機能が低下しているかもしれない肺がん患者が完治しない治療はしないという時の抗がん薬の選択

年齢：85	場：病棟	時間：アドバンス	本人の現在意思：あり	代理意思決定者：明確
対立（人）：本人／家族，本人／医療者		対立（事項）：抗がん薬治療	倫理的課題：自律	

概要

患者 Tさん 85歳 男性

病名 肺がん，リンパ節転移

経過 糖尿病があり，内科に通院して血糖コントロールを受けていた．数か月前から咳嗽が持続するようになり胸部X線写真を撮ったところ，肺野の異常陰影が指摘された．気管支鏡検査の結果，T3N1M0, Stage ⅢAと診断された．脳への転移は認められなかったものの，リンパ節に転移があり，手術，放射線治療の適応はないと勧められなかった．「高齢ながらも Performance Status（PS）1と全身状態が良好であるため，抗がん薬治療については多少の延命の可能性が期待できる」と，主治医から本人と家族へ説明がされた．Tさんは，「治らないならやりたくない」と言っている．強度難聴があり医師の説明をどこまで理解しての発言なのか疑問もあり，本人の意向をどこまで尊重すべきかわからないと家族から相談があった．

家族構成 妻を亡くし，現在，長男夫婦と3人暮らし（2階部分に長男夫婦居住）．

長男は仕事が忙しく，長男の嫁は心身症を抱えている．車で30分ほどの所に住んでいる長女は，時折様子を見に来ている．

本人・家族の意思と医学的判断

本人の意思

過去 子育ても終わり，妻を亡くし，現在は家族の支援を受けながら生活している．平均寿命も超えたので，後の人生はおまけだと言っていた．周りで亡くなっている方も多いので，死に対する恐怖心はあまりない．

現在 「治らないならやりたくない」「副作用で苦しむだけならやりたくない」

咳が出る以外に困ったことはなく，毎日喫茶店に行くのを楽しみにしている．

未来 抗がん薬治療した場合，奏効すれば延命が期待できる．しかし85歳という年齢は，抗がん薬治療の対象になるかならないか，ぎりぎりの年齢である．治療自体も，がんを縮小させる可能性がある一方，副作用が強く出現した場合には，QOLを低下させてしまうことも考えられる．また，治療のための入院や通院には家族の力を借りなければならず家族の負荷になるという側面も懸念される．経済的には特に問題ない．

抗がん薬治療しなかった場合，咳は鎮咳薬で軽減してきており，症状として困ってい

ることはない．がんは治療できなくとも，今の生活が維持できる．

医学的判断
　左肺がん T3N1M0，StageⅢA．治療しなければ余命数か月と考えられる．抗がん薬治療により延命できる可能性がある一方，副作用が出るばかりで，延命効果の得られない可能性もあり，有益とも無益とも言い難い．

家族の意向
　大事な父親なので，何か治療法があるのならば受けて長生きしてほしいが，本人の意思を尊重したい．命に関わる選択なので本人が納得した上で決めてほしい．一方，自分たちの生活にどれぐらいの支障になってくるのかも心配である．

支援のポイント

　高齢であり，自分の病状や今後について正しく理解した上での意思かどうかがポイントだった．意思決定能力が十分にある上での本人の選択なのか，難聴のための理解力不足であれば十分に説明する必要がある．認知力が低下しているのであれば，本人の言動から汲み取った意思を尊重し本人にとっての最善を考えて周りが判断する必要がある．

チームカンファランスでの意見
①家族は，少しでも長生きしてほしいと思っており，副作用やデメリットを十分理解しないまま，何か治療法があるなら治療してくださいと希望しがちである．そのため，治療だけが本人のためになるわけではなく，しないことを選択することも家族としてできる大切なことと説明し，本人の意思を尊重していけるよう支援すべき．
②医学的に有益か無益かの判断を難しくしている一因は年齢．治療が奏効すればよいが，80代で抗がん薬治療を受けた人の中には，副作用によりQOLが低下してしまい，本当に治療を受けてよかったのかという患者もいる．また，抗がん薬も若い人と同量を投与することは難しく，奏功率も低下する．

具体的実践

　こちらの話に対しての返答ではなく自分の言いたいことのみ主張されるため，強度の難聴のため説明が聞こえていないのか，認知能力が低下しているのか，わからない状態であった．コミュニケーションを取っていく中で，一貫していたのは，治らないなら抗がん薬治療をやりたくないということだった．ただし，本人は何をもって治る・治らないと言っているのかが不確かだった．「副作用で苦しむだけならやりたくない」と言われたため，今は対策を行うことで副作用は軽減できるようになっていることを説明した．理解の度合いを確認しつつ，本人が何を一番大事にしているかを聞いていった．

　話し合いには必ず家族に同席してもらい本人の訴えをよく聞き，病状を理解しているのかを探った．理解していない点があれば，X線やCTの画像を用いて説明を繰り返した．説明を繰り返す中，通院していたのにがんの発見が遅れたと，医療への不満があることや，がんであることは理解していることがわかってきた．

Tさんの話から,「治らなければやりたくない」という意思は一貫していたが,「治るならやりたい」という希望ももっていることがわかった. 本人, 家族へ, Tさんの場合, 抗がん薬治療をしたとしても治癒する可能性はないこと, 逆に治療することでQOLを低下させてしまうこともあると説明した. 治療に伴う本人, 家族の通院負担についても説明し, 喫茶店に通う現在の生活が当面続けられることなどを治療しない場合のメリットとして伝えていった. 家族は, 治療することだけがTさんのためではないことを理解され, Tさんの意向を尊重し治療しないことに納得した. 医療者もこの年齢で治療をすることは有益とも無益とも言えないので, 本人の意思を尊重しましょうと合意形成がなされていった.

考察

本人の意思を尊重する時に問題となるのは, 理解力や認知機能の低下である. 意思決定能力があるのかないのか判断が難しい場合も多く, 本人の意思を尊重してよいかどうかが大きな課題となる.

理解力や認知機能が低下している患者の場合, 家族の意向で治療を選択しがちになるが, 治療以外の要素も考慮しつつ本人中心に話し合いを重ね, その意思を尊重する姿勢が求められる.

また, 医学的に有益とも無益とも言い難い治療であれば, 家族も医療者も治療すべきか否か悩みは一層大きくなるため, 本人の意思の確認がより重要な役割を果たす.

このケースの面談では, 認知能力や判断能力を確かめることから始め, 家族にも同席してもらい, 医療情報を提供しながら本人の思いを確認していった. 一同に会して状況を共有することで, 本人の真意を家族も理解でき皆が納得すること(合意形成)ができた.

〔横江由理子〕

　高齢者は自分の希望や意思を家族の前で表現することが難しく, 家族の希望に沿ってしまう場合も多い. この事例は, 家族が「本人の希望」を大事にしたいが,「治療をあきらめない」で長生きしてほしい気持ちで葛藤し, 医療者は本人にとって益となる治療の是非にゆれ,「治らないなら治療したくない」の言葉の裏にある本人の希望がどこにあるか見えない状況であった. それに対し, 病状回復が望めない客観的事実を丁寧に拾い上げ,「喫茶店に通って自由な時間を過ごす」ことや「苦痛がない」ことを重要な意向として確認し合ったことで「治療はしない」という関係者全員での合意形成に至った. これは, 家族, 医療者が共に現実をみて本人の希望がどこにあるかを見つけ出したプロセスだったのではないか. すばらしいです.【長江】

　この事例では, 難聴や軽度認知機能の低下があっても, できる限り病状を理解してもらった後に, 意思決定をすることの重要性が述べられています. 全く, 著者に同感です. 一方で, 過度な病状説明を疎ましく感じる別の患者さんとの経験が頭をよぎりました. 患者さんが望む範囲で, できる限りの説明を心がけたいですね.【西川】

意思決定支援用紙

患者背景

氏名：Tさん		病名：肺がん，リンパ節転移	
年齢：85歳	性別：男性	病状経過	
家族構成		糖尿病があり，内科通院をしていた．咳嗽症状がありX線を撮ったところ左肺野に異常陰影が指摘された．精密検査の結果，肺がん（T3N1M0, Stage ⅢA）と診断された．脳転移はない．鎮咳薬にて咳嗽は軽減され，そのほかの自覚症状はなく日常生活が送れている（PS1）．抗がん薬治療をするか，しないか決定していく必要がある．	
長男夫婦と3人暮らし．妻を5年前に肺がんで亡くしている．長女は車で30分ほどのところに在住している．			

本人の意思

過去	現在	未来
「平均寿命も超えたから，あとはおまけだと思っている」 「人は，いずれ死ぬ」 妻や兄弟を，がんで亡くした経験がある．	治るなら，抗がん薬治療をやりたい．副作用で苦しむだけならやりたくない． 毎朝，喫茶店に行くことが楽しみ．	抗がん薬治療をした場合，数か月の延命が期待できるが，吐き気や倦怠感などの副作用症状が出現する可能性が高い．また，治療のための入院，通院が必要である．治療しなかった場合，延命は期待できないが，身体症状が出現するまで，今の生活を継続することができる．

医学的判断	家族の意向
肺がん（T3N1M0, Stage ⅢA）であり，年齢，強度難聴，若干の認知機能低下を考慮すると，積極的な手術適応はない．PS1とある程度の体力を維持できているため，抗がん薬治療はぎりぎり可能である．抗がん薬治療をした場合，数か月の延命が期待できる可能性があるが，吐き気や倦怠感などの副作用症状が出現する可能性は高くQOLを低下させてしまう可能性もある．治療しなかった場合，余命数か月．	「できれば長生きしてほしい」 治療方法があるならやってほしいと思う一方，本人の意思を尊重したいとも思っている． 抗がん薬をやるにしても，やらないにしても，本人が納得して決めてほしい．

↓

支援のポイント

強度の難聴があり，自分の言いたいことを一方的に伝えることが多く，自分の病状や置かれている状況を十分に理解しているか疑問があった．高齢でもあり認知力の低下も懸念される．医学的に無益か有益かの判断が難しいケースなので，治療した際のメリット，デメリットを医学的な面以外も含めて理解した上で本人らしい選択できるように支援する．話し合いには，必ず家族に同席してもらい，本人の意思を家族にも共有してもらうことも大切となる．

↓

合意形成に向けた具体的アプローチ・結果

Tさん，家族（長男，長男の嫁，長女）に同席してもらい，画像を見せながら，Tさんが理解できるようにゆっくりと大きな声で繰り返し病状説明を行った．そのたびにTさんは，「抗がん薬治療をして治るならやってもいいが，治らないならやりたくない．今は何ともない．副作用で苦しみたくない」と，話した．がんを治すことはできないが，進行を遅らせることはでき延命が期待できることを説明したが，「治らないならやりたくない」と，Tさんの主張は一貫していた．「副作用で苦しみたくない．治らないなら抗がん薬治療はやりたくない」と思っているTさんの意向を家族と共有した．いずれ身体症状が出現してくるだろうが，その時には症状コントロールを十分に図っていくことを約束し，それまでは今の生活を楽しみ，喫茶店通いができる今の生活を大切にしてはどうかと話し合った．家族も納得し抗がん薬治療はせず自宅療養をしながら経過をみていくことになった．

11. 誤嚥による窒息死の可能性が高い終末期患者が口から食べることを望む時の経口摂取の選択

年齢：85	場：病棟	時間：月単位	本人の現在意思：あり	代理意思決定者：明確
対立（人）：本人／家族，家族／医療者		対立（事項）：経口摂取	倫理的課題：自律，善行，無危害	

概 要

患者 Sさん　85歳　男性

病名 慢性閉塞性肺疾患（COPD），誤嚥性肺炎，右大腿部頸部骨折，脳梗塞

経過 誤嚥性肺炎にて入院．治療により肺炎は軽快したものの，大腿骨の頸部骨折や脳梗塞を起こし，徐々に全身状態が悪化してきた．また，経口摂取を再開するたびに痰が増加し誤嚥性肺炎を繰り返したため，絶食の状態が続いていた．病状の改善の兆しはなく余命は週単位と考えられたある日，「甘納豆が食べたい」Sさんがポツリと言った．妻は，Sさんの希望を聞いてすぐに甘納豆を買いに行き，食べさせようとしていた．「死んでもいいから食べたい」というSさんの願いを叶えて食べさせてよいかどうか相談があった．

家族構成 妻と2人暮らし．キーパーソンである妻は，間欠性爆発性障害があり，コミュニケーションに特別な配慮が必要である．3人の子（息子1人，娘2人）はいずれも独立しており，病状説明には同席するが面会に来ることは少ない．

本人・家族の意思と医学的判断

本人の意思

過去 Sさんの書いたメモには食べ物のことが多く記されており，お正月前には，「おせち料理が食べたい」「おせち料理の夢を見た」「黒豆，数の子，昆布巻きが食べたい」と，COPDのため換気量が低下し，発声や会話が困難な状況の中で小さな声で話していた．

現在 「甘納豆が食べたい」「死んでもいいから食べたい」と希望している．

　代理決定者を長男と指名した．

未来 経口摂取をした場合，本人の食べたい気持ちを満たすことはできるが，誤嚥のリスクが高く窒息死の可能性も否定できない．誤嚥性肺炎による痰の量の増加，それに伴う吸引回数の増加など，苦痛が増す可能性がある．また，そのようなことが生じた場合「食べさせたことで本人の命を縮めてしまったのではないか」という精神的なショックが家族に生じる可能性がある．経口摂取しない場合は，誤嚥や窒息のリスクは回避される．しかし，本人の最期の望みを叶えることができない．

医学的判断

　誤嚥性肺炎で入退院を繰り返し，COPDの終末期．170 cm近い身長にもかかわらず体重は40 kg程度に痩せている．余命数週間と考えられる．

家族の意向

　妻は「食べさせてあげたい」と思っている．3人の子どもたちは「食べさせてあげたい」という気持ちはあるが，苦痛の増加を心配して食べさせることに消極的．

支援のポイント

　Sさんの最期の願いを叶えるべきか，誤嚥のリスクを回避するためにこのまま食べさせない方がよいか検討していった．死んでも食べたいと言っているSさんの「食べたい」思いを叶えてあげたい思いは皆が共通していたが，実際に経口摂取をさせるかについては家族間でも意見の相違があったので調整が必要である．また間欠性爆発性障害をもつ妻が，誤嚥や窒息のリスクまで十分理解して食べさせようとしているのかという点も問題であった．Sさんの願いを叶えるだけでなく，長い人生を一緒に過ごしてきた妻にとっても納得できる時間を過ごしてもらうといった視点ももちつつ支援方法を探った．

チームカンファランスでの意見

①食べさせることでSさんの苦痛が増す可能性もあり，子どもたちは後悔をすることが考えられる．この時期に食べさせることの意味について，家族全員の理解が必要である．

②妻は，その場では説明内容を理解されても，後になって「あの人が食べさせたから死んでしまった」と被害的に思い込んでしまう可能性があり，医療者を攻撃対象とする危険性もある．

③妻以外の家族にも病状を理解してもらい，家族の協力のもと受け入れたくない厳しい病状を妻が受け入れられるように働きかけ，妻にとっても後悔のない時間を過ごしてもらうという視点が必要．

具体的実践

　終末期にあるとはいえ，Sさんの認知機能に大きな問題はなく，かろうじて意思表示もできる状態での希望であり，本人の希望を叶えるために，家族それぞれの思いを確認していった．妻は，「夫の好きな甘納豆を食べさせてあげたい」と話した．妻以外の子どもたちは，痰の量も増え，余命いくばくもない状況となっている中，本人の苦痛が増すのであれば食べさせることを控えた方がいいのではないかと心配していた．また，母親が病状の悪化を受け入れられず精神的に不安定になり，自分たちが振り回されることを危惧していることがわかった．

　これまで病状説明は主に妻中心になされてきたが，家族全員に同席してもらい話し合いをした．病状説明後，食べることが好きな本人の最期の望みを叶えてあげてはどうかと問いかけた．同時に，食べさせることでの誤嚥・窒息のリスクの説明を行い，それで

も食べさせることの意味について考えてもらえるように働きかけた．

妻は，受け入れがたいことに関して相手を攻撃することもあったため，妻が信頼している長女に協力してもらい病状の理解を促していった．その後も，Sさんが指名した代理決定者の長男中心に話し合いを重ねていった．

最終的に長男は，「今以上の苦痛を与えないことを最優先したい」と，食べさせないことを選択した．徐々に呼吸状態が悪化したSさんは，傾眠傾向になり「食べたい」という希望を言わなくなり最期を迎えた．

考察

残された時間が短いとわかった時，本人の最期の希望を叶えてあげたいと思うことは自然なことである．しかし，それにリスクが伴う場合，実現が困難なこともある．

リスクを十分に理解した上での本人の希望であれば，それを尊重すべきではないか，と考える一方で，リスクを招く可能性のある場合には，本人にとっての最善を慎重に検討することが求められる．本人を取り巻く家族の背景もさまざまであり，本人のためを思って行った行為が，見方によっては医療事故としてとらえられてしまう危険性もはらんでいるため，家族のうち1人でも意見の相違がある場合には，じっくりと話し合い皆の合意形成をしていかなければならない．

このケースの場合，妻のパーソナリティーが障害となり，家族も医療者もリスクを越えてあと一歩を踏み込むことができなかった．苦痛の緩和という観点からは，痰の増加による呼吸困難や吸引回数の増加により生じる苦痛は回避できたと考えるが，終末期の本人の希望を叶えることができず，後々まで心に残るケースであった．

〔横江由理子〕

　本人の意思と苦痛を増強するリスクのどちらを優先すべきか考えさせられる事例である．この「本人にとっての甘納豆の重要性」は，何か特別な意味があったのだろうか．しかし医学的に現在の状態から「経口的に固形物を食べること」は身体機能的に無理があり，そのことをわかりつつ望みを叶えるか，について考えるためには，本人の真意を汲み取ることが重要である．「死んでもいいから…食べたい」という本人の言葉は死は近いことを知りながら，苦しみたいか，楽でいたいかの答えにはなっていないので，家族も医療者も苦しむのである．この事例のように家族で話し合って「死ぬまで苦しまない方がいい」と結論を出したことは結果的には本人が望んだことではないだろうか．残された妻も結果的には「死んでもいいから甘納豆を食べたい」と言って穏やかに亡くなった夫を思い出し「夫らしい」と微笑むことができるのではないか．【長江】

　本人の食べたい気持ち，お楽しみ程度であっても命に関わるほどのリスクがある，難しい判断でしたね．もしこれが，食べることではなく医療行為であれば，医療者はその行為を行わない選択をすべきでしょう．一方，食べることは生活行為なので，リスクはあっても，ご本人の意向に添いたかったですね．共感します．【西川】

意思決定支援用紙

患 者 背 景

氏名：Sさん		病名：慢性閉塞性肺疾患，誤嚥性肺炎，右大腿部頸部骨折，脳梗塞
年齢：85歳	性別：男性	病状経過
家族構成 妻と2人暮らし．妻は間欠性爆発性障害がある． 子は3人（長女・長男・次女）いるが，いずれも独立している．		慢性閉塞性肺疾患，誤嚥性肺炎を繰り返し，2年ほど前から入退院を繰り返している．誤嚥性肺炎，骨折，脳梗塞後にはリハビリを実施してきたが，ADLの回復は望めない状態となってきた．嚥下機能評価では，経口摂取困難と判断された．絶食中でも常にゴロゴロと痰が絡んでいる状態であり，唾液でさえも誤嚥している．

本人の意思

過　去	現　在	未　来
食べることが好きだった． お正月には，嚥下機能が低下して食べられなくなった「おせち料理の夢を見た．黒豆，数の子，昆布巻きが食べたい」と話していた．	「甘納豆が食べたい」 「死んでもいいから食べたい」と言っている．	経口摂取した場合，本人の希望を叶えてあげることができる．しかし，誤嚥のリスクが高く窒息死のリスクもある．また，吸引による苦痛も増加することが予測される． 経口摂取しなかった場合は，誤嚥や窒息のリスクはないが，本人の希望は叶えられない．

医学的判断	家族の意向
慢性閉塞性肺疾患の終末期．誤嚥性肺炎を繰り返し，全身衰弱が進み呼吸状態が悪化している．余命は週単位であると考えられる．	妻：本人の好きな甘納豆を食べさせてあげたい 長女，長男，次女：食べさせてあげたいと思う気持ちもあるが，食べたあとに熱が出たり吸引により苦しませるのはかわいそう

支援のポイント

「死んでもいいから食べたい」というSさんの最期の願いを叶えるべきか，誤嚥のリスクを回避するためにこのまま食べさせない方針のままでいくか，意思決定を支援していく．本人の願いを叶えるためには，かなりのリスクを伴うため，実際に経口摂取をさせるかどうかは慎重に検討して合意形成する必要がある．間欠性爆発性障害をもつ妻が，誤嚥や窒息のリスクまで十分理解して食べさせようとしているのかという点も問題である．妻の病状理解を促すと同時に思いの傾聴に努め，長い人生を一緒に過ごしてきた妻にとっても納得できる時間を過ごしてもらうといった視点をもちつつ支援方法を探る．

合意形成に向けた具体的アプローチ・結果

本人の「食べたい思い」にどうこたえていったらよいか検討していった．妻は，「食べさせてあげたい」と希望しているが，窒息や死のリスクを十分理解しているとは言えない状態であった．妻に，受け入れがたい厳しい病状を理解してもらうため，医療者の病状説明に加え妻が信頼している長女に補足説明してもらうように協力を依頼した．誤嚥・窒息のリスクはあるが，食べることが好きな本人の最期の望みを叶えてあげてはどうかと家族に問いかけた．家族間の意見の相違があったため，本人が代理決定者に指定した長男を中心によく話し合い家族間で意思を統一するように伝えた．家族で話し合った結果，食べさせることより苦痛の緩和を最優先にしていく方向となった．その後，徐々に呼吸状態が悪化し，本人の最期の願いを叶えることができないまま永眠された．

12 遠い緩和ケア病棟と自宅近くの病院についての療養環境の選択

年齢：85	場：在宅	時間：月単位	本人の現在意思：あり	代理意思決定者：明確
対立（人）：本人/家族		対立（事項）：療養場所	倫理的課題：自律	

概要

患者 Aさん 85歳 男性
病名 胃がん，食道がん
経過 X年胃がんと診断．X+2年4月全摘．その後食道転移．放射線治療をした．X+6年に体の不調があり，かかりつけ医を受診したところ精査が必要と言われ，以前治療した病院を受診し食道がん再発と診断された．抗がん薬治療と同時に緩和ケアも提案された．

友人のがん治療の大変さを聞いていたので，緩和ケアを選択したが，病院の緩和病棟はすぐに入れるわけではないと言われ，先生の連携がとれる病院を紹介されたが，書類のやりとりや説明がわからなくて疲れたと当センターへ妻から相談があった．

家族構成 妻（79歳）と2人暮らし．娘が3人いるが，それぞれ他県に嫁いでいる．

本人・家族の意思と医学的判断

初回面談時は，病院間のやりとりや，そのために移動してまわることに疲れを訴えていた．また，いずれどこの病院に入院しても，高齢である妻自身が，そこへ通い続けることに不安があると訴えた．

最期の時まで自宅を希望するかと聞くと，本人は「痛みとか出てくるとわからない」と答え，妻も「自分が（介護を）できるかわからない」と答えた．

年齢から通院の負担や，今後終末期を過ごす場所を考えると，自宅近くの病院でのフォローが望ましいと思われたため，自宅から2kmほど先にある病院で全身状態の管理と緊急時の受け入れを相談することを提案した．

訪問診療を含め，在宅看取りの説明は，混乱を来たしそうであったので，様子を見ながら情報提供をすることにした．

本人の意思

過去 本人はとても穏やかだが，実はとても意思がしっかりしている方で，周りに左右されず，仕事に対する姿勢も一貫していた方であったと知る．妻は夫に対してはっきりと自分の意見は言いながらも，意思を貫く夫を受け入れている．

がんの治療はしたが，特に支障なく過ごしていた．身近でがん治療の大変な友人はいるが自分自身のこととして考えたことはなかった．

現在 日常生活動作に支障はない．体力的には落ちていることに自覚はある．ほかに痛みなどの自覚症状はないため，予後は長め（年単位）と考えている．緩和ケア病棟の予約はしたが，妻は，病院が遠いことの不安がある．本人はどこまで在宅療養を続けたいのか（最期はどこで過ごしたいのか）は不明．

未来 痛みが出てきた時にうまくコントロールできないと，本人，妻とも不安が増大し病院入院を希望するであろう．

「できるだけ家にいたい（過ごさせたい）」は最期までを含むのか．

緩和ケア病棟を予約した病院への定期的な通院は，本人，妻の体力的に非現実的と思われる．定期受診はされない可能性が高く，その場合受け入れが可能か．

近隣の病院はいずれも，一般病院であるため，最期の時を生活する場としては，満足度は低くなる可能性はある．また，妻が通ったり，付き添ったりする負担が考えられる．

在宅看取りを選んだ場合，妻の介護負担が考えられる．介護保険サービスでは，対応できない時間帯や「すぐに」という要望には応じられない可能性がある．

医学的判断

食道がん転移．抗がん薬治療は体力的に効果が得難い．はっきりと予後が言えるわけではないが，年単位ではないので本人がどこで過ごしたいのか，本人を中心によく考えてほしい．

家族の意向

できるだけ自宅で過ごさせてあげたい．しかし妻も高齢であり，介護ができるのか自信がない．子どもたちは，できるだけ長生きをしてもらいたいと思っているが，母親の負担を考えるとなんとも言えない．自分たちが手伝えるかわからない．

支援のポイント

本人と妻が今後どのようなことが起きてくるのか想像できない．この後起こってくるだろうことを早めに伝えるようにした．また，今起こっていることがどういうことなのかを，わかりやすく説明することが必要と思われた．

本人と妻の言葉を慎重に聴き，その言葉が言葉どおりの意味なのか，何か別の感情から発せられるのかを検討して対応する．

チームカンファランスでの意見

①今後の予測ができないと，不安になるのではないか．
②できなくなることを，伝えることで悲観的にならないか．
③漠然とした不安でも，いつでも聞くことを約束し，訪問看護やケアマネジャーで対応する．また，できるだけ具体的に言葉で表現できるよう促す．
④医療に何を期待するか，状況と合わせて考えられるようにした方がいい．

具体的実践

　自宅に近い病院で全身状態の管理をしてもらい，予約した緩和ケア病棟のある病院の受診は本人たちに任せた．結局定期受診はできなかった．今までのご夫婦の思い出を話してもらいながら，どういう夫婦の関係を継続してきたか振り返ってもらった．

　これから起こること，今起こっていることについて，タイミングを計りながら，何度も説明をした．例えば，食事量の低下についての心配には，食事を摂ってほしいという気持ちが妻の気持ちであって，本人が食べたいのに食べられないのではないことを話す．妻や子どもたちがこうあってほしいという気持ちと本人がしてほしい内容のギャップについて，妻や子どもたちへ話し，代わりに家族がやってあげられることを具体的に示した．

　本人から「痛みはあるが，自宅と病院だったら，家の方がリラックスできる．自宅がいい」と発言があった．妻は，時に迷いながらも，自宅看取りを決断した．

考　察

　死をイメージできないうちは本人も家族もどこで最期を迎えるのがいいのかわからない．これから起こってくることを少しずつ，説明しながらイメージしてもらいながら，決めていけるよう試みた．

　家族の介護負担については，いつまでこの時期が続くのかという不安，高齢であればなおのこと，自分の体がもつのかという不安も出てくる．介護者の死に対する受け止め方にもよるが，この時期になると具体的な期間を提示することによって，覚悟が決まることもある．また，食事を用意したりすることに意味がなくなってくると，家族は医療機関に預けることが，家族としてできることと捉えがちになる．家族ができることを具体的に提案し，最期まで家族の役割を作ることも本人の支援となる．

〔清水直美〕

　少し先のことをイメージして意思決定をすることは重要ですね．患者家族に伴走しながら，少しずつ何が最善かを一緒に考えた様子がよくわかりました．常に，本人の意向を中心に据え，家族のつらい気持ちを考慮し，家族が今できることにもフォーカスをあてました．すばらしいです．【西川】

　医療者は先のことを想像できても，患者や家族にまだ症状がない時期から病状が悪くなった時のことをイメージしてもらうのは，容易ではないですね．時には，関係性が崩れてしまうこともあります．相手の気持ちに配慮し，反応をみながら進めていくとよいのでしょうね【横江】

意思決定支援用紙

患者背景

氏名：Aさん		病名：胃がん　転移性食道がん
年齢：85歳	性別：男性	病状経過
家族構成 妻（79歳）と2人暮らし．娘が3人いるが，それぞれ他県に嫁いでいる．		食道がんの再発と診断され，抗がん薬治療と緩和ケアと提案された．病院から緩和ケア病棟の予約を取るよう言われたり，緊急時対応できる病院を探すように言われたが，手続きに疲れていた．今後の通院の不安も聞かれた．本人も妻も，何となく自宅で過ごしたいという意向は聞かれたが最期はどこで過ごすのか決めきれずにいた．

本人の意思

過　去	現　在	未　来
話し方などは穏やかな方であるが，とても意思がしっかりしており，自分の考えを曲げることはしない．やみくもに頑固というわけではないと妻から話を聞く． 妻は言いたいことは本人に言える関係ではあったが，意思を貫く夫を前向きに受け入れてきた． がん治療については，今回再発するまで特に生活に支障なく，深く考えていなかった．	日常生活動作に支障はない． しかし，体力の衰えは感じる．そのうち痛みが出てきたりしたら，考えないといけないと予後を長めに感じている． 本人も妻も「できるだけ家で過ごしたい」と言っている．	入院，在宅いずれにせよ，イメージがつかないので最期の場所をどこにするのか，決められない． 介護の負担はどちらもあるが，病院であればつらさに向き合う時間が減る．しかし本人の満足度は下がる可能性がある．在宅の場合はつらさに向き合うことは避けられないが，本人と妻の満足度は上がると考えられる．

医学的判断	家族の意向
食道がん転移．抗がん薬治療は体力的に効果が得難い．はっきりと予後が言えるわけではないが，本人が考えているほど長くはない．年単位ではなく，月単位で考えた方がいい．本人がどこで過ごしたいのか，本人を中心によく考えてほしい．	できるだけ自宅で過ごさせてあげたい．しかし妻も高齢であることから，妻本人も子どもたちも不安があり，いつまで自宅で，いつになったら入院と決められない．子どもたちは，できるだけ長生きをしてほしいと思っており点滴など抗がん薬治療以外の医療に，まだ希望をもっている．

⬇

支援のポイント

この後起こってくるだろうこと（食事がとれなくなる，痛みが出てくるなど）を早めに伝えるようにした．また，痛みに対しては，我慢することで不安がより強くなることがあるので，我慢せず早めに言って早めに対処するように話した．また，医療に期待することを自覚してもらい，不可逆的なことについては，医療で何かできることではないことを知ってもらう．
妻が感情を受け止めてほしいと思っているのか，対処を求めているのか，妻の言葉を注意深く聴き，妻の気持ちを確認する．

⬇

合意形成に向けた具体的アプローチ・結果

これから起こってくること，今起こっていることを医師から説明してもらい，内容を訪問看護師，ケアマネジャー，地域包括支援センター職員が共有し，本人と妻に理解度を確認した．
元々の病院（緩和ケア病棟）への通院が困難であることから，家族が近隣の病院の緩和外来での診察を希望したため，元々の病院へ連絡し，緩和ケアの主体を変更．一般病院ではあるが，バックベッドを約束した．妻や家族がしてあげたいことと，本人が望んでいることのギャップを説明し，家族ができることを具体的に提案した．本人から「家にいたい」とはっきりと意思表示があり，残された時間が1か月を切っているであろうことを妻が説明を受け，妻からも「このまま自宅で看取りたい」という意向が出た．

13 心肺停止状態で救急初療室に搬送された患者の推定意思を尊重した家族への意思決定支援

年齢：84	場：救急	時間：時間単位	本人の現在意思：なし	代理意思決定者：明確
対立（人）：家族／医療者		対立（事項）：心肺蘇生		倫理的課題：自律，善行，無危害

概要

患者 Cさん　84歳　男性

病名 来院時心肺停止

経過 既往歴は高血圧症で，ほかに既往歴はない．患者本人が開院しているクリニックで降圧薬が処方されていたほかには，服用している薬もない．今回，自宅のクリニックの庭先で倒れているところを妻が発見し，一緒にクリニックで勤務していた長男を呼び長男が救急要請．長男確認時には心肺停止の状態であり，ただちに胸骨圧迫と人工呼吸を実施した．いつから倒れていたかは不明であり，長男が胸骨圧迫を行う前のバイスタンダーはない．救急車内で心室細動が出現し，除細動を1回実施．その後心静止となり，救急初療室へ心静止のまま搬送された．救急初療室にて，気管内挿管下での人工呼吸と胸骨圧迫，薬剤投与を実施．その間一度も除細動を必要とする心電図波形は認めず，心静止のまま30分ほど経過した．

家族構成 妻と長男夫婦の4人暮らしで，ほかに子はいない．患者も長男も医師であり，親子で一緒にクリニックを開院している．

本人・家族の意思と医学的判断

　時間的経過を考慮すると救命の見込みは非常に低く，蘇生の中断を考慮すべき時期となっていた．来院後，すでに1回医師より妻と長男に，全力で蘇生を試みているが，一度も自己心拍の再開を認めない状況にあることを説明していた．そして，蘇生の中断に関して話をするために，医師と看護師，妻と長男で話し合いの場を設けた．

本人の意思

過去 患者本人は医師であり，医師として患者に向き合う際は，患者や共にクリニックを行っている長男には「病気になったからといって最後まであきらめてはいけない」と話していた．本人はこれまで，高血圧症以外に大きな病気をしたことはなく，自分自身がこのような状況になった時について，家族に意思を示したことはなかった．

現在 Cさんが倒れているのを妻が発見した際にはすでに意識がなく，医師である長男が倒れている父を確認した際には，心肺停止状態にあり，以降この時点まで自己心拍の再開は認めず，本人の現在の意思を確認することはできない．

未来 心肺停止状態が長く続いており，たとえ自己心拍が再開したとしても，低酸素の

影響により意識が回復しない可能性もある．

医学的判断
　蘇生を行っている時間が長くなってきており，その間ずっと心静止であるため，自己心拍が再開する可能性はかなり低くなってきている．そのため，蘇生の中断を考える時期となっている．また，自宅で発見された時，どの程度の時間が経過していたかは不明であり，低酸素による脳へのダメージは否めない．このまま蘇生の処置を継続することは，蘇生が厳しい状況の患者にとって，体への負担も大きい．

家族の意向
　妻は長男に意思決定を委ねている．長男は，「医師である自分がもっと早く父の異変に気づくことができていれば」と自分を責めつつ，「父はどんな時もあきらめずに患者の治療を行ってきた．だからこそ，息子である自分も父の復活の可能性を信じたい」と蘇生の中断を受け入れることができないと意思表示した．

支援のポイント

　心停止に至った明らかな診断はついておらず，現時点での治療はまず蘇生を行うことにある．そのため，治療方針を決定するような意思決定の余地さえない状況にあり，現在施されている治療以外の治療方法を選択する余地はない状況にある．そのため，この場での意思決定支援は，通常イメージされやすい「選択」といった決定ではなく，このまま心停止が続くことで，いずれ中断せざるを得ない蘇生を，どのタイミングで中断するかということに焦点を置く必要がある．家族が十分納得して蘇生を中断することには至らなくても，最大限の治療を施されたと家族が感じることができ，もたらされる結果は，患者が自身の言葉通り，最期まで頑張り生き抜いた結果なのだと家族が感じることができるようなタイミングで，蘇生を中断できるような支援が必要となる．また，このような支援が，悲嘆ケアにもつながることを意識して介入することが重要である．

チームカンファランスでの意見
①長男が蘇生の中断を受け入れることができないのは，父の医師としての倫理観を間近でみてきたからこそ，患者が最期まで頑張り抜いたということを強く感じたいと思っているためではないか．
②治療内容の選択を求めるような意思決定ではないが，中断のタイミングを家族が自分たちで決めたのだと感じることができるよう，意思決定のプロセスを支える必要がある．

具体的実践

　家族と相談し，蘇生の場面を家族にも目にしていただきながら，医師と看護師から，妻と長男へ繰り返し状況の説明を行った．医師である長男へは，具体的な蘇生内容や心電図モニターを見ながらその反応も伝えた．
　また，病状の説明のみでなく，患者本人がこの過酷な状況に真正面から向き合い，頑

張って治療を受けているのだということ，過去の患者の言葉である，「病気になったからといって最後まであきらめてはいけない」といった言葉の重みを家族と共に振り返りながら，まさしくこの目の前の状況が，それに値する状況であることも看護師が家族へ伝えた．そして，「医師である自分がもっと早く父の異変に気づくことができていれば」という長男の後悔の念も受け止め続け，その後「患者自身の突然の出来事に，息子さんが医師として家族として適切な対応をしてくださり，お父様は父として先輩医師として，あなた（長男）を誇りに思っていると思います」と言葉を添えた．

最終的には救急初療室に到着から50分ほど経過した際に，長男がそれまでとは違った落ち着いた声で「もういいです．父は頑張ったと思います．ありがとうございます」と話し，蘇生を中断した．

考察

患者は心肺停止状態にあり，治療方針の選択の余地はなかったが，心肺蘇生をいつ中断するかといった家族の代理意思決定が求められていた．このような代理意思決定は，家族の精神状態を悪化させることもあれば，終末期に対する満足度を高める可能性もあると言われている．蘇生が成功しなくとも，それが，患者が頑張り抜いた末の結果であると家族が受け止め，医療者が蘇生の中断のタイミングをすべて決めるのではなく，家族がもうこれ以上の蘇生はやめにしようと決断できるような支援が求められた場面であったと考える．そして，これらの支援には，家族の後悔の念を受け止めることも必要であり，妻や長男が大きな存在の家族を喪失したことで抱える悲嘆のケアにもつながると考える．

文献

・鈴木志津枝：グリーフケアとしての終末期ケア．家族看護，2012；10（2）：37-45.
・立野淳子，山勢博彰，山勢善江：集中治療領域における終末期患者の家族ケア．日集中医誌，2011；18（3），337-345.
・中谷美紀子，黒田裕子：看護師が重要と認識しながらニーズを満たすケア実践ができない心肺停止状態にある患者の家族ニーズと関連要因の探索．日クリティカルケア看会誌，2010；6（1），42-49.
・上澤弘美，中村美鈴：初療で代理意思決定を担う家族員への関わりに対して看護師が抱える困難と理由．日クリティカルケア看会誌，2013；9（1），6-18.

〔多田昌代〕

誤解を恐れずに言えば，心肺蘇生術を長時間実施することは時として，無益な治療となります．医療の専門家として，治療の継続を中止することを宣言しなければいけない場面も少なくありません．救急搬送から，心肺蘇生中の短い時間にあっても，患者の意思に思いを馳せ，家族の気持ちに寄り添ったこの事例は秀逸ですね．【西川】

悲嘆のケアも視野に入れ，家族が受容できるように支援したことは素晴らしいと思います．しかし，代理決定者である家族が蘇生の継続を希望し続けた場合，どうしたのでしょうか．治療義務の限界，無益な治療という視点も必要でしょう．【横江】

意思決定支援用紙

患者背景

氏名：Cさん		病名：来院時心肺停止
年齢：84歳	性別：男性	**病状経過**
家族構成 妻と長男夫婦の4人暮らし．ほかに子はいない．患者本人も長男も医師であり，親子でクリニックを開院して，一緒に働いている．		自宅のクリニックの庭先で倒れているところを妻が発見，一緒にクリニックで勤務していた長男を呼び救急要請．長男確認時には心肺停止の状態であり，救急車内で心室細動出現し，除細動を1回実施．その後心静止となり，救急初療室へ心静止のまま搬送．救急初療室にて30分程度の蘇生を行うが，自己心拍の再開を認めない状況にある．

本人の意思

過去	現在	未来
これまで大きな病気をしたことはなかった．自身がこのような状況になった時について，家族に意思を示したことはなかった．Y氏は医師を行っているが，患者や共にクリニックを行っている長男には，「病気になったからといって最後まであきらめてはいけない」と話していた．	Cさんが倒れているのを妻が発見した際にはすでに意識がなく，医師である長男が倒れている父を確認した際には，心肺停止状態にあり，以降この時点まで自己心拍の再開は認めず，本人の現在の意思を確認することはできない．	心肺停止状態が長く続いており，たとえ自己心拍が再開したとしても，低酸素の影響により意識が回復しない可能性もある．

医学的判断	家族の意向
蘇生を行っている時間が長くなってきており，その間ずっと心静止であり，自己心拍が再開する可能性はかなり低くなってきている．そのため，蘇生の中断を考える時期となっている．また，自宅で発見された時，どの程度の時間が経過していたかは不明であり，低酸素による脳へのダメージは否めない．このまま蘇生の処置を継続することは，蘇生が厳しい状況の患者にとって，体への負担が大きい．	妻は長男に意思決定を委ねている．長男は，「医師である自分がもっと早く父の異変に気づくことができていれば」と自分を責めつつ，「父はどんな時もあきらめずに患者の治療を行ってきた．だからこそ，息子である自分も父の復活の可能性を信じたい」と蘇生の中断を受け入れることができない状況．

支援のポイント

- 治療方針を決定するような意思決定の余地さえない状況にあり，治療方法に関する選択肢はない．
- このまま心停止の状態が続けば，いずれ蘇生は中断せざるをえない．家族が十分納得して蘇生を中断することには至らなくても，最大限の治療を施されたと家族が感じることができること．そして，その治療によっても救命が困難な状況にあり，患者自身の言葉通り，患者が最期まで頑張り抜いたのだと家族が感じることができるようなタイミングで，蘇生を中断することができること．
- これらの支援が悲嘆ケアにもつながることを意識して介入すること．

合意形成に向けた具体的アプローチ・結果

ご家族と相談し，蘇生の場面へ家族の立ち会いを行った．医療チームから妻と長男へ，治療に反応がなく，心停止の状態が続いていることを繰り返し説明した．医師である長男へは，具体的な処置の内容や心電図モニターを見ながらその反応も伝え続けた．また，病状の説明のみでなく，今家族の目の前で繰り広げられている光景が，患者本人がこの過酷な状況に真正面から向き合い，頑張って治療を受けている証であることも伝えた．そして，「医師である自分がもっと早く父の異変に気づくことができていれば」という長男の後悔の念も受け止め続け，その後「患者自身の突然の出来事に，息子さんが医師として家族として適切な対応をしてくださり，お父様は父として先輩医師として，あなた（長男）を誇りに思っていると思います」と言葉を添えた．最終的には，救急初療室に到着してから50分近く経過した時点で，長男がそれまでとは違った落ち着いた声で「もういいです．父は頑張ったと思います．ありがとうございます」と話し，蘇生を中断した．

14. 透析を拒否している認知症患者と透析導入を説得したい家族の意見の乖離

年齢：82	場：病棟	時間：アドバンス	本人の現在意思：あり	代理意思決定者：明確
対立（人）：本人／家族，本人／医療者，家族間		対立（事項）：透析，療養場所		倫理的課題：自律，無危害

概　要

患者　Cさん　82歳　男性
病名　2型糖尿病，糖尿病性腎症，認知症
経過　40歳代に糖尿病を指摘され，治療を続けてきた．2年前から，腎機能の低下を指摘されていたが，同時期から認知症の進行もあり，インスリンや内服治療を十分に行えておらず，血糖コントロール不良の状態が続いていた．1年前に，透析を見据えて左前腕にシャントが作成されている．2か月前から胸水貯留・心不全によるADLの低下があり，車椅子での生活となっている．
家族構成　妻と2人暮らし．妻も1年ほど前から認知機能の低下がある．一人息子の家族が電車で2駅離れたところに住んでいるが，面会は少ない．

本人・家族の意思と医学的判断

　入院時，本人は看護師に対して「死んでも何の悔いもない．十分生きた．透析はしたくない．とにかく自宅へ帰りたい」と透析導入を拒否．認知症をもつ本人の訴えが真の思いであるか不明であったため，時間をかけて訴えを聴き，家族を含めて信頼関係を構築した上で意思決定ができるよう支援した．

本人の意思

過去　2年前から糖尿病腎症の進行があり，外来医師から透析の必要性について説明を受けてきた．1年前に本人の同意を経て透析用のシャントも作成されているが，透析の説明を受け，その場で理解してもすぐに忘れてしまう．外来通院は，息子の嫁と妻が付き添っている．

現在　「透析は絶対にしません．あれは延命治療でしょ．自分のことは自分で決める」「死んでも何の悔いもない．もう十分生きた．とにかく自宅へ帰りたい．お願いします」夜間に急に起き，興奮しながら上記発言あり．話を傾聴し背中をさすると次第に落ち着きを取り戻す．息子が，透析をするように説得すると下を向いて黙ってしまう．

未来　透析療法を開始した場合，数年の延命が期待できるが，定期的に通院しなければならず時間的制約は増える．本人は，自分のことは自分でしたい性格であるが，透析を開始した場合，長年の生活習慣を変え，周囲のサポートを得て暮らしていかねばならない．透析をしない場合，余命は短くなるが，最低限の治療を行いながら，本人の希望通

りに妻と自宅に戻ることは可能．息子夫婦は，透析の有無に関わらず，これ以上の介護はできないと話しており，今は息子夫婦の協力を得ることは難しい．

医学的判断

　糖尿病性腎症5期であり，溢水状態となっている．胸水・心不全もあり，今後の生命維持のためには透析治療が必要．しかし，本人の年齢と認知症の状態，今後の生活を考えた場合，透析を見合わせるという選択肢もある．

家族の意向

息子：「透析しか方法がないなら，透析をして長生きしてもらいたい．自分が父を説得する．退院後，私も忙しいし家族がいますから同居はできない」と透析治療を希望．在宅サービスを受けたとしても，自宅で介護することは無理と感じている．

嫁：「子どもが小さいし，介護は厳しい．今までもできることはやってきた」

妻：「私はよくわからないのでお任せします」認知症があり，飲食物の差し入れはしないようにお願いしても，毎回ジュースを持ってきて飲ませている．

支援のポイント

　本人には認知症があり，意思決定能力は十分でなかった．その中で，家族を含めた意思決定を支援することが課題であった．妻にも認知症があり，本人の意思を推察して代弁することは難しかった．透析を拒否する言動を考慮しつつ，本人の真の意思，本人にとって最善の生とは何か息子夫婦を含めて話し合い，判断する必要があった．

チームカンファランスでの意見

①高齢者であっても，最後まで透析をしないという意思を貫き，自宅で亡くなられた患者もいる．認知症があるということが，意思決定をする障害となっているが，本人にも残された人生を自分の思うように生きる権利があり，本人を蚊帳の外に置き治療を決定することはできない．

②本人は認知機能の低下があり，家族も含めて今後の本人にとっての最善を考える必要がある．長年同居している妻にも認知症があるため，息子夫婦にも協力してもらい本人の意思を推察する必要がある．

具体的実践

　Cさんは，入院時，環境の変化もあり混乱している様子があった．まずは，身体的苦痛を取り除くことを優先し，必要により酸素投与や安楽な体位を整えた．Cさんは，元々自分のことは自分でやりたい性格であったため，過ごしやすいように生活物品を配置し，本人が1人でできることを増やせるように配慮した．透析の話をする際はできる限り本人も含めて話し合い，蚊帳の外に置かれた気分にならないように，本人の意見をじっくりと聞くようにした．

　本人と息子夫婦との家族関係は元々希薄であった．家族が本人の現状をどのように捉えているのか聞かせてもらおうと働きかけたが，面会が少なく，家族がどう考えている

かは不明であった．

　そのような中，息子に説得されＣさんは透析を開始することとなった．透析中に急に立ち上がり帰ろうとする危険行動がみられたため安全に配慮し，透析中も飽きないように話しかけた．「家族やほかの人に迷惑をかけるくらいなら死んだ方がまし」と言っていたが，本人が長生きしてくれることは，家族にとっても嬉しいことだと伝えた．病棟ではリハビリを行い，徐々に立ち上がりや車椅子移乗ができるようになった．退院へ向けてケアマネジャーと話し合い，最終的には自宅へ帰ることを目標に転院となった．

考 察

　Ｃさんは，認知症があり，家族も含めた意思決定支援を行うことが医療者にとっての主な課題であった．しかし家族関係が希薄であり，最もＣさんに近い妻も認知症であることから，家族の意思をどこまで尊重し合意形成していくか迷うケースであった．今回の場合は，在宅で支援してくれていた医療者を含め，透析開始前にカンファランスを行うなど検討すべきであった．

　高齢者の意思を尊重するためには，認知機能が低下する前の意思の確認と記録への記載が必要であると感じた．さらに，家族の意思決定を家族任せにするのではなく，家族がどのように考えているのか，価値感や背景を理解し，合意形成のプロセスに看護師が介入する必要があると思われた．さらに，意思を決定した後も，本人や家族の意思を定期的に確認し，必要に応じて治療を見直すことが望まれる．

　「本人にとっての最善の意思決定となっているか」何度も確認しながらチームでサポートしつつ合意形成していく過程を今後も大切にしていきたい．

〔穴井えりも〕

　透析を拒否している認知症患者，と事例タイトルがつけられています．著者の記載には，本人にとって最善の生とは何かを息子夫婦と話し合ったとあります．認知症がありますので，こういった支援は重要です．一方で，現在の本人の意思をそのまま，患者家族に代弁する支援もあったかもしれません．【西川】

　認知機能の低下した患者の意思決定支援は難しい．認知力が低下しているとはいえ，本人は明確に意思表示をしているように感じます．息子さんに説得され，本人が透析を導入することに納得し現状を受け入れて過ごせているのであればよいのですが．誰のための医療なのか？ アドボケートする姿勢で支援したいですね．【横江】

意思決定支援用紙

患者背景

氏名：Cさん		病名：2型糖尿病，糖尿病性腎症
年齢：82歳	性別：男性	

家族構成
妻と2人暮らし．妻も1年ほど前から認知機能の低下がある．一人息子の家族が電車で2駅離れたところに住んでいる．

病状経過
40歳代に糖尿病を指摘され，治療を続けてきた．2年前から，腎機能の低下を指摘されていたが，認知症の進行もあり，インスリンや内服治療を十分に行えておらず，血糖コントロール不良の状態が続いていた．1年前，透析を見据えて左前腕にシャントが作成されている．2か月前から溢水状態によるADLの低下があり，車椅子での生活となっている．

本人の意思

過去	現在	未来
1年前から，糖尿病腎症の進行があり，医師から透析の必要性についての説明を受けている．透析用のシャントも作成されているが，透析の説明を受けてもすぐに忘れてしまう．外来通院は，息子の嫁と妻と来院している．	「透析は絶対にしません．あれは延命治療でしょ．自分のことは自分で決めます」「死んでも何の悔いもない．十分生きた．とにかく自宅へ帰りたい」と主張 息子が透析をするように説得すると下を向いて黙ってしまう．	透析療法を導入した場合，数年の延命が期待できるが，継続的に通院しなければならず，時間的な制約がある．長年の生活習慣を変え，人のサポートを得て暮らしていくこととなる．透析をしない場合，最低限の治療を行い妻と共に自宅に戻ることは可能だが生命予後は短い．

医学的判断
糖尿病性腎症5期であり，溢水状態となっている．胸水・心不全もあり，今後の治療のためには透析治療が必要である．しかし，年齢と認知症の状態を考えた場合，透析を見合わせるという選択肢もある．

家族の意向
息子：「透析しか方法がないのならば，透析をして長生きしてもらいたい．自分が父を説得します．でも，退院後，同居するつもりはない．私も忙しいし家族がいますから」
嫁：「子どもが小さいし，介護は厳しい」
妻：「私はよくわからないのでお任せします」

支援のポイント

C氏には認知症があり，意思決定能力は十分でなかった．その中で，家族と本人と共に，今後の治療を含むC氏の残された生を生きるための選択について意思決定を支援することが重要な課題であった．妻にも認知症があり，C氏の意思を推察して代弁することは難しかった．透析を拒否するC氏の言動を考慮しつつも，C氏の真の意思はどうか，C氏にとって最善の生とは何か息子夫婦を含めて話し合い，判断する必要があった．

合意形成に向けた具体的アプローチ・結果

C氏は，認知機能の低下があり，入院という環境の変化により混乱している様子があった．C氏は，自分のことは自分でやりたい性格であった．朝のモーニングケアでは決まった順序で髭剃りや洗面を行うため，物品を配置し，C氏が1人でできることを増やせるように介入した．息子夫婦に説得され，透析を開始することとなった．透析室で透析中に急にベッドから立ち上がり帰ろうとする行動がみられたため，安全に配慮した．C氏は，思い残したことはない，と話され家族やほかの人に迷惑をかけるくらいなら死んだ方がまし，と言ったが，C氏が透析をすることで長生きしてくれることは，家族にとっても嬉しいことだと思うとC氏を大切に思う気持ちを繰り返し伝えた．病棟でも立ち上がりが徐々にできるようになり，1人で車椅子移動できるようになったことを共に喜んだ．退院へ向けてケアマネジャーと話し合い，最終的には自宅へ帰ることを目標に転院となった．

15 救命可能なCOPD急性増悪時に患者が拒否する人工呼吸器治療を実施するしないの選択

年齢：82	場：病棟	時間：日単位	本人の現在意思：あり	代理意思決定者：明確
対立（人）：本人/家族，本人/医療者，医療者間		対立（事項）：人工呼吸器（NPPV）	倫理的課題：自律，善行，無危害	

概要

患者 Tさん 82歳 男性

病名 慢性閉塞性肺疾患（COPD）（中等症）

経過 5年前にTさんは，労作時息切れを主訴にA病院を受診し，慢性閉塞性肺疾患と診断されていた．この1年間で2回，急性気管支炎をきっかけに慢性閉塞性肺疾患の急性増悪をきたしていた．X年，再び急性気管支炎を誘因とする慢性閉塞性肺疾患の急性増悪をきたし入院となった．聴診上も喘鳴を伴い，血液ガス分析の結果でも，酸素分圧と二酸化炭素分圧が逆転し，軽度の意識の混濁も見られるほどのCO_2ナルコーシスをきたしつつあった．主治医は，急性気道感染症の治療，慢性閉塞性肺疾患急性増悪の治療に加えて，非侵襲的陽圧換気（NPPV）の導入が必要であると判断した．NPPVを実施すれば70％の確率で救命できるが，もしNPPVを使用しなければ死亡する可能性が高いと主治医は考えていた．しかし，ここで問題が生じた．患者は，2年前に事前指示書で人工呼吸器はしないと書き残していたのである．そして，多少の意識混濁がありながらも，今もNPPVを拒否している．NPPVの拒否という過去に表明された事前指示，そして，現在も人工呼吸を拒否している患者の意思を尊重して救命率の高いNPPVの実施をさしひかえてよいのか，医療ケアチームで相談することになった．

家族構成 妻あり，同居の長男夫婦がいる．

本人・家族の意思と医学的判断

本人の意思

過去 人工呼吸器は使用しないこと，胃瘻も行わないこと，難しい医療判断は妻に任せることを事前指示として残していた．

現在 延命処置はしたくない．人工呼吸器は使用しない．今までも人工呼吸器は使用しないと何度も主治医に伝えてきたし，書面にも書いてきた．絶対に延命治療は行いたくない．

未来 本人は，仮に，CO_2ナルコーシスによる軽度意識障害がなかったとしても，延命処置は希望しないという判断をするだろう．それを最善と思うだろう．

医学的判断

　NPPVを使用すれば，70％の確率で救命できるが，もし，NPPVを使用しなければCO_2ナルコーシスにより最期を迎える可能性が高い．CO_2ナルコーシスではあるが，ある程度の判断力はあるように思われた．

家族の意向

　妻は，本人のかねてからの希望は延命治療の拒否であることは承知しているが，いざ，急に命に関わる状況になってみるとどうしてよいのかわからない．

支援のポイント

　医療者は，NPPVを医学的には有益な治療だと考えているが，患者がそれを強硬に拒否する時の意思決定支援のあり方が支援のポイントである．

チームカンファランスでの意見

　ベッドサイドでチームカンファランスを行った．

①医学的に救命の可能性が高いのだから，本人がいくらNPPVを拒否していても，命を救うことは最優先だから，強制してでもNPPVを実施すべきである．

②本人が事前指示書で，全ての延命処置を希望していないのだから，そして，現在も多少の意識混濁がありながらも，NPPVを拒否しているのだから，絶対にNPPVを行ってはならない．

③CO_2ナルコーシスの状態にあり，意思決定能力が低下しているため，現在の本人の意思だけで判断してはいけない．

具体的実践

　本人の意思が，延命処置としてのNPPVを行わない，であることは医療ケアチームの意見として一致していた．しかし，今回のケースでは，NPPVが単に無益な延命治療というわけでなく，病状を回復させる可能性が高いと医療ケアチームは判断した．本人のNPPVの治療を受けたくないという意思が尊重されるのは大原則だが，医療ケアチームとしては，NPPVを行うことが本人にとっても最善ではないかと考えたため，本人の説得を試みた．最終的には，本人も「あんたたちを信じて（NPPVを）やってみるけれど，途中で嫌になったらやめる」といってNPPVを受け入れられた．その後，幸い病状は改善に転じ，労作時の息切れは継続しているものの，元気になって笑顔で退院された．

考　察

　「人生の最終段階における医療の決定プロセスに関するガイドライン」（厚生労働省により平成19年策定，27年改訂）によれば，「医師等の医療従事者から適切な情報の提供と説明がなされ，それに基づいて患者が医療従事者と話し合いを行い，患者本人によ

る決定を基本としたうえで，人生の最終段階における医療を進めることが最も重要な原則である」と書かれている．この事例でのアプローチはどうだろうか．患者本人による意思決定を尊重しようとする点に何ら揺るぎはない．過去に表明された事前指示，CO_2ナルコーシスのため若干の意識の混濁はあるが現在の本人の意思を汲もうと努力している．しかし，もしTさんが，最後までNPPVを拒否し続けたらどのように判断すればよかっただろうか．私たちは，この事例から以下の点を学ぶことができる．患者の意思を鵜呑みにするのではなく，あらゆる局面で，医療ケアチームとして，最善だと思う治療選択を提案すべきである．また，その上で患者の選択した，医療行為を差し控えたいという希望は尊重されねばならない．このことは，事前指示書に延命治療を希望しないと書いたら最後，心ない医療者に出会った時には見捨てられるという批判に対する答えでもある．ケアは人が人を支える，そこを大切にしたい．

〔西川満則〕

　現在の病状判断と過去の事前指示が食い違うのは想定されることである．事前指示は無意味ではないが，「現在の状態に対する意思表示であるとはいえない」ことは認識すべきである．過去の意思表示や考え方は一部分であるという認識をもって，病状の判断と現在の意思確認や推定を十分慎重に行う重要性がある．意思表示も時系列で考える，この枠組みの大切さがここにあると思う．【長江】
　終末期医療について表明された本人の意思を尊重することはもちろん大切ですが，それには適切なインフォームドコンセントがされていることが前提です．医療者の関わり方によって患者の意思が変化するというよい事例だと思いました．【横江】

意思決定支援用紙

患者背景

氏名：Tさん		病名：慢性閉塞性肺疾患（中等症）	
年齢：82歳	性別：男性		
家族構成 妻あり，同居の長男夫婦がいる		病状経過 急性気管支炎をきっかけに慢性閉塞性肺疾患の急性増悪をきたした．非侵襲的陽圧換気（NPPV）を実施すれば70％救命できるが，NPPVを使用しなければ死亡する可能性が高い．しかし，患者は人工呼吸器はしないと2年前に事前指示を残している．今もNPPVを拒否している．どのような治療選択をするか医療ケアチームで話し合うことになった．	

本人の意思

過去	現在	未来
人工呼吸器は使用しないこと，胃瘻も行わないこと，難しい医療判断は妻に任せることを事前指示として残していた．	延命処置はしたくない．人工呼吸器は使用しない． 今までも，そう伝えているだろう……．	本人は，CO_2ナルコーシスによる軽度意識障害がなかったとしても，延命処置は希望しないという判断をするだろう（医療者・家族は，本人の言葉のニュアンスからそのように感じた）．

医学的判断	家族の意向
NPPVを使用すれば，70％の確率で救命できるが，NPPVを使用しなければCO_2ナルコーシスにより最期を迎える可能性が高い．CO_2ナルコーシスではあるが，ある程度の判断力はあるように思われた．	妻：本人のかねてからの希望は延命治療の拒否であることは承知しているが，いざ，急に命に関わる状況になってみるとどうしてよいのかわからない．

支援のポイント

医療者が有益な治療だと思うのに，患者がそれを希望しない時の意思決定支援のあり方．
・医療ケアチームがよいと思うことはそれが患者の意思と異なっていても，提案する．
・その結果，表明された患者の意思は，尊重する．

合意形成に向けた具体的アプローチ・結果

確かに本人の意思は，延命処置を行わない，NPPVを行わないだろう．しかし，この場合はNPPVが単に無益な延命治療というわけでなく病状を回復させる可能性が高いと判断して，本人を説得した．本人も「あんたたちを信じて（NPPV）をやってみるけれど，途中で嫌になったらやめる」といってNPPVを受け入れられた．幸い，病状は改善して，息切れは継続しているが，元気になって退院された．
もし患者が，最終的にNPPVを拒否したら，医療ケアチームは，どのように判断しただろう．十分に話し合った上での，治療を差し控えたいという患者の意向は常に尊重される．

16 家族間で本人にとっての最善が異なる場合の重度認知症患者の最期の場所の選択

年齢：82	場：病棟	時間：日単位	本人の現在意思：不明	代理意思決定者：明確
対立（人）：本人／家族，家族間，家族／医療者		対立（事項）：療養場所	倫理的課題：善行	

概　要

患者　Tさん　82歳　女性
病名　アルツハイマー型認知症，腎がん，肺炎
経過　認知症の進行により自宅での療養が困難になり6年前に施設へ入所．2か月前に腎がんと診断されたが，高齢で認知症も進行していることから手術や抗がん薬治療の適応とならず，施設に戻り自然経過で様子を見ていた．今回は，発熱が続き肺炎治療のため入院．抗菌薬治療をしたが病状は悪化する一方で，改善の見込みがなく治癒することは困難な状況となった．ほぼ毎日面会に来ている夫は口数が少なく，病状をどの程度理解しているかわからなかった．余命数日となり，このまま病院で最期を迎えるのか，残された時間をどこで過ごすか，最期を迎える場所をどこにするか，Tさんにとっての最善を相談していくことになった．
家族構成　6年前から老人保健施設に入所中．家族は80歳代後半の夫，子2人（長男，次男）はそれぞれ家庭をもち独立している．

本人・家族の意思と医学的判断

本人の意思
過去　最期を迎える場所についてTさんの意思表示はない．認知症が診断された8年前から現在入所している施設のショートステイを利用．6年前からは併設の老人保健施設に入所し，そこで生活を送っていた．穏やかな性格で寂しがりや．
現在　認知症が進んで家族の顔も認識できない状態．発語もなく本人の意思確認はできない．
未来　施設に帰った場合，住み慣れた環境でTさんのことをよく知った人たちに囲まれて残された時間を過ごすことができる．ただし病状がかなり悪化しているため，15分程の施設までの移動中に息をひきとる可能性もある．病院でこのまま最期を迎える場合，医療環境は整備されているが，家族の面会時以外は一人で過ごさなければならない．

医学的判断
　アルツハイマー型認知症の終末期．腎がんは積極的治療できない．肺炎を併発し，入院して抗菌薬治療を受けたが，炎症所見が改善せず呼吸状態も徐々に悪化している．これ以上の治療方法がなく余命は数日単位と考えられる．

家族の意向

夫：病院でできる限りのことをしてほしい．

夫以外の家族：本人の最善を考えたい．施設に帰ることが本人のためになると思う．

支援のポイント

　本人の意思が全く確認できないため，キーパーソンである夫の意見や理解がポイントとなった．家族間の意見の相違もあり，本人にとっての最善を皆で話し合い，合意形成をしていく必要がある．退院をして施設に帰るということは，住み慣れた環境で過ごせるという反面，治療をせず自然な経過を受け入れることでもあり「住み慣れた環境で最期の時間を過ごすことの意味」について皆が共通の価値観がないと実現することは難しい．

　また，受け入れる側の環境や体制，ケアに携わる人々の思いを確認して，合意形成をしていく必要がある．病院でできること施設でできることの限界，それぞれのメリットを理解して検討することが必要となる．

チームカンファランスでの意見

①「病院でできる限りのことをしてほしい」と希望する夫の"できる限り"は何を意味しているのか確認する必要がある．

②残された時間を施設に帰って過ごすことが本人にとっての最善だと考えられたとしても家族の中に1人でも可能な限りの医療を望む人がいた場合は，難しいだろう．

③看取りに対する施設の体制やスタッフの思いなどを確認しておくことが必要．

具体的実践

　家族（夫，長男，長男の妻，次男）と，入所していた施設長と看護部長，病院スタッフで，話し合う場を設定した．

　病状を再度説明し，今の状況では病院でできる医療には限界があり，施設が受け入れてくれるのであれば，住み慣れた施設に帰って残された時間を過ごすことも検討してはどうかと問いかけた．施設のスタッフからは，家族が希望すれば受け入れが可能であり看取りのための体制もとれることが説明された．

　家族の思いを確認すると，夫は「病院の先生を信頼しています．このまま病院での治療をお願いします」と病院での治療の継続を希望した．子どもたちは，施設に帰る方が本人のためではないかと思いつつ，長年お世話になってきた施設の方々に負担をかけてしまうことや，今の状態で移動させることが本人の負担になるのではないかと迷う気持ちを話した．

　施設のスタッフからは，家族が希望するのであれば自分たちも長年介護してきたTさんの最期に携わらせてもらいたいと思いが伝えられた．住み慣れた環境で，顔見知りのスタッフの温かいケアのもと，残された時間を過ごすことの意味について考え，Tさんが話すことができたらどちらを希望するか話し合った．

　しかし夫は「私の気持ちは変わりません」と強い口調で話し，取りつく島もなく，子

どもたちは夫の意見に沿う形で，病院で看取る方針となった．方針が決定した数日後，病院で最期を迎えられた．

考 察

　Tさん自身の価値観や人生観，夫の性格や希望などの十分な把握ができておらず，それを意思決定の判断材料にすることができなかった．Tさんの意思はわからないけれど言葉を発するのであれば，住み慣れた施設で残された時間を過ごしたいと希望するのではないかと感じられる中，夫の病院志向・医師至上主義が強くそれを叶えることができなかった．

　本人の推定意思と家族の意見が乖離する時には，どちらを優先すべきか．本人の推定意思をもとに決定していくことが最善ではないかと考える．しかし，現実には容易ではなく，終末期の意思決定に携わる医療者は限界を心得ておくことも必要だと感じた．結果ではなく，プロセスを大切にする姿勢を忘れてはいけない．

　この事例を振り返ってみると，腎がんについて対症療法のみという方針に夫も納得しているとの情報であったため，看取りを覚悟していると思い込んでいたが，実は妻の死を受け入れることができていなかったのではないかと感じた．大切な妻と別れがたい夫の気持ちに気づき，夫への精神的ケアと段階に応じた死の受容を促すアプローチをしていくことができれば，夫の気持ちも変化して違う最期になっていたのかもしれない．

〔横江由理子〕

　愛する人を見送るということが夫婦と親子では異なり，残された家族での合意が難しいという一例であろう．配偶者や親の老いや死の受け入れに際しては，これまでの夫婦・親子関係も関連し，共に過ごした時間や尽くした思いなどの満足感と十分にできなかった後悔が入り交じり「本人の意思」よりも「せめて最後に～してあげたい」という見送る者の希望が優先されることもある．愛する家族の最期にどう向き合うか，という課題を乗り越えるには支援が必要であり，看取る家族もケアの対象であることを忘れてはならない事例である．【長江】

　最期の場所の選択において，たった一人のご家族と，その他の家族の意見が対立した事例ですね．著者の考えに共感します．結果は，患者にとっての最善ではなかったかもしれませんが，十分にプロセスは尽くせましたね．また，最後にたった一人のご家族の気持ちのつらさに焦点をあてたのはいい気づきでした．【西川】

意思決定支援用紙

患者背景

氏名：Tさん		病名：アルツハイマー型認知症，腎がん，肺炎
年齢：82歳	性別：女性	病状経過
家族構成 夫，子は2人（長男，次男）． 6年前から老人保健施設に入所している． 高齢の夫は毎日面会に来るが，ベッドサイドに黙って座っている．		8年前にアルツハイマー型認知症と診断された．2か月前に腎がんと診断されたが，治療法がなく対症療法をしていくことになり施設で療養をしていた．発熱が続き，肺炎治療のため入院した．抗菌薬治療をしたが改善の見込みがなく，最期を迎える場所の選択に関する意思決定が必要である．

本人の意思

過去	現在	未来
最期を迎える場所について，意思表示はない． 8年前からショートステイを利用し，6年前から併設している老人保健施設に入所し生活していた．施設の職員は，Tさんや家族のことをよく理解してくれている．	意思表示できない．	施設に帰った場合，住み慣れた環境で，Tさんのことをよく知った人たちに囲まれて残された時間を過ごすことができる．施設までの移動中に，最期を迎える可能性もある． 施設に帰らなかった場合，このまま病院で最期を迎える．

医学的判断	家族の意向
アルツハイマー型認知症，腎がんともに終末期． 肺炎治療のため，抗菌薬治療をしてきたが炎症所見は改善せず，呼吸状態が次第に悪化してきている．余命は，数日単位と考えられる．	夫：「病院でできる限りのことをしてほしい」 長男，長男の嫁，次男：「母親の最善を考えてあげたい」「施設に帰ることがTさんのためになると思う」

支援のポイント

肺炎の治癒を期待しての入院であったが，改善の見込みがなく命の限りが迫ってきた時に，療養場所や最期を迎える場所について，今一度本人にとっての最善とは何か考えてみる必要がある．本人の意思が確認できない状態であるため，代理決定者である家族が選択できるように支援することが求められる．病状理解を促し思いを確認すると同時に，介護施設の受け入れ環境や，施設スタッフの思いの確認も必要である．介護施設に帰る場合，積極的治療を諦めて自然な最期を受け入れる意味について，家族，医療者，施設スタッフ，皆が納得し合意形成をしておく必要がある．

合意形成に向けた具体的アプローチ・結果

家族，医療者，施設スタッフも同席の上，話し合いの場を設けた．病状説明がされると，夫は，病状を理解したものの，入院の継続を希望した．夫以外の家族は，「母親の最善を考えてあげたい」と話しつつ，病状が悪い母親の身体的負担や，施設の介護負担を心配した．施設スタッフは，家族が希望するのであれば受け入れ可能であり，Tさんの看取りを施設でする覚悟があることを家族に伝えた．今の状態では，病院でやってあげられることに限界があり，長年住み慣れた環境で最期を迎えることがTさんのためになるのではないかと話し合ったが，夫は，「私の気持ちは変わりません」と，強い口調で病院での看取りを希望した．病院スタッフ，施設のスタッフもそれ以上何も言えず，夫以外の家族は悩みながらも夫の意見に沿う形で，病院での看取り方向となった．話し合いの数日後，病院で最期を迎えられた．

成年後見人はいるが医療代理人がいない場合の認知症患者の胃瘻導入を巡っての選択

年齢：80	場：病棟	時間：月単位	本人の現在意思：あり	代理意思決定者：不明確
対立（人）：対立しているか不明		対立（事項）：経管栄養（胃瘻）		倫理的課題：善行，無危害，公平

概　要

患者　Sさん　80歳　男性
病名　アルツハイマー型認知症，誤嚥性肺炎
経過　数か月前から誤嚥をすることが増え，微熱を繰り返していた．38℃台の発熱が続き，誤嚥性肺炎の治療のため入院した．誤嚥性肺炎は抗菌薬治療と絶食により改善傾向となった．病状の回復とともに経口摂取が開始となったが，気分により食事摂取量にむらがあり十分な栄養補給はできない状態であった．胃瘻を導入するかについて検討する必要があった．
家族構成　生涯独身で家族はおらず長年1人暮らしをしてきた．認知症が進み1人暮らしが困難となったため数年前から老人保健施設に入所中．他者とコミュニケーションをとることを好まず，施設入所後も1人で過ごすことが多い．市が指定した成年後見人がいる．

本人・家族の意思と医学的判断

本人の意思

過去　胃瘻に関する意思表示はされていない．過去の生活歴からは，これまで1人で自由気ままに生活してきたという印象で，規則にとらわれたり，型にはまるようなことは望まないように感じられる．
現在　自分で発したい言葉は発するが，他者とのコミュニケーションがスムーズに取れる状況ではない．肺炎治療の点滴なども理解できず嫌がって暴れるため，押さえ付けて実施しなければならないこともある．食事が再開されたが，食べたい物は口にする一方，食べたくない物があるとお膳を投げるといった乱暴な行為も見られる．
未来　現在Sさんが生活している施設では，胃瘻も看取りも可能で，どのような選択をしても施設に帰ることはできる．その他の経管栄養も対応可能である．しかし，Sさんは嫌なことは我慢せず，乱暴なところもある性格なため，胃瘻などを実施することが難しい可能性が高い．施設によっては，抑制をされてしまうこともある．

医学的判断

　誤嚥性肺炎を繰り返す時期になってきており，広義の意味で認知症の終末期の段階．経口摂取はしているが，嫌いな物は食べないというSさんの性格に加え，嚥下機能も

十分ではないため，必要な栄養量，摂取量が摂れていない．
家族の意向
家族はおらず，市の指定した成年後見人が生活・療養看護・財産管理事務を行っている．成年後見人は，Sさんの医療を受ける権利を阻止するわけにはいかないので，選択できる医療行為があるなら，やってくださいという意向．

支援のポイント

本人が認知症で意思の確認がとれず，身寄りもSさんの指定した代理意思決定者もいない中，成年後見人の方に何をどこまで期待してよいのかという点や，それを踏まえてSさんにとっての最善を医療者も含めた皆で考えていくという姿勢がポイントとなった．
チームカンファランスでの意見
① 成年後見人が，医療判断を任されているような状態であった．本人は経管栄養の導入を望まれないだろうと感じられ，さらに無理な導入は抑制などのリスクを生むことが予測されていても，後見人は「やらないでいいです」とはなかなか言えない立場だろう．また後見人にやってくださいと言われると，病院としてはやるしかないのではないか．
② 後見人は，本人に代わって医療行為の契約をすることにはなっているが，実は医療行為を受けるか受けないかを本人に代わって決める立場にはない[1]．このような場合には，後見人だけにその責任を負わせず，皆でSさんにとっての最善を考えていくことが必要ではないか．

具体的実践

話し合いは，Sさんが入所している施設のスタッフ，主治医，病棟看護師，市の成年後見人を交えて行われた．まずは病院から病状説明をし，施設スタッフからも，どのような選択をしても対応が可能であることを伝えた．その上で，本人にとっての最善は何かを後見人と一緒に考えていった．この判断は後見人だけの責任ではなく，私たち皆が一緒にすることだという姿勢を明解に示しつつ話し合いを進めた．病院スタッフの見ているSさんの現在や，施設スタッフの知るこれまでのSさんの行動から推察されるSさんの望むことは，「無理強いされずに本人が食べたいだけの経口摂取を続けて，今まで過ごしてきた施設で穏やかに最期まで過ごす」というものだろうという見解が浮かび上がってきた．後見人も今までのSさんの人柄を考えると，抑制されてまで長生きすることを本人は望まないだろうと話した．病院スタッフも施設スタッフも後見人も皆が，それが本人の望むところであるという思いを共有し，皆が納得できる形で合意形成がなされた．

考察

　単身独居で身寄りがなく，さらに認知症というケースは今後も増えていくだろう．成年後見人が指定されていたとしても，成年後見人は本人に代わって治療などの契約をする立場にあるが，治療をするかしないかなどの医療判断を本人に代わって行う立場にはない．しかし，代理決定者がいない場合，成年後見人にその責を求めてしまうこともよくあることである．命の長さに関わる選択は，身内でも大いに悩むもので，他人に対してそれを決めなければならない場合は，なおさら心理的な負担が生じる．医療行為をしないという選択は人の命の長さを左右する重い判断となるため，積極的に治療をする方向で話が進みがちである．

　このような場合は，後見人はもちろん，医療従事者や介護・福祉関係者など本人と関わりのある人々で「本人が望むであろうことは何か」「本人にとっての最善は何か」についてじっくりと話し合い，意見を共有しつつ，皆で責任を負う形で本人にとっての最善の決定をしていくことが，現状での最善の方法かと考える．

文献

1）箕岡真子，藤島一郎，稲葉一人：摂食嚥下障害の倫理．p.61，ワールドプランニング，2014．

〔横江由理子〕

　生命にかかわる治療の選択に際し，本人の最善を決める上で「本人の意思の推定」をどのような手順で行うべきかの模範的な解決である．特に重要な点は誰か1人が決定したり，責任をとるようにするのではなく，皆で「本人がどうしたいだろう」を推定し「経口摂取ですすめよう」と決定したことである．合意を形成する姿勢が重要であることを学ぶ事例である．【長江】

　医療代理人がいないという日本の現状を学ぶ事例ですね．成年後見人も，財産分与等ではなく，医療上の判断に，どの程度まで自分が関わるべきか迷うことも多いと思います．そのような中で，成年後見人も含めた医療ケアチームとして，本人の推定意思や最善を真ん中に据え，支援したことはよかったですね．【西川】

意思決定支援用紙

患者背景

氏名：Sさん		病名：認知症，誤嚥性肺炎
年齢：80歳	性別：男性	**病状経過**
家族構成 1人暮らしで身寄りなし． 認知症のため，市に指定された成年後見人がいる． 認知症が進み現在は施設で暮らしている．		認知症が進み施設で暮らしていたが，今回，誤嚥性肺炎治療のため入院．肺炎は改善傾向にあり食事が再開されたが，嚥下機能の低下と偏食のため，経口摂取のみで必要な栄養量を摂取することが難しくなることが予想される．

本人の意思

過去	現在	未来
胃瘻について，過去に本人の意思表示はない．生涯独身で，1人暮らしをして自由気ままに生きてきた．	話したい言葉を発することはできるが，会話が成立しないため，本人の意思は言葉としては確認できない．点滴などを嫌がって暴れることもあり，医療処置を望んでいない様子．ミキサー食が始まっているものの，気に入れば食べるが，気に入らないとお膳をひっくり返すなどの行為が見られる．	胃瘻を導入した場合，十分な栄養を摂取できるが，処置中には抑制が必要になる可能性が高い．導入しない場合，制限の少ない生活を送ることができるが，栄養が不十分となり徐々に衰弱していくと予測される．どちらを選択したとしても，入所中の施設に戻ることは可能．

医学的判断	家族の意向
誤嚥を繰り返す状態になっており，広い意味では認知症の終末期．今後も誤嚥性肺炎を繰り返す可能性が高い．嚥下機能も衰えてきているため，経口摂取のみでは，必要な栄養量を摂取できなくなりつつある．	生涯独身で家族はいない． 市が指定した成年後見人は，本人の医療を受ける権利を阻止することはできないため，選択できる医療行為があるのであれば，やってくださいという意向．

支援のポイント

成年後見人が，医療判断を任されているような状態であった．主治医，施設スタッフ，医療チーム等，今まで患者と接してきた人々の間では，本人のこれまでの暮らしや現在の様子から，苦痛をともなう医療行為は望まれないであろうし，抑制などの手段なしに行うことは困難，ということで見解が一致した．そのような中，「やる」選択よりはるかに重たい「やらない」という選択を，成年後見人1人に背負わせず，Sさんにとっての最善を医療者も含めた皆で考えていくという姿勢がポイントとなった．

合意形成に向けた具体的アプローチ・結果

主治医，病棟看護師，介護施設のスタッフ，成年後見人を集めカンファランスを行った．人工栄養法（胃瘻，中心静脈栄養法など）をやった場合，やらなかった場合のメリット，デメリットを説明した上で，それぞれの立場からの見解を成年後見人に伝えた．そして，この判断は，後見人が1人で決定したものではなく，関係者皆でした判断となることを明解に伝えた．本人にとっての最善を話し合う中，成年後見人がこれまで本人と接してきた印象と，医療者や介護スタッフの見解が同様であり，「本人なら希望しないだろう」と意見が一致した．その結果，経管栄養を導入せず，自主的な経口摂取のみで自然な最期を受け入れる方向で合意形成がなされ，もといた施設へ退院することになった．

18. COPD患者の急性増悪期の人工呼吸器装着を巡り，家族が患者の立場に立った判断ができない場合の選択

年齢：79	場：病棟	時間：日単位	本人の現在意思：あり	代理意思決定者：不明確
対立（人）：本人／家族，家族／医療者		対立（事項）：人工呼吸器（NPPV）	倫理的課題：自律，善行，無危害	

概 要

患者 Aさん　79歳　男性

病名 慢性閉塞性肺疾患（COPD）．合併症として高血圧，糖尿病，不整脈があり，人工ペースメーカー装着．在宅酸素療法．

生活歴 喫煙歴は20〜64歳まで44年間，1日30本．飲酒もビール大瓶1本に焼酎3杯程度という生活を続けてきた．仕事は土木建築業．

経過 15年ほど前に眩暈を訴え，洞不全・不整脈の診断でペースメーカーを装着した．同時期にCOPDも指摘されて禁煙したが，飲酒はやめられず，仕事柄や人づきあいのいい性格もあってよく飲み歩き，身勝手な行動を繰り返し，家族が犠牲になっていた．

約7年前から動作時の息切れが強くなり，在宅酸素療法を開始したが，酸素（1 L/時間）を吸入している状況で，動脈血酸素分圧（PaO_2）60〜65 torr，動脈血二酸化炭素分圧（$PaCO_2$）55 torrとⅡ型呼吸不全の状態が続いていた．

10日ぐらい前に風邪をきっかけに安静時でも息切れが強くなったため入院となった．肺炎を合併しており，動脈血ガス分析でも低酸素，高二酸化炭素血症が進行しており，軽いナルコーシス状態となった．抗菌薬治療を開始するも，ナルコーシスは次第に進行して傾眠も見られるようになったため非侵襲的人工呼吸療法（NPPV）の導入を検討することになった．

家族構成 妻と長男夫婦，孫娘の5人暮らし．日頃からワンマンで身勝手な行動が多く，家族とは距離がある．

本人・家族の意思と医学的判断

本人は傾眠状態で意識がぼんやりとしていることが多かったため，妻を呼んで状況を説明しNPPV装着について話し合った．すると妻は，「人工呼吸器をつけるなんてとんでもない，これまで私がどれだけこの人に振り回されてきたことか．このまま自然に最期を迎えてくれるのならホッとする．絶対に人工呼吸器なんてつけないでください．先日ペースメーカーの電池を交換するという時も私はお断りしたんです．聞いてもらえませんでしたけど．今回はお願いですから人工呼吸器なんかやめてください」と初めから否定的な意見であった．そこで長男にも来院をお願いしたが，仕事の関係ですぐに来ら

れず，電話でのやりとりとなったが「これまでの家族の折り合いもあり，母親のいいようにしてあげてください．父親はとても苦労をかけてきたので」ということであった．

本人の意思
過去 以前外来で，いざという時に人工呼吸器をつけますかと確認した際には「その時に考えるしかない」という返答であった．また，外来にはいつも1人で来ており，家族とその点について話し合う機会はなかった．
現在 朦朧としていることが多く，なかなか意思確認がとれないが，意識状態には波があり，きちんと受け答えのできる時間もある．
未来 Aさん本人がこれからの人生をどう過ごしていきたいかについての意向は不明．

医学的判断
　基礎疾患としてCOPDに加えて糖尿病もあり，しかも高齢であることを考えると，今回の肺炎が命取りになる可能性は高い．しかし一方では肺炎による呼吸状態の急性増悪は，抗菌薬で肺炎が改善するまでNPPVで急性期をしのぐことで回復し，元の生活に戻ることができる可能性も十分ある．

家族の意向
　これまでの決して良好とはいえない家族関係もあって，妻には本人の立場に立った状況判断を期待できない．長男も，父はこれまでずっと母に苦労をかけてきたので，母のいいようにしてあげてくださいと，本人よりも母親のことを優先した考え方である．

支援のポイント

　明らかにNPPV装着にメリットがあるにも関わらず，これまでの家族関係から妻も長男もそれに同意しない状況であったため，ほかに誰が本人の立場に立って判断できるのかが最大の問題であった．このケースではAさん自身と意思の疎通が図れる時もあったことが1つのポイントであった．

具体的実践

　ナルコーシスにより朦朧としていることが多かったものの状態には波があり，時にはしっかりとした言動が見られることもあった．そのタイミングを見計らってAさん本人に直接意向を確認した．
　「ようわからんで先生に任せるわ」という返答だったため，医療チームとしては，医師に判断を委ねられたと理解し，家族を説得してNPPVを開始した．その結果，抗菌薬治療の効果もあって呼吸状態は徐々に改善し，数日後にはNPPVからも離脱して，無事に退院にこぎつけた．

考 察

　一部では延命治療の代表的医療行為のようにいわれる人工呼吸療法だが，実際にはい

ろいろな種類や状況がある．いったん装着したら容易には離脱できず，気管切開をして人工呼吸管理を続けるTPPVに比べて，今回のNPPVはより一時的な意味合いの強いものであった．もちろんNPPVでは十分な効果が得られず，より確実性の高いTPPVに移行せざるを得なくなる場合もあるため，広い意味では延命治療の始まりとも捉えられるが，NPPV自体はいったん装着した後も患者自身の意思で中止を選択することも可能である．人工呼吸器装着にあたっては延命治療と一括りにせず，その種類や状況を含めて患者と家族にわかりやすく説明していくべきと考える．

　さらに本事例では，たとえ家族であっても患者の立場に立った判断ができるとは限らないことがもう1つの課題であった[*1]．妻も長男もAさんに非常に苦労してきたため，本人の立場になって親身に考えることができず，意思決定の代理人として妥当だったのか疑問が残る．今回は何とか本人の意向を直接確認でき，医師に任せるといわれたことで医師が決断を迫られたが，このように，状況によっては医療者が意思決定に参加するということもあり得ると考える[*2]．

　しかし，本人の意向が確認できなかった場合，いくら医学的に有用な治療でも家族の反対を押し切って進めるわけにいかなくなる状況も考えられるため，やはり事前に今回のような状況を想定して本人・家族・医療者が一緒に話し合っておくアドバンス・ケア・プランニングが大切である．

[*1] 厚生労働省の「人生の最終段階における医療の決定プロセスに関するガイドライン」解説では，家族とは，患者が信頼を寄せ，終末期の患者を支える存在であるという趣旨で，法的な意味での親族関係のみを意味しないと記載されている．
[*2] 同解説で，家族がいない場合および家族が判断せず，決定を医療・ケアチームに委ねる場合には，医療・ケアチームが妥当性・適切性を判断して，その患者にとって最善の医療を実施する必要がある．またその際は，家族に十分理解してもらうよう努める必要があると記載されている．

〔中島一光〕

　非常に示唆に富んだ事例です．本人の意向が明確でありません．医学的にも救命の可能性があります．また本人は医師に委ねています．代理意思決定者の適格性も検討する必要がありますね．家族の意向との乖離はありますが，本人の意思の尊重が基本でしょう．著者に賛同します．一方で，家族のつらい気持ちには常に寄り添わねばならない．そう感じました．【西川】
　身近に理解者がいない場合や代理意思決定において当事者性の高い家族がいない場合の意思決定支援は今後増えるかもしれない．この事例のように，本人から「先生に任せるわ」と医療者が代理意思決定者になることも想定される．ACPで事前に決めていても，最期どうするかについて，どのような手順で誰と合意形成をとって「本人にとっての最善」を考えるかは，現場の関係者に委ねられる．それゆえ，ガイドラインを参照しながら，客観的事実を収集し，整理し論理的に道筋を考えることを組織文化として醸成していきたいものである．【長江】

意思決定支援用紙

患者背景

氏名：Aさん		病名：COPD，高血圧，糖尿病，不整脈
年齢：79歳	性別：男性	病状経過
家族構成 妻，長男夫婦，孫との5人暮らし． 飲酒しては身勝手な行動を繰り返してきたため，普段から家族とは距離がある．		15年前，洞不全症候群にてペースメーカー装着．COPDと診断され禁煙するも，飲酒は続けていた．7年前，労作時の息切れが強くなり在宅酸素療法を開始するもⅡ型呼吸不全の状態が続いていた．10日前，風邪をきっかけに息切れが強くなり入院．抗菌薬治療を開始したが，次第に傾眠傾向となりNPPV装着の検討が必要となった．

本人の意思

過去	現在	未来
外来通院時に人工呼吸器装着について意見を聞いたところ，「その時になってみないとわからない」という返答であった．	意識が朦朧としており，意思確認ができないが，時にはっきりとした受け答えをすることがある．	今後，どこでどのように暮らしていきたいかなどについての本人の希望はわからない．

医学的判断	家族の意向
COPD，糖尿病があり，高齢でもあるため，今回の肺炎が命取りになる可能性はある．しかし，抗菌薬で肺炎治療しつつ，NPPVで急性期をしのぐことで回復できる可能性は十分ある．	妻：「人工呼吸器をつけるなんてとんでもない．このまま最期を迎えてくれたらホッとする」 長男：「父はこれまでずっと母に苦労をかけてきたので，母のいいようにしてあげてください」

↓

支援のポイント

- 人工呼吸器といっても延命的な意味合いの強いものから治療的側面が強いものまであり，本人や家族にわかりやすく説明して理解してもらう必要がある．
- これまでの家族関係から，妻も長男も本人の立場に立った意思決定ができるとは限らない．その場合，誰が判断をするのがよいのか．

↓

合意形成に向けた具体的アプローチ・結果

ナルコーシスにより朦朧としていることが多かったものの，しっかりとした言動が見られるタイミングもあったため，Aさん本人に直接意向を確認することができた．
「先生に任せる」という返答だったため，医療チームとしては医師に判断を委ねられたと理解して家族を説得しNPPVを開始した．その後，抗菌薬治療の効果もあって呼吸状態は徐々に改善し，数日後にはNPPVを離脱して無事退院することができた．

19 本人の意思推定が難しいCOPD急性増悪患者の人工呼吸器装着を巡っての救急初療室における妻の代理意思決定支援

年齢：78	場：救急	時間：時間単位	本人の現在意思：不明	代理意思決定者：明確
対立（人）：本人／医療者，本人の過去／現在，家族／医療者		対立（事項）：心肺蘇生，人工呼吸器（挿管）		倫理的課題：自律，善行，無危害

概　要

患者　Aさん　78歳　男性

病名　慢性閉塞性肺疾患（COPD）急性増悪，肺炎

経過　60歳代よりCOPDの診断を受け，呼吸器内科に通院していた．最近医師からは，在宅酸素療法の導入を勧められていたが，患者は望まず，在宅酸素療法の導入はしていなかった．ほかの既往として，高血圧症にて降圧薬の内服中であった．

　×年12月，夜間呼吸困難感を訴えたため，妻が救急車を要請し，救急外来に搬送された．検査の結果，低酸素血症と高二酸化炭素（CO_2）血症と呼吸性アシドーシスを認めた．初療で診療にあたった当直の医師は，妻に，生命の危機的状態であり，人工呼吸器を装着しなければ死が間近であることを告げた．妻は，「助けたいけど，酸素も嫌がってた人なのに機械をつけるなんて，本人が意識があったら嫌がるのでは」と人工呼吸器の装着について迷いがあった．

家族構成　キーパーソンは70歳代の妻．2人の間に子は1人．長女は30年以上前に他県に嫁ぎ，その後，2人で生活をしてきた．

本人・家族の意思と医学的判断

　妻が救急車を要請した際には「苦しい．助けてほしい」と会話ができる状況にあったが，救急隊到着時Japan Coma Scale（JCS）100であり，呼吸器装着を含めた今後の治療方針について，患者の意思確認はできない状況にあり，妻の代理意思決定が求められた．

本人の意思

過去　COPDの病期が進行し，主治医が在宅酸素療法の必要性を話した際に，「そんなものをつけて生活なんてしたくない」と話していた．これまでにこのような事態になった際にどうするかといった話し合いは，妻との間で話されていなかった．

現在　今回の呼吸状態悪化に関しては，「苦しい．助けてほしい」と話している．しかし，この「助けてほしい」は，症状の緩和のみを求める言動なのか，治療を求めるものなのかは不明．

未来　COPD急性増悪により生命の危機的状態にあるが，呼吸器の装着により呼吸状

態が維持され，その間の治療により状態が好転すれば，生命の危機を離脱できる可能性はある．また，それにより，高CO_2血症が改善し意識状態が改善すれば，今後の病気との向き合い方について，患者自身が意思決定できる可能性もある．しかし，IPPV（侵襲的陽圧換気）を選択した場合，気管チューブを抜管することや，呼吸器を離脱することができず，気管切開術を受け呼吸器を装着したままの生活を送る可能性もある．

医学的判断

　COPDの病期はⅡ～Ⅲ期であり，COPDの急性増悪により呼吸不全に至っている．呼吸不全の治療に対し効用のあるものとしてIPPVを考えるが，抜管できない可能性も考えられる．IPPVより効用は劣るかもしれないが，ほかの治療方法としてNPPV（非侵襲的陽圧換気）も考えられる．IPPVやNPPVにより高CO_2血症が改善すれば，意識障害が改善する可能性もある．これら呼吸器の装着を行わなければ，呼吸不全の治療は非常に困難を呈する状況にあり，意識の改善も難しい状況にある．

家族の意向

　本人の意思として，過去に「こんなもの（在宅酸素）までつけて生活したくない」と話していた患者の意向は受け止めていたが，現在の「助けてほしい」という本人の意向の言葉の真意が明確でないため，妻は人工呼吸器を装着するかしないかの代理意思決定に困難さを感じている状況にあった．

支援のポイント

　救急初療室での意思決定支援は，時間的猶予がない中で生命に関わる重要な意思決定が求められる．支援にかけることのできる時間が短く，得られる情報量も少ない傾向にあるが，この一瞬とも感じとれる状況の中での関わりが，患者のエンド・オブ・ライフに大きく影響する．またその多くは，患者本人は意識レベルが低下しており，意思の表出が難しいことが多い．本事例も，このような救急初療室で特徴とされるような意思決定支援が必要な場面であり，いかにこの瞬間の関わりが大きな意味をもっているかを，医療者が意識して支援する必要があった．

　患者はCOPD急性増悪により呼吸不全を呈していて，生命の危機的状況にあった．気管内挿管をするか，呼吸器を装着するかといった判断を求められており，救命することや，意識障害の遷延を極力短時間とし意識障害の改善の可能性をより高く保ちたいことなど考慮すると，多くの時間をここにかけることのできない状況に置かれていた．また，本人の現在の意思を確認することが困難であるため，過去や未来の意思も拠り所にしながら，家族が代理意思決定をする必要があった．

チームカンファランスでの意見

①時間的に限りのある状況であるが，限りある中でも意思決定支援をチームで行っていく必要のある場面であるということを共通認識する．

②医療者と家族のディスカッションを通じて，患者の意思を推定し，その意思に基づいた代理意思決定ができるように支援をする必要がある．

具体的実践

　まずは救急初療という環境の中で，「時間的問題」にいかに挑むかということが必要であった．患者の現在の病態のみでなく，医学的判断をもとにした今後の見込みなども含めて予測することで，意思決定支援の一旦のタイムリミットを決めて支援ができた．また，患者に不利益が生じない範囲で，意思決定支援にかけることのできる時間を最大限確保するための，あらゆる手段をチームで模索し，妻が治療方針を代理意思決定するまでの間，バックバルブマスク換気を行い，妻がNPPVを選択するに至った．

　妻が代理意思決定を行うにあたって，患者の意識レベルはJCSⅢ-100であり，現在考えうる具体的な治療方針についての，明確な本人の意思を確認することは困難であった．タイムリミットを意識しつつ，情報収集や整理を妻や医療チームで行った．このような救急初療の場では，当直医のみで患者の意思を判断することもあるが，かかりつけの主治医にも連絡し，これまでの経過や何か患者の意思表示と思われる情報がなかったかも確認した．このようにして，限られた状況の中でもチーム・家族カンファランスを少しでも可能にしたことで，家族と医療チームがプロセスを共に歩むことにつながった．

考察

　初療のような緊急でクリティカルな場面では，医師の情報に意思決定の方向性が左右されるなど，意思決定に際して患者・家族が主体的となりにくく，医療者が治療を決定する傾向があることや，医療者同士の話し合いも十分に行われていない傾向にあると言われている．その一方で，それら緊急の場面で瞬時的に求められる代理意思決定を，患者の死後も家族が背負っている．決定内容のみでなくそのプロセスも重要であり，shared decision making という概念をもとにしたケアの必要性も述べられている．

　代理意思決定や，救急という場でのクリティカルで時間的猶予もないといった問題に対し，医療者がこの一瞬の意思決定を，患者にとっても家族にとっても重要なものと捉え，問題に挑み，プロセスを共にする姿勢の重要性を考えさせられた一例であった．

〔多田昌代〕

　救急初療室での短い時間，意思決定の時間を可能な限り確保し，過去・現在の本人の意思が明らかでない中，当面の救急治療を行い，わずかなサインも逃さずに患者の意思を継続的に確認していくという記載は見事です．また，筆者が一部示していた，生命維持治療を始めたら中止できない懸念は近い将来なくなるでしょうし，このような事例ではNPPV等の期間を限ったトライアルが有力な選択肢になるでしょう．【西川】

　一度始めた延命治療の中断がしがたいがために，治療の差し控えが選択されることもしばしばある．救急の場面では，精一杯の延命治療を行い，治る可能性がないと判断された場合には中止の選択ができる世の中になるとよい．【横江】

意思決定支援用紙

患者背景

氏名：Nさん		病名：COPD 急性増悪　呼吸不全
年齢：78歳	性別：男性	**病状経過**
家族構成 妻と同居．子どもは1人で長女がいるが，他県に住んでおり，救急外来への付き添いはない．		60歳代よりCOPDの診断を受け，呼吸器内科に通院していた．最近医師からは，在宅酸素の導入を勧められていたが，患者は望まず，在宅酸素の導入はしなかった．今回COPD急性増悪で呼吸不全に陥り，救急車にて救急外来へ搬送された．救急外来到着時には，意識レベルはJapan Coma Scale 100であった．

本人の意思

過去	現在	未来
外来通院時，内服に関しては自己管理がされており，医師からの禁煙の指導も受け入れることができていた．在宅酸素療法に対しては，「そんなものをつけて生活なんてしたくない」と話していた．その時点で，患者はこのような急変を予測していたかということは不明である．このような事態になった際について，これまで妻と話をしたこともない．	今回「苦しい．助けてほしい」と妻に助けを求め，妻が救急車を要請した．この時点では会話はできたが，救急隊到着時には，高CO_2血症により意識レベルが低下していた．救急外来到着時には呼吸器装着や気管内挿管に関しての本人の意思は確認できず，「助けてほしい」の言葉も，症状緩和を求めるものか，治療を求めるものか，現在確認はできない．	COPD急性増悪により生命の危機的状況にあるが，呼吸器の装着により呼吸状態が維持され，その間の治療により状態が好転すれば，生命の危機を離脱できる可能性はある．また，それにより，高CO_2が改善し，意識状態が改善すれば，今後の病気との向き合い方について，患者自身が意思決定できる可能性もある．しかし，IPPV（侵襲的陽圧換気）を選択した場合，気管チューブを抜管することや，呼吸器を離脱することができず，気管切開術や呼吸器を装着したままの生活を送る可能性もある．

医学的判断	家族の意向
COPDの病期はⅡ〜Ⅲ期であり，今回はこのCOPDが急性増悪したことで呼吸不全に至っている．呼吸不全の治療に対し効用のあるものとしてIPPV（侵襲的陽圧換気）を考えるが，抜管できない可能性も考えられる．IPPVより効用は劣る可能性はあるが，ほかの治療方法としてNPPV（非侵襲的陽圧換気）も考えられる．IPPVやNPPVにより高CO_2血症が改善すれば，意識障害が改善する可能性もある．これら呼吸器の装着を行わなければ，呼吸不全の治療は非常に困難を呈する状況にあり，意識の改善も難しい状況．	患者が意識レベルが低下する前に言った「助けてほしい」という言葉の意図が明確でないため，それを基準にして，呼吸器を装着するかといったことを含めた治療方針を，妻が代理意思決定することができかねる状況にある．また，外来通院中には，在宅酸素療法の導入に対して，「そんなものまでつけて生活したくない」と話して在宅酸素を受け入れず治療を行ってきたという経緯もあり，「そんなものまでつけて」と「助けてほしい」という患者の言葉の狭間で，患者の望むことは何かを妻が考えることが困難な状況にある．

支援のポイント

- 現時点では，患者の意識レベルはJCS Ⅲ-100であり，本人の現在の意思を確認することが困難であり，過去や未来の意思も拠り所にしながら，家族が代理意思決定をする必要がある状況．救急初療には妻1人しか家族はおらず，代理意思決定を行う妻を支えることのできるほかの家族がそばにはいない．
- COPDの急性増悪の患者に対して，気管内挿管をするかしないか，呼吸器の装着をどうするかの判断が必要である．
- 呼吸不全による生命の危機的状況にあり，また，高CO_2血症による意識障害が遷延すれば，意識が改善する見込みにも影響するため，意思決定を支援するにあたって，時間的猶予がない．

合意形成に向けた具体的アプローチ・結果

- まずは医学的判断から，どこまで意思決定に時間をかけることができるかを判断した．また，少しでも時間を確保できるように，バックバルブマスクでの換気を行った．このようにして，意思決定にかけることのできる時間の確認と確保を行いながら，救急初療においても最善の意思決定ができるように支援する環境を整えた．実際の意思決定に関しては，患者の現在の意思である「助けてほしい」の意味を，過去や未来の意思も含めて妻と共に確認しながら，また，治療にあたった救急当直の医師のみでなく，主治医の呼吸器内科医にも判断を仰ぎながら，妻が意思決定をできるように，チームでそのプロセスを共にした．その結果，NPPVを装着しながら，呼吸不全の改善と肺炎の治療に努めていき，患者の意識が改善するようなら，たとえわずかなサインも見逃さず患者の意思を改めて確認することを約束し，救急初療室から，救命救急センターに入室した．

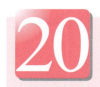

20 自宅での看取りのために透析治療を見合わせた末期がん患者の支援

年齢：78	場：病棟	時間：週単位	本人の現在意思：あり	代理意思決定者：明確
対立（人）：本人／家族		対立（事項）：告知，透析，療養場所		倫理的課題：自律，無危害，公平

概要

患者 Bさん 78歳 男性
病名 糖尿病性腎症，C型肝炎，肝細胞がんによる肺転移
経過 6年前から，糖尿病腎症により透析を行っている．3か月前に，肝細胞がんからの肺転移が見つかったが末期の状態であり，積極的な治療は行わず，家族の希望により本人には知らされていない．自宅で徐々に食事摂取不良となり，呼吸状態が悪化したため，救急車で搬送され入院となった．入院後から，全身状態が徐々に悪化しているが，透析は週3回続けている．意識が朦朧とした中で，時折「いつ退院できるの？」と看護師に聞いてくる．
家族構成 妻，息子，孫と4人暮らし．自営業．家族で支え合って仕事をしてきた．

本人・家族の意思と医学的判断

ケアを行う中で，Bさんから「もう先が長くないかな」との発言があった．がんの告知はされていないものの，体力の低下により先が長くはないことを実感しているようであった．透析を行った後は，倦怠感が強く眠っていることが多い．食事は1割程度の摂取であり，妻が購入してきたパンなど時々食べている．

本人の意思
過去 これまで，透析を行うことが日々の日課となっていたが，最近は体力の低下により透析後は寝ていることが多い．
現在 本人（意識が朦朧とした中で）「自宅に帰りたい．退院したい」「おかあちゃん（妻）はいつくるの？」「もう私は先は長くはないでしょうね」
未来 透析を中断した場合，本人が死期が近いことに気づく可能性はあるが，残り少ない時間を自宅で過ごすことができる最後のチャンスかもしれない．透析を続けた場合，透析条件や回数を変更し実施すれば透析を中断するよりも長く延命可能であるが，自宅に帰るタイミングを失う可能性がある．

医学的判断
肝臓がんは末期の状態であり，全身状態が悪化している．今後全身の痛みが増強した場合，麻薬の使用を検討し緩和医療を行う予定．現在，透析治療は，血圧の維持が困難であることから，除水量・時間を減らして行っている．透析を安全に実施できていない

ことから，透析治療の見合わせも最善の治療を提供するという選択肢となり得る．透析を中断すれば1週間以内に亡くなる可能性が高い．

家族の意向
妻「先は長くはないという覚悟はできている．体力がもたない場合，透析を中止してもらっても構わない．でも，その場合，本人の生きる希望を奪うことになるのではと心配．今まで体がつらくても透析だけは頑張ってきた」「同居している孫がおじいちゃん大好きで自宅で待っている．亡くなって帰ってきたらショックを受けると思う．夫を自宅に連れて帰りたいけど，診てくれるお医者さんがいるか心配」

支援のポイント

意思決定能力が失われていく中で，末期がんであることを知らされていない本人にとって，残された時間の中で，最善の生を生きることができるよう支援することにポイントがあった．長年の生活の一部となった透析治療を断念し自宅へ帰るという選択が，現在の本人にとって幸せなことか，それとも本人の最後の希望を奪うことになるのか，本人を支える周囲の人たちの意見も含めて合意形成を行い，判断する必要があった．

チームカンファランスでの意見
①第一優先する事項は，身体的苦痛を軽減するために疼痛緩和をはかり，本人にとって心地よい環境を作ることである．
②本人が，がんの末期であることを知らされていないために，どのように最期を生きたいか本人に意思を確認できない状態．現在意識レベルが低下してきており，妻や周りの家族からの情報を得てケアに取り入れる必要がある．
②妻が自宅での看取りを希望した場合，在宅を支援する医療チームと共に合同カンファランスを実施し情報を共有し，本人と家族が安心して自宅に帰れるように準備を行う．

具体的実践

Bさんが最期をどう生きたいかを聞く前に意識レベルが低下していった．妻に，Bさんの元気な頃の様子を聞き，本人がどうしたいと思うか時間をかけて聞いていった．妻は，過去に介護をする中で人を看取った経験があったが，夫のこととなると動揺してしまう，と話した．妻にとって，夫が透析を続ける意味は「本人に不審がられないように最後まで明るく振る舞い，希望をもたせてあげたい」「だけど透析した日は体がつらそうで可哀そう」というものであった．また，「本人のつらい姿を見ていられない．不謹慎だけど早く意識がなくなればいいと思ってしまう自分がいる」と揺れ動く気持ちを表出した．Bさんの残された時間について妻と話し，在宅療養を選択することもできるように透析を続けることのメリットとデメリットを共に考えた．食事摂取量が減ってきていることや，血圧が低下しつつあることは，死へ向かう準備をしている自然な体の反応であることをわかりやすく説明した．

妻の来院時は，Bさんの食事の介助や清潔ケアを共に行った．その際，Bさんが元気だった頃の様子やどのような価値観をもち生活してきたかを聞き，環境整備や日々の看護に取り入れた．

　妻がそばにいる時は本人の笑顔が増えた．妻は「本人が帰りたいと言っているなら何とかサポートできないだろうか」と思うようになった．担当ケアマネジャーに連絡し，在宅での医療体制が整えられるように調整した．調整会議を行い，今後透析を中断し自宅に戻った際に考えられる反応について，家族と在宅医療を支える医療者が納得できるまで話し合った．妻は，がんの末期であることを本人に悟られないように気丈にふるまっている様子があったが，本人と長く過ごしたい一方でこれまでの介護疲れや，本人を失うことへの悲嘆があると思われた．息子や娘のサポートが得られるように協力を依頼し，透析治療を見合わせ退院となった．

考 察

　がんの末期であるが未告知であり，意識レベルが低下していく中で，Bさんが生を終える時まで最善を生きる方法を家族と共に考え，本人にとって心地よい環境を整えていくことが課題であった．透析治療を長年続けてきた者にとって，毎日の透析が何ごともなく終わることは，生きる支えであり，身体的には治療に依存せざるを得ない．透析を中断するタイミングは難しく，自宅で看取る際も家族の不安は大きいと思われた．その思いと家族の揺れ動く気持ちを理解し，家族と本人にとって最善の方法を納得いくまで話し合い，家族が安心して自宅で看取ることができる体制を共に整えることが重要であると認識できた一例であった．

〔穴井えりも〕

　末期がんにより人生のいよいよ最終段階にある患者さんを支援された事例ですね．透析中断のタイミングも含め，皆で本人にとっての最善を考え，自宅に戻る意思決定支援をされましたね．一方で，Bさん本人の気持ちを，率直に教えてもらう支援のあり方も大切なのではないかと思いました．【西川】

　本人にとっての最善を周囲の人々がよく考えた意思決定だと思います．ただ，本人の意思はどこにあるのか．病名告知はしないとしても，病状を伝えて本人の意向を確認することはできたかもしれません．【横江】

意思決定支援用紙

患者背景

氏名：Bさん			病名：糖尿病性腎症，C型肝炎，肝細胞がんによる肺転移
年齢：78歳		性別：男性	病状経過
家族構成 妻，息子，孫と4人暮らし．自営業．娘が近所に在住．			6年前から，糖尿病腎症により透析治療開始．3か月前に，肝細胞がんからの肺転移が見つかったが既に末期状態であったため，積極的な治療は行わず，家族の希望により本人には未告知．自宅で徐々に食事摂取不良となり，呼吸状態が悪化したため，治療目的で入院となった．入院後，透析は隔日で続けている．時折「いつ退院できるの？」と看護師に聞いてくる．

本人の意思

過去	現在	未来
透析を行うことが毎日の日課となっていたが，最近は体力の低下により透析後に寝ていることが多い． 透析を続けながらも，長年妻と2人で自営業を行ってきた．	本人（意識が朦朧とした中で）「自宅に帰りたい．退院したい」 「おかあちゃん（妻）はいつくるの？」 「もう先は長くはないでしょうね」	透析を中断した場合，本人が病状の悪化に気づく可能性はあるが，残り少ない時間を大切に過ごすことができる．透析を続けた場合，透析条件や回数を変更し実施すれば1週間以上の延命は可能であるが，自宅に帰るタイミングを失う可能性がある．

医学的判断	家族の意向
透析を中断した場合，余命は1週間程度．肝臓がんに関しては，末期の状態であり治療法がなく，緩和医療を行っていくことが望まれる．今後，がんによる痛みが増強した場合，麻薬の増量が望まれる．現在は，透析中も血圧の維持が困難であり，除水量・時間を減らして行っている状態．	妻「もう先は長くはないと思う．体力がもたない場合，透析をやめても構わないと思っているが，その場合，本人がおかしいと気づくかもしれないことが心配」 「自宅にいる孫がおじいちゃん大好き．亡くなって帰ってきたらショックを受けると思う．連れて帰りたいけど，診てくれるお医者さんがいるか心配」

支援のポイント

がんの末期であるが，未告知であり，ご本人が最後を過ごす環境をどうしたいかを聞く前に意識レベルが低下していった．妻に，B氏の元気な頃の様子を聞き，B氏が透析を続けることや最後をどのように過ごしたいか妻と共に話しあった．妻は過去に人を看取った経験があり，落ち着いて話していたが，夫のこととなると自宅で看取れるか心配，動揺してしまう，との発言があった．B氏の残された時間について妻と話し，在宅療養を選択することもできるように透析を続けることのメリットとデメリットを説明した．

合意形成に向けた具体的アプローチ・結果

妻の来院時は，Bさんの食事の介助や清潔ケアを共に行った．妻がそばにいる時はBさんの笑顔が増え，反応も良くなった．妻にとって透析を行う意味は「本人に不審がられないように何とか続けてもらいたい」というものであった．しかし，妻は看護師と共にBさんのケアに入る中で，体力や意識が低下する姿をみて「本人が帰りたいと言っているならなんとかサポートできないだろうか」と思うようになった．担当ケアマネジャーに連絡し，在宅での医療体制が整えられるように調整した．調整会議を行い，今後透析をせずに自宅に戻った際に考えられる反応について，妻と在宅医療を支える医療者が納得できるまで話しあった．食事摂取量が減ってきていることや，血圧が低下しつつあることは，死へ向かう準備をしている自然な体の反応であることを説明した．妻は，Bさんと長く過ごしたい一方で介護疲れもあると思われた．息子のサポートが得られるように協力を依頼し，在宅での支援体制ができた後に，透析治療を見合わせ退院となった．

21 再挿管のリスクがある末期心疾患の患者が抜管を希望したケースにおける医療者・家族間の価値の対立

年齢：77	場：救急	時間：月単位	本人の現在意思：不明	代理意思決定者：明確
対立（人）：本人／医療者，家族間，家族／医療者		対立（事項）：人工呼吸器（挿管）		倫理的課題：自律，善行，無危害

概要

患者 Yさん　77歳　男性

病名 特発性拡張型心筋症，持続性心室頻拍，慢性腎不全

経過 57歳より拡張型心筋症を指摘され，70歳時に薬物療法に加え，両室ペーシング機能付植え込み型除細動器（CRT-D）を施行した．以後，僧帽弁閉鎖不全症に対して手術検討をされたが，低心機能のため保存的加療方針で，非持続性心室頻拍（以下NSVT）に対してもアブレーションは困難であり，薬物療法，ICD治療の調整により経過観察中であった．その経過中に，心室頻拍（VT）に伴うICD頻回作動（8回）をきたし，不整脈治療目的で入院となった．しかし，薬物抵抗性のVTが持続し，繰り返し心停止をきたす病態に陥ったため，本人・家族の意思確認の上，気管内挿管による鎮静下でCCUへ入室となった．深鎮静管理を行いながら抗不整脈薬を調整した結果，約2週間後，非持続性心室頻拍の出現が1日3回程度あるものの，徐々に沈静化がみられたため，慎重に鎮静薬を減量し中止に至った．しかし，鎮静薬中止後もVTコントロールが困難であり，意識障害の持続もきたしていたことから人工呼吸管理は継続されていた．医師は，VTは拡張型心筋症に伴う病状の進行に起因するものであり治療の限界であること，繰り返すVTにより腎不全が進行していることから，推定予後を数日～数か月と判断し，家族（妻，長男，次男）に対して，予後に対する説明，蘇生処置や延命治療に対する意思確認が行われた．家族は，予後が短いのなら，人工呼吸器につながれた状態ではなく，自然な形で最期を迎えさせたいので抜管してほしい意向があることを医療者に伝えた．この時点での患者の意識レベルは簡単な従命動作は可能であったが，複雑な従命動作は困難であり，意思決定能力は低下している状態であった．主治医チームは，回復困難な病態であり，延命ではなくQOLを重視し，家族が望む終末期を迎えさせたいという価値と，抜管に伴う負荷でVTストーム再発から急変するリスクが高く再挿管となった場合の患者の苦痛や，抜管後の気道管理に伴う患者の苦痛を考慮すると，必ずしも抜管することがQOLを重視することにならないという価値の間で葛藤し「終末期と予測される状態の中で患者にとって何が最善の選択となるかを検討したい」とコンサルテーションがあった．

家族構成 妻と2人暮らし．長男夫婦，次男夫婦が他県に在住．次男は医師でキーパーソンである．妻は，毎日面会に来ており，長男，次男との関係性は良好．意思決定に際

しては，長男，次男に相談しながら調整を図っている．

本人・家族の意思と医学的判断

　病状説明には，妻，長男，次男が同席していたが，すべて次男が返答しており，本人の推定意思を含めた意向なのか，家族全員の合意した意向なのか不明確であった．また，現在の病状をどのように家族が認識し，どのような価値判断で抜管を希望しているのか不明確であり，本人の推定意思，各家族成員の価値について，話を聴くこととした．

本人の意思

過去　事前指示に対する意思確認はなされていなかったが，妻の情報によるとこの病院で治療して助からなかったら仕方がないと思っていた．多趣味で，ピアノを弾く，家でホームパーティーをするなどして過ごしており，孫に会うのを楽しみにし，まだまだ生きたいと思っていた．

現在　鎮静中止後，意識障害が持続しており意思表示が困難な状態であるが，外来主治医や家族が話しかけると笑顔となることが多い．本人の推定意思については，「意識があるなら，人工呼吸器に依存せず，孫や家族と話すことを望んでいると思うため，はずしてほしいと言うと思う」と家族全員の意見として述べられた．

未来　現状では意識障害の改善は不確実で，VTストームから急変するリスクが高く，抜管した場合，再挿管の苦痛や気道管理に伴う苦痛も考えられる．また，QOLを考慮した抜管であれば再挿管が考えにくいため，急変した場合，家族の苦悩を引き起こす可能性がある．抜管しなければ，最期まで人工呼吸器を装着したままの生活となり，家族が望む最期は迎えられない．

医学的判断

　心不全末期であり繰り返す心停止から多臓器不全に陥っており予後数日〜数か月．VTは末期心不全に起因するもので，今後改善の見込みはない．意識障害遷延の原因は明らかではないが，安静時脳波により，全般性の中等度までの脳機能低下あり，回復するかどうかは不確実．自発呼吸はあり呼吸不全の状態ではないため，呼吸不全のサポートとしての人工呼吸器の必要はないが，抜管に伴う気道管理困難，低酸素によるVTストームのリスクが高く，抜管のリスクは高いと考える．

家族の意向

長男：数日の命なら，意識障害の改善が難しく，抜管することで却って患者の苦痛を引き起こすのではないか．しかし，余命が数か月あるのであれば，VTの沈静化と呼吸状態も安定化している現時点で抜管を試み，意識レベルの回復を待ちたいという気持ちの中で葛藤している．長男は，医療者である次男の判断に沿う方向であったが，抜管と安楽を天秤にかけた際，現段階で本当に抜管が適切か判断がつかないので医療者の見解を聞き，その上で再度，家族間で話し合いたいという意向をもっている．

次男：最期の時間は，人工呼吸器や気管内チューブを入れずに，自然な形で過ごさせたいという価値があり，不整脈の沈静化している今しか抜管のチャンスはないと考えていた．また，自身の医療経験から患者の病みの軌跡を「心不全または腎不全による臓器不

全死」と予測し，不整脈は蘇生処置によりコントロールできると認識していた．さらに，意識状態は回復傾向にあり，抜管後の気道管理は不要であると判断していた．
妻：判断できない状態であり，次男の判断にまかせたいという意向であった．

支援のポイント

　本症例は，予後数日～数か月という病みの軌跡が推定される中，医療者・家族間で患者にとって安らかな最期を過ごすという目標達成のための最善の選択に対する価値の対立が生じていた．その背景には，医療者・家族それぞれが抱く患者にとっての安らかな最期の過ごし方のあり様と各選択肢に対して患者が辿ると予測される見通しについての認識がずれていることが考えられた．また，終末期に至る選択はいのちの選択であり，選択に関与する人々の葛藤や気持ちの揺れが生じていた．関与する人々の心情に配慮した合意形成のプロセスがたどれるよう支援することも重要である．そして，ゴール設定や選択においては，医療者にとっての最善が患者にとって最善とは限らないこと，家族にとっての最善が患者にとって最善とは限らないことを認識し，患者にとっての最善の選択ができるよう，医学的判断，患者・家族の意向，周囲の状況，QOLの視点から適切な情報を得て，患者・家族を含めた多職種で慎重に合意形成を行う必要がある．

チームカンファランスでの意見
① 予後が数日～数か月であると考えられ，抜管後の急変のリスクや抜管後の苦痛を考えると抜管しない方がよい．
② 家族が望む安らかで自然な形で最期を迎えさせたいという意向が，抜管という選択肢であるかどうか再検討する必要がある．抜管することでの気道管理の苦痛や心不全増悪のリスク，人為的に死期を早める可能性もあり，必ずしも安らかな状態にならない可能性が高い．一方で抜管し意識レベルの改善を認めた場合，家族とのコミュニケーションが図れる可能性はあるが，意識レベルが回復する保証はない．以上の点をふまえると，抜管の苦痛や再挿管のリスクを最小限にし，患者が会話可能な状態になれば，コミュニケーションも可能となる気管切開も選択肢の一つと考えられる．
③ 抜管しなくてもいつ急変してもおかしくない状態であり，家族が抜管のリスクを理解した上での選択であれば尊重すべき．抜管後，苦痛をきたした場合，緩和ケアへの移行を考慮する．

具体的実践

　家族と医療者との各選択肢のメリット，デメリットに対する認識のずれを修正し，尊厳ある安らかな死を迎えられるようにすることを目標として意思決定支援を行った．
　まず，患者・家族の権利擁護者として，家族が患者に対してどのような終末期治療・ケアを望むのか，対話のプロセスを通して共有し，目標の再確認を行った．その上で，医療者として考えられる各選択肢（現行維持，抜管，気管切開）のメリット・デメリット，追加可能なオプション（緩和ケア），予測される見通しについて情報を提供し，認

識のずれをなくすように介入した．そして，何が最善の選択となるか医療者と共同して意思決定できる場を設け，代弁者としての役割を行った．その結果，家族は自己の価値を見つめ直し，必要な情報を整理できたことで，医療者と家族間の選択肢の見通しのずれがなくなり，「患者が話せることにこだわらず患者の尊厳が維持されて，安楽な最期を迎えるための最善の選択を行う」という目標が一致し，「急変のリスクや苦痛のリスクを背負ってまで抜管を行うべきではない」ことを家族全員で共有できた．最終的に，患者・家族の望む最期の過ごし方の実現の選択として，気管切開を行うことを医療者・家族間で合意形成した．

考　察

　終末期の意思決定は，いのちの選択であると同時に患者・家族が望む人生の選択になるため個別性があり，多様性，複雑性から葛藤を生じやすく意思決定困難となりやすい．それゆえ，選択に関与する人々の価値の対立状況が起こりやすく，認識のずれも生じやすい．特に，本症例は，致死的不整脈によりたどる病みの軌跡と治療選択に対するメリット・デメリットに対する認識のずれがあり，代理意思決定者の経験や価値が大きく影響していた．認識のずれがある場合には，その背景を理解し支援することが，合意形成を図っていく上で重要である．しかし，病院の中では，病院特有の支配的な物語が無意識にセットされており（ドミナント・ストーリー），これらの文脈を逸脱してくるような展開を生まないような策がとられやすく，このことが固有のナラティブを語ることを妨げ，医療者の独善的な判断につながることがある．本症例においても，患者を診てもらっているという立場があり，本音をなかなか言い出せない状況があった．そのため，医療者は患者・家族の気持ちを否定することなくあるがままに聴くことを常に意識しておかなければならない．そして，患者にとっての最善の目標は何かを家族と共有するとともに，家族の葛藤や気持ちの揺れを理解した上で，目標を達成するための選択肢に関する情報を医療者・家族間で相互に共有しながら方向付けを行い，合意形成していくshared decision makingのプロセスが意思決定において極めて重要である．

〔高田弥寿子〕

　本人，次男等の意思は気管チューブを抜くこと，一方，医学判断は気管チューブを抜くのはハイリスクでした．医療者・家族間で，患者の最善を考え抜いたことは素晴らしいです．一方，患者自身と最善を考え抜いたらどうなっただろうと思いを巡らせました．結論が何であったとしてもshared decision makingのプロセスを尽くしていましたね．【西川】

　急性期の現場では一つの医療処置の選択がいのちの選択となる場合が多く，考える時間もなく差し迫った選択を迫られる．この事例のように現実を客観視する機会を作り，現状や見通しについて複数の関係者で検討することで，不確実な中でも，その時の最善を皆で決めることが重要である．関係者にとってこの合意形成がどんな結果になったとしても「皆で決めた最善」は尊い体験となるに違いない．【長江】

意思決定支援用紙

患者背景

氏名：Yさん		病名：特発性拡張型心筋症，持続性心室頻拍，慢性腎不全
年齢：77歳	性別：男性	病状経過
家族構成 妻と2人暮らし．長男夫婦，次男夫婦が他県に在住．次男は医師でキーパーソンである．		拡張型心筋症，持続的心室頻拍により薬物療法，CRT-D施行により加療中．VTストームにより入院．薬剤抵抗性のVTで繰り返し心停止をきたしたため，VT治療のため気管内挿管による鎮静下でCCU入室．薬物治療でVTは沈静化し，鎮静薬は中断したが，VTコントロールはついていない状態．慢性心不全 Stage Dの末期心不全患者で，多臓器不全の進行（意識障害，腎不全）により，予後不良な状態．家族が安らかな最期の過ごし方を望み，抜管を希望．

本人の意思

過去	現在	未来
事前指示に対する意思確認はなされていなかったが，この病院で治療して助からなかったら仕方がないと家族に伝えていた．多趣味で，ピアノを弾く，家でホームパーティーをするなどして過ごしており，孫に会うのを楽しみにし，まだまだ生きたいと思っていた．	鎮静中止後，意識障害が持続しており意思表示が困難な状態であるが，外来主治医や家族が話しかけると笑顔となることが多い． 本人の推定意思：「意識があるなら，人工呼吸器に依存せず，孫や家族と話すことを望んでいると思うため，はずしてほしいと思う」	抜管すれば，会話できるかもしれないが，現状では意識障害の改善は不確実であり，VTストームから急変するリスクも高く，抜管した場合の再挿管の苦痛や気道管理に伴う苦痛も考えられる．また，QOLを考慮した抜管であれば再挿管が考えにくいため，急変した場合，家族の苦悩を引き起こす可能性がある．抜管しなければ，最期まで人工呼吸器を装着したままの生活となり，家族が望む最期は迎えられない．

医学的判断	家族の意向
心不全末期であり繰り返す心停止から多臓器不全に陥っており予後数日～数か月．VTは末期心不全に起因するもので，今後改善の見込みはない．意識障害遷延の原因は明らかではないが，安静時脳波により，全般性の中等度までの脳機能低下あり，回復するかどうかは不確実．自発呼吸はあり呼吸不全の状態ではないため，呼吸不全のサポートとしての人工呼吸器の必要はないが，抜管に伴う気道管理困難，低酸素によるVTストームのリスクが高く，抜管のリスクは高いと考える．	次男：最期の時間は，人工呼吸器や気管内チューブを入れた状態ではなく，自然な形で過ごさせたいという価値があり，不整脈の沈静化している今しか抜管のチャンスはないと考えていた．また，自身の医療経験から患者の病みの軌跡を「心不全または腎不全による臓器不全死」と予測し，不整脈は蘇生処置によりコントロールできると認識していた．さらに，意識状態は回復傾向にあり，抜管後の気道管理は不要であると判断していた． 長男，妻：医療者の次男の判断に委ねる意向であるが，長男は，医療者，家族と再度話し合いたい意向をもっている．

支援のポイント

本症例は，医療者・家族間で患者にとって安らかな最期を過ごすという目標を達成させるための最善の選択に対する価値の対立が生じていた．その背景に，医療者・家族それぞれが抱く患者にとっての安らかな最期の過ごし方のあり様と各選択肢に対して患者が辿るであろう見通しについて医療者ー家族間で認識がずれていることが考えられた．したがって，患者にとっての安らかな最期の過ごし方に対する目標を共有し，各選択肢に対して患者が辿ると予測される見通しと選択肢のメリット・デメリットについて共通理解できるように支援する．

合意形成に向けた具体的アプローチ・結果

家族が患者に対してどのような終末期治療・ケアを望むのか，対話のプロセスを通して共有し，目標の設定を行った．その上で，医療者として考えられる各選択肢（現行維持，抜管，気管切開）のメリット・デメリット，追加可能なオプション（緩和ケア），患者が辿ると予測される経過について情報を提供した．特に，家族が望む安らかな最期を実現する際に抜管を行うことに対して考えられる患者の苦痛（再挿管が患者の安楽を阻害するリスク，気道管理に伴う苦痛や心不全増悪による症状出現のリスク）について，理解できるように留意した．説明後は，何が最善の選択となるか医療者と共に共同して意思決定するようにした．このプロセスの中で，家族成員は自己の価値を見つめ直し，必要な情報を整理できたことで，医療者と家族間の選択肢の見通しのずれがなくなった．その結果，家族は「患者が話せることにこだわらず患者の尊厳が維持されて，安楽な最期を迎えるための最善の選択を行う」ことで目標が一致し，「急変のリスクや苦痛のリスクを背負ってまで抜管を行うべきではない」ことを家族全員で共有することができた．最終的に，患者・家族の望む最期の過ごし方の実現のための選択として，気管切開を行うことを医療者，家族間で合意形成することができた．

21．再挿管のリスクがある末期心疾患の患者が抜管を希望したケースにおける医療者・家族間の価値の対立

軽度認知機能低下のある大腸がん患者の抗がん薬治療の選択

年齢：75	場：病棟	時間：アドバンス	本人の現在意思：あり	代理意思決定者：明確
対立（人）：本人／家族，本人／医療者，家族間，家族／医療者，医療者間		対立（事項）：抗がん薬治療	倫理的課題：自律，無危害	

概要

患者 Tさん 75歳 男性
病名 大腸がん，転移性肝臓がん
経過 X年，下部消化管内視鏡検査や各種画像検査の結果，大腸がんの診断に至った．主治医から，本人と妻と長男に病名の告知が行われた．治療方針としては，大腸の切除術に加え，抗がん薬治療の提案がなされた．大腸の切除術が実施され，術後の経過は順調であった．ある日，主治医は次の治療として，本人に対して抗がん薬治療を提案した．その時の Performance Status（PS）は2であった．Tさんには，軽度の認知症があったが，その場では，治療の効果や副作用を十分に理解できており，抗がん薬治療を選択された．しかし，数日後のある日，担当看護師は，Tさんが主治医から受けた説明の内容をすっかり忘れていることに気がついた．それを看護師から聞いた主治医は，再度，抗がん薬治療について説明した．すると，Tさんはまた，抗がん薬の効果と副作用をよく理解され，抗がん薬治療を選択された．しかし，数日後また同じことが起こり，その後も続いた．Tさんにインフォームドコンセントは十分に果たされたのか，また，医療ケアチームとしてしっかりと情報を共有して意思決定を支援できたのか，難しい医療判断に迫られ，患者・家族も含め，医療ケアチームでのカンファランスが開催された．
家族構成 妻：軽度認知症 長男：47歳，仕事が忙しい

本人・家族の意思と医学的判断

本人の意思

過去 Tさんは今まで，抗がん薬治療について，家族に語ったことはなかった．
現在 抗がん薬治療を受けたい．しかし，説明を受けたことを忘れてしまう．主治医から説明を受けるたびに表明されるTさんの意思は，毎回，抗がん薬を受けたい，であった．
未来 Tさんは，病状をよくしたい思いが強かった．また，Tさんは，家族に迷惑をかけたくない思いももたれていた．しかし，これらTさんの気持ちを根拠に，Tさんが抗がん薬治療を選択したいのかどうか，推測することは難しかった．

医学的判断

　本人が治療の効果と副作用をよく理解していれば，全身状態は万全ではないが，抗がん薬治療は可能である．約半年の延命効果が望める．

家族の意向

　妻は，夫に負担をかけたくないので抗がん薬治療はしないでほしいと切に願っていた．長男は仕事が忙しく，なかなか見舞いに来ることもできなかったが，父親の意向を尊重したい，と考えていた．

支援のポイント

　侵襲性のある抗がん薬治療を実施するか否かの根拠は，医学的な適応と患者の意思である．医学的には，PS2と十分な全身状態ではないが，抗がん薬治療は選択しうるという主治医判断がある．また，抗がん薬の選択には，十分な患者の理解が必要である．Tさんの場合，十分に効果と副作用を理解していると考えてよいのかどうかの判断が難しい．この点を，患者の意思，最善の利益に照らして，患者・家族を含めた医療ケアチームで話し合うことが，支援のポイントである．

チームカンファランスでの意見

①病状について連続的に理解できておらず本人は判断力が低下している．したがって，リスクの伴う抗がん薬治療を行うべきではない．

②確かに理解は連続していないが，毎回患者は同じ判断をし，リスクを含めて判断できているので抗がん薬治療を実施しうる．

③どちらが正しいかの結論を導く根拠は見つからないが，忘れている事実を本人と共有しながら，医療ケアチームで意思決定支援を継続することが重要なのではないか．

具体的実践

　忘れる事実も共有しながら，本人の意向を再確認した．また，その際に，家族の気持ちにも寄り添いつつ，意思決定支援を継続した．医療ケアチームとしては，意思決定支援のプロセスにおいて，抗がん薬治療を実施すべきとか，実施すべきでないとか，あらかじめの結論を決めずに支援を継続した．しだいに，本人の気持ちは，やはり，抗がん薬治療の実施なのだろうと感じられるようになった．「その決断でよいと思いますよ．よく考えられましたね．」と声をかけながら，患者の背中を押した．しかしある日，本人の出した結論は，意外なことに，抗がん薬治療を受けないという選択だった．Tさんは，最愛の奥様の気持ちに触れるにつれ，「抗がん薬治療を受けない」と，自分自身で結論を出されたようだ．長男も，それが本人の意向であればよいのではないかと理解を示された．Tさんは，十分に納得して意思決定をされたように見受けられた．

考　察

　「人生の最終段階における医療の決定プロセスに関するガイドライン（厚生労働省により平成19年策定，27年改訂）」によれば，「医師等の医療従事者から適切な情報の提供と説明がなされ，それに基づいて患者が医療従事者と話し合いを行い，患者本人による決定を基本としたうえで，人生の最終段階における医療を進めることが最も重要な原則である」と書かれている．しかし，十分な情報の提供とは何だろうか，医師や医療従事者が十分に説明したら十分な情報提供をしたと言えるだろうか．あるいは，患者が十分に理解したら十分な情報提供を受けたと言えるだろうか．また，患者が十分に理解するとはどういうことだろうか．さらに，患者の意思決定は患者の中だけに存在するのだろうか．私たちは，この事例から，以下のことを学びとることができる．患者の理解についての絶対的な根拠がない場合でも，患者の意思を中心に，家族のつらい感情に寄り添いつつ支援を継続するならば，患者の意思を尊重した選択が可能である．また，揺れ動く患者の意思は，家族のそれと連動しており，それもまた患者の意思である．

〔西川満則〕

　認知機能が不安定な状態は認知症でなくても生じますが，情報提供は双方向で，互いにとって意味を成すものでなくてはなりません．伝えただけでは提供とはならず，相手に理解され受け止められてこそ意味を成すのです．だからこそ，決めることが重要なのではなく，この事例のように意思決定の中心は本人であることを，家族の気持ちに寄り添いながらくり返し確認することが大切で，それが家族自身が揺れ動きながら「本人はどうしたいのか」に寄り添う経験につながった．これがプロセスを大事にするということで，このプロセスを共に踏んでいくことが支えるケアとなるのだと思います．すばらしいかかわりです．【長江】

　意思決定能力が十分といえない高齢者の本人の言動をどこまで尊重すべきか？家族の意見だけで決めてよいか？悩むことも少なくありません．どちらの意見も尊重しつつ合意形成できた事例だと思いました．この事例のように，理解力や認知力の低下しつつある患者であっても，自分の病状を理解し治療の選択ができるように支援できるとよいと思います．【横江】

意思決定支援用紙

患者背景

氏名：Tさん		病名：大腸がん，転移性肝がん
年齢：75歳	性別：男性	**病状経過** 主治医は，本人に対して抗がん薬治療を勧めている．Performance Status は2．認知症があり，その場では，治療の効果や副作用を理解できる．しかし，数日すると忘れてしまう．再度，説明すると，いつも効果や副作用を理解され，抗がん薬治療を希望される．抗がん薬治療をすべきか否か選択が必要．
家族構成 妻：軽度認知症　長男：47歳，仕事が忙しい		

本人の意思

過　去	現　在	未　来
過去の言動からは本人の意思を推し量ることは難しい．	抗がん薬治療を受けたい（忘れてしまうのに，それは確かな本人の意思と言えるのか）	病状をよくしたい 家族に迷惑をかけたくない 抗がん薬をしたい

医学的判断	家族の意向
本人が治療の効果と副作用をよく理解していれば，全身状態は万全ではないが，抗がん薬治療は可能である．約半年の延命効果が望める．	妻：夫に負担をかけたくないので抗がん薬治療はしないでほしい． 長男：父親の意向を尊重したい．

支援のポイント

「患者が十分に理解する」ことについて，医療ケアチームが共通認識をもつことが支援のポイントであった．何をもって患者の理解とするのかという結論には至らなかったが，忘れることも含めた本人の意向と家族の気持ちにフォーカスをあてて支援することにした．

合意形成に向けた具体的アプローチ・結果

医療倫理的にはどのようにすればよいかの結論が出ないまま，本人の意向を確認しながら，家族の気持ちに寄り添いつつ，意思決定支援を継続した．最終的には，患者本人が，最愛の妻の気持ちに触れるにつれ，「抗がん薬治療を受けない」という結論を出された．長男も，それが本人の意向であればよいのではないかと理解を示された．

医学的利益と本人の希望が乖離した糖尿病患者の住環境の選択

年齢：75	場：在宅	時間：アドバンス	本人の現在意思：あり	代理意思決定者：不明確
対立（人）：本人／医療者，医療者間		対立（事項）：療養場所	倫理的課題：自律	

概要

患者 Tさん　75歳　男性　生活保護受給中

病名 糖尿病，肺気腫，高血圧，末梢神経障害，慢性膵炎，過活動膀胱，不眠，後嚢下白内障，アルコール依存症

経過 本人より「動けなくなった」と地域包括支援センターへ連絡があった．訪問したところ，部屋は物や汚物で汚れた衣類などが散乱し，足の踏み場もない状態．

　介護保険の申請を行い，サービスの調整を行う．糖尿病は血糖コントロール不良（血糖値40〜500台）．アルコールの多飲も見られた．

　服薬もインスリンも自己管理できておらず，医師もどうしたものかと悩んでいた．生活保護担当も，福祉サービスの利用を勧めていたが，本人の強い拒否がありどう介入したものかと考えていた．

　施設入所を勧めるが，本人は「施設には入りたくない．自宅で過ごしたい」と強く主張した．入院も拒否をし，感染症による入院の際は，離院を繰り返し退院となった．

家族構成 独居　妻はがんで10年前に死亡　長男家族は県外在住

本人・家族の意思と医学的判断

　当初は他人が入ることに抵抗があり「あまり入ってほしくない」というような発言があったり，片付けようとすると「今日はしんどいからやめて」と不機嫌そうになる場面もあった．

　服薬やインスリンができていないことについては，あまり明確に意思表示の返答がなく，しかし他の会話から認知症状などは考えられない．自分の状況やこれからのことを深く考えたりすることを避けているように見える．

　生活に投げやりな様子がみられ，本人の拒否をどこまで真意ととっていいのかわからなかった．本人の受け入れ度を見ながら，本人が大事にしていることや，気にかけていることがないか聞いていった．

本人の意思

過去　電気工事を仕事とされていたが，気分によって休むこともあった．仕事はリストラにあい失った．息子は，高校生の時からバイト（自分の仕事の手伝い）をして進学した．以前息子が一緒に住もうと言ったことがあったが，感情面でうまくいくわけがない．

だから断った．

現在 だるくてしょうがないことがある．このまま死んでしまうのではないかと不安になることがある．投げやりな発言がある半面，死に対する不安もある．家族の思い出もあるこの家にいたい．

未来 服薬や保清，食事がきちんとなされないと，血糖コントロール不良により，死亡に至ることがある．この場合，セルフネグレクトに対して倫理的な対処をしたのかという疑問がある．

自己管理をきちんとすることは，今までの生活歴から考えると生活習慣の大きな変容が望まれること（断酒，食事制限など）から困難と考えられる．しかし，支援者が適切な関わりを継続することで，多少なりとも改善の可能性がある．その場合，血糖コントロールがどこまでうまくいくかは不明である．

医学的判断

血糖値が低い時は40台で，高い時は500台まで上がる．血糖値の急な変動が多く，意識障害や死に至ることが考えられる．福祉サービスを利用し，血糖コントロールがきちんとできるようにした方がいい．

家族の意向

昔から自分の言うことは，「だまってろ」と聞く耳をもたなかった．でも，できることならきちんとした生活をしてほしい．1人で何かあった時が心配だった．

一緒に暮らすことは本人が嫌がっているし，仕事もあるのでこちらへ引っ越すことも難しい．

支援のポイント

生活状況を整えて，全身状態の管理に努める．急変の可能性があることから，人生の最終段階と考えた時に，本人が何を優先したいのか，どういう生活が本人にとって充足した生活なのか本人が考えられるよう支えていく．他人の介入に拒否を示す本人の心情に配慮し，負の感情をもたないようスタッフ間の感情の共有を行う．

チームカンファランスでの意見

①本人は体調が悪かったりすると考えられないのではないか．まず体調をできるだけ改善して本人が考えられるように促した方がいい．

何ごとも拒否的な発言が多いが，自分から地域包括支援センターへ連絡してきたことは何らかのサインと捉えられる．

②本人が生活習慣を変えることは容易でなく，介護保険などのサービスを入れても空白の時間ができることは十分あり得る．その際，死亡に至った場合，本人にとってどうなのか，家族はどう考えるのか．また，第一発見者となった支援者はどうしたらいいのか．

具体的実践

　本人の表情や感情表現を見ながら，生活環境を整えたり，薬剤管理などの関わりを継続した．だんだんと本人の口から「みんなに迷惑をかけてすまない」「家族の思い出があるこの家にいたい」「もし，自分が死んでも次の日誰かが発見してくれるだろ？そしたらそれは，近所には迷惑にならないよな」という言葉が出てきた．

　支援者間で，時に家族とも連絡をとり血糖コントロールの不良による急変や，それをできるだけ回避するには，本人の生活習慣などにさらに制限を加えることになること，本人の今までの生き方から可能なのか，本人らしいのか何度もカンファランスや連絡を取り合った．

　本人へも，24時間誰かが対応できる施設の利用が選べることを，数回にわたり注意深く（落ち着いている時を見計らって，さりげなく）話した．並行して，関わるスタッフが低血糖時の対応，急変時の対応，死亡発見の際の対応を共有した．

　標準的な血糖コントロールよりも，できるだけ急変動を起こさないよう，やや高めの血糖値を維持できるように，インスリンの回数と量を調整しながら，本人が快適な環境と介護を受けながら，単身であっても現在の家に住み続けられるようにした．

考　察

　他人の介入に強い拒否を示しながらも，不安を訴えてくる本人が「自宅にいたい」という意思をどこまで真意と受け取っていいのかわからなかった．また，生命の危険があるにもかかわらず，本人の意向のままに在宅生活を継続させることに倫理的な問題はないのか，苦慮した事例であった．

　病状と起こり得ることについて医師が説明し，ケアマネジャーが理解度を確認し，本人から「私」という人間について説明がされ，看護師や他の医師やヘルパー，民生委員，行政を含めて検討を重ねて本人の決定を尊重した．

〔清水直美〕

　本人が優先したいことにフォーカスをあてました．なぜ，他人の介入に拒否感を示すのかについても，その意味を考えました．少しずつ関係性を構築される中で，よい方向に進んでいるのが，よくわかりました．地域包括ケアという言葉をより身近に感じさせる事例提示でした．すばらしいです．【西川】

　「自宅で過ごしたい」という療養場所に関する本人の意思は明確で，意思決定支援というより，本人の意思を叶えるためのサポートの事例ですね．周りで支える人たちが，本人の意思を共有し，今後のサポートを考えていったすばらしいケアだと思いました．【横江】

意思決定支援用紙

患者背景

氏名：Tさん		病名：糖尿病　末梢神経障害　後嚢下白内障　ほか
年齢：75歳	性別：男性	病状経過
家族構成 独居．妻はがんで10年前に死亡．長男家族は県外在住．		糖尿病ほか合併症で内科，眼科受診していた．自宅で動けなくなって地域包括支援センターに自ら電話してくる．訪問したところ，服薬やインスリンの管理ができていない状況で，低血糖を起こしかけていたと思われる．医師や生活保護担当のケースワーカーは施設入所を勧めていたが，本人の強い拒否があった．

本人の意思

過　去	現　在	未　来
電気工事士をしていたが，気分によって休むことがあった．仕事はリストラにあった．自身の病状管理については，以前から無頓着で，受診はするもののインスリンの管理を含め服薬はつい忘れてしまう．アルコールや喫煙については，治療しようという気がない．息子が以前一緒に住もうと言ったがうまくいくわけがないと断った．	だるくてしょうがない．「こんなありさまもしょうがない」「このまま死んでしまうのかと思った」と投げやりな発言と死に対する不安がある．「家族の思い出があるからこの家に住みたい」「あまり人に関わってもらいたくない」	本人の言葉のままにするとセルフネグレクトの可能性がある．また，血糖コントロール不良で死に至る可能性がある．全身状態の管理をしっかりしようと思うと生活習慣を大きく変えることになり，本人の受け入れが難しいと思われる．十分ではないにしても支援者が関わりを継続することで多少なりとも変化はあると思われるが効果はわからない．

医学的判断	家族の意向
血糖値が低い時は40台で高い時は500台まで上がる．血糖値の急変動が多く，意識障害や死に至ることが考えられる．本当は施設入所して管理してもらう方がいいが…．福祉サービスを利用し，血糖コントロールがきちんとできるようにした方がいい．	昔から息子である自分の言うことは聞く耳をもたなかった．すぐに喧嘩になってしまう．できることなら，きちんとした生活をしてほしい． 1人で何かあったら心配だ．しかし一緒に住むことは本人も嫌がっているし，今となっては，自分の家族も抵抗がある．仕事もあるので，こちらへ引っ越してくることは難しい．

支援のポイント

生活状況を整え全身状態の管理に努める．急変も十分にあると支援者が共通認識をもつ．本人が何を優先したいのか，どういう生活が本人にとって充足した生活なのか，本人が考えられるように支える．他人の介入に拒否を示す本人の心情を理解するよう努め，負の感情をもたないようにスタッフ間の感情の共有やフォローを行う．

合意形成に向けた具体的アプローチ・結果

ケアマネジャーが必ず受診に付き添い，医師へ本人の日常生活や本人の気持ちを伝えるようにした．医師，訪問看護師，ヘルパーなど支援者でカンファランスを何度も重ね，チームの一体感を出すようにし，本人が孤独でないことを雰囲気で表現するようにした．また，施設を希望した時には選択できるよう，時折本人の意向を確認した．支援者が急変時の対応，低血糖時の対応，死亡発見時の対応など，フローチャートで共有した．
十分とは言えないが，住環境も整い，血糖コントロールも本人の生活リズムに合わせた方法へ調整を重ねた．今の家に住みたいという意向は変わらないが，支援者に対する配慮の言葉が聞かれるようになり，孤独死が近所の迷惑になることから死への不安があったことなどが理解されるようになった．
本人らしさが，急変もあり得ることを含め，医師，看護師，ヘルパー，民生委員，行政など周囲に理解されながら，生活を継続できるようになったケースであった．

23．医学的利益と本人の希望が乖離した糖尿病患者の住環境の選択

24 施設入居時にルーチンにアドバンス・ケア・プランを話し合うかどうかの選択

年齢：75	場：施設	時間：アドバンス	本人の現在意思：不明	代理意思決定者：明確
対立（人）：本人／家族，家族／医療者			対立（事項）：心肺蘇生，経管栄養，人工呼吸器等	倫理的課題：自律，善行，無危害，公平

概要

患者　Aさん　75歳　男性
病名　パーキンソン病，認知症
経過　半年間の自宅介護の末，特別養護老人ホームに入居．施設職員が，どの入居者にもそうしているように，入居時にアドバンス・ケア・プランの記入を家族に促した．また，パーキンソン病の影響か，収縮期血圧が60〜180Torrと目まぐるしく変動したため「もしもの時」について話し合う機会を準備したところ家族が憤慨された．
家族構成　隣の県に，長男夫婦が住んでいる．

本人・家族の意思と医学的判断

本人の意思
過去　過去に表出された本人の意思を推しはかろうにも，家族が憤慨しており，その話には触れられない．
現在　現在は，認知症が進行し，本人の意思はわからない．
未来　未来にどのような選択をするか，本人の意思を推しはかろうにも，家族が憤慨しており，その話には触れられない．

医学的判断
　医学的には，現在の病状からして，突然死がないとは言えない．

家族の意向
　入居早々に，死ぬ時の話をするようなことはおかしい．父親のことを大切に思っている．いつまでも長生きしてほしい．急変時に救命措置をするのは当たり前だ．

支援のポイント

　病状を鑑み，急変時の対応について，家族にアドバンス・ケア・プランを記載するように促したが，かえって家族を苛立たせ，重要なコミュニケーションの機会を失った．コミュニケーションのとれているスタッフを中心に行う丁寧なケア以外，支援のポイントを見い出せなかった．その時，どのように対応すべきか．

チームカンファランスでの意見

①患者の意思を反映させるために，入居時のアドバンス・ケア・プランは全員に行うべきである．

②特別養護老人ホームの入居者は，ほとんど意思決定能力がないため，実際には，家族の意見が記入された書面になるので，その点には留意するべきだ．

③患者の意思を反映させるために，入居時のアドバンス・ケア・プラン作成には意味があるが，全員に強制するべきではない．なぜなら，一定数，そのような意思表示をよいと思わない患者家族もいるからである．大切なことは，アドバンス・ケア・プランを作成する機会を提供し，患者と代理決定者が選択できるようにすることである．

④とにかく今は心をこめてケアをするしかない．

具体的実践

Aさんの家族に対して，つらい思いをさせたことを，担当者が率直に詫びた．入居後しばらくはアドバンス・ケア・プランをお勧めせず，日々のケアをしっかり行うことで信頼回復に努めた．また，今後のAさん以外の入居者への対応について医療ケアチームで話し合い，入居時にルーチンにアドバンス・ケア・プランをとる体制を改めた．「少しびっくりされるかもしれませんが」などとクッション言葉を入れて慎重にコミュニケーションを開始するようにし，アドバンス・ケア・プラン記載が義務ではないことを伝えることにした．一方で，アドバンス・ケア・プランが，本人の意思を尊重し，本人にとっての最善の選択をするために重要なことであるという施設の考えを，医療ケアチームで相談しながら，時機をみて相手の気持ちに配慮しつつ，ゆっくりと伝えていく方針を共有した．

考察

世界的にアドバンス・ケア・プランニング（ACP）は推奨されており，その意義も研究により明らかになってきている．たとえば，オーストラリア，メルボルンの呼吸器科医であるDeteringらの行ったランダム化比較試験では，ACPを開始するためにトレーニングをされた人材による支援をしなかった群に比して，した群の方が，患者の意思がより尊重され，患者家族の満足度も高まり，遺族の気持ちのつらさも和らいだという[1]．

人生の最終段階にあることが多い，特別養護老人ホームの患者にACPの機会を提供することは重要である．しかし，コミュニケーションの方法には配慮する必要がある．少なくともルーチンに皆に行うべきではない．現在，ACPにおける最善のコミュニケーション方法が明らかにされているわけではないが，国立長寿医療研究センターで策定されたE-FIELDプログラムでは，有識者のコミュニケーションに関する経験則が掲載されている．まずは，過去に人生の最終段階について考えたことがあるかと経験を問うのである．これであれば，実際の現在の選択を直接聞くよりも負担が小さい．もし，この

経験を問う質問について，否定的な反応を見せる場合は，それ以上無理をしないですむ．逆に，肯定的な反応を示せば，どのような経験かを深掘りすることができる．このような手順で，ACPを導入し，それを行いたくない人の気持ちを尊重することが，最初に気を配るべきことかもしれない．

私たちは，この事例で以下のことを学ぶことができる．ACPは有用である．しかし，ACPを行いたくない人の気持ちに十分配慮する必要がある．またACPの土台に良好な関係性が必要なことを忘れてはならない．

文 献

1) Detering KM, Hancock AD, Reade MC, et al：The impact of advance care planning on end of life care in elderly patients：randomised controlled trial. BMJ. 2010；340：c1345.

〔西川満則〕

> ACPの目的は事前指示を書くことや意思表示を促すことだけではない．共に考えることであり，考えることでどうしたいかに患者や家族が主体的に向き合い，自分の気持ちや考えを意識化することである．しかしこれには準備が必要である．準備の1つにその人との関係性がある．この事例で学ぶことは，ホームに入居時，家族が今どのような体験をしているか，現在の状況をどう認識し，どのような気持ちをもっているかを引き出すことの重要性である．相手の心情に焦点を当てていくことで関係性も育っていくのである．この時の場面を思い起こしてプロセスレコードを作ってみるとよいのではないか．そのやり取りの中に解決のヒントが隠れているかもしれない．【長江】
>
> ACPは，医療者と共に話し合うコミュニケーションプロセスであると言われています．しかし，医療者は先のことを考えてあらかじめ確認しておきたいと考えても，患者や家族の気持ちがついてこられない場合もあります．つらい気持ちに配慮しながらアプローチして，まずはACPのスタートを切ることが大切だと思います．【横江】

意思決定支援用紙

患者背景

氏名：Aさん		病名：パーキンソン病，認知症
年齢：75歳	性別：男性	**病状経過** パーキンソン病と認知症のAさん．半年間の自宅介護の末，特別養護老人ホームに入居．施設職員が，入居時にアドバンス・ケア・プランの記入を家族に促した．また，パーキンソン病の影響か，収縮期血圧が60〜180 Torrと目まぐるしく変動したため，「もしもの時」について話し合う機会を準備したところ家族が憤慨された．
家族構成 隣の県に，長男夫婦が住んでいる．		

本人の意思

過 去	現 在	未 来
過去に表出された本人の意思を推しはかろうにも，家族が憤慨しており，その話には触れられない．	現在は，認知症が進行し，本人の意思はわからない．	未来にどのような選択をするか，本人の意思を推しはかろうにも，家族が憤慨しており，その話には触れられない．

医学的判断	家族の意向
医学的には，現在の病状からして，突然死がないとは言えない．	入居早々に，死ぬ時の話をするようなことはおかしい．父親のことを大切に思っている．いつまでも長生きしてほしい．急変時に救命措置をするのは当たり前だ．

支援のポイント

病状を鑑み，急変時の対応について，家族にアドバンス・ケア・プランを記載するように促したが，かえって家族を苛立たせ，重要なコミュニケーションの機会を失った．その時，どのように対応すべきか．
この問題の共有が支援のポイントであった．日々のケアを丁寧にし，コミュニケーションのとれているスタッフを中心にケアを継続するより他の手だてはないと思われた．

合意形成に向けた具体的アプローチ・結果

Aさんの家族に対して担当者が率直に詫びた．日々のケアをしっかり行うことで信頼回復に努めた．また，今後のAさん以外の入居者への対応について医療ケアチームで話し合った．入居時に，慎重にコミュニケーションを開始するようにし，アドバンス・ケア・プラン記載が義務ではないことを伝えることにした．

経口摂取拒否の認知症患者に対し，主治医はうつ治療により食べられるようになる，家族は看取りでよいと考えている場合の栄養投与の選択

年齢：71	場：病棟	時間：アドバンス	本人の現在意思：あり	代理意思決定者：明確
対立（人）：本人／家族，本人／医療者，本人の過去／現在，家族／医療者，医療者間		対立（事項）：経管栄養	倫理的課題：自律，善行	

概要

患者 Tさん　71歳　女性

病名 アルツハイマー型認知症，うつ病，脂質代謝異常症

経過 以前から，かかりつけ医で脂質代謝異常症の治療を受けていた．1年前より「楽しみがなく気分がすぐれない」と訴えるようになり，半年前から落ち着きがなくなり無表情になった．そのため次女に連れられ当院を受診．病歴および各種検査からアルツハイマー型認知症と診断，治療が開始された．しかしながら処方された薬は服用せず，また徐々に食事量が低下していった．4日間全く食事を摂らなくなった時点で，食欲不振の精査・加療目的で入院となった．

　入院初日，検査や治療に対する拒否が強く，食事について尋ねると「いらない．触らないで」と頭から布団を被ってしまう状態であった．入院4日目，主治医は経口摂取を促そうとNSTに介入依頼したが，改善はなかった．拒薬は続いていたが，末梢点滴は渋々受け入れていた．問診に対する拒否は徐々に和らいだが，返答は「舐めるだけ」「現実がわからない」「早く家に帰りたい」など質問内容と無関係なものであった．入院15日目，主治医はうつ病の合併も考え精神科に相談した．精神科から少量の抗うつ薬が点滴投与されたが摂食状況は変化しないため，入院20日目に増量された．何も食べない状態が3週間以上続いており，入院21日目，主治医は意思決定支援を主目的に緩和ケアチームに相談した．

家族構成 孫と2人暮らし．子は2人（長女・次女）．

本人・家族の意思と医学的判断

　食事を摂らない理由については，愛想笑いで誤魔化し一切語らなかった．食事を摂らなければ亡くなる可能性があることを説明しても愛想笑いするのみであった．いつから入院していて今日が何月何日かといった時間の見当識はなかった．会話の合間に「先生は若くていいわね〜．私は…」などと言い，老いた自分に対する悲観的思考が汲み取れた．検査や処置に対しては「そんなことしなくていいです」と言い，それでも勧めると頭から布団を被ってしまった．

本人の意思
過去 延命治療につき事前の意思表示なし．家族で話し合ったこともない．

現在 認知症およびうつ病のため，意思決定能力が曖昧．抑うつ気分，悲観的思考，食欲不振（拒食），拒薬，見当識障害が認められた．「現実がわからない」という発言があった．

未来 認知症およびうつ病のため，将来像もはっきりしない．「早く家に帰りたい」という発言はあった．

医学的判断
主治医は積極的に介入すべきと考えていたが，別の医療者は看取りで進めるべきと考えていた（下記「チームカンファランスでの意見」参照）．

家族の意向
本人が拒否的であるため，主治医から食欲不振の精査は難しいことを次女に説明した際，「このまま食欲が戻らないのなら胃瘻などせず看取りで良いと思っている」と述べた．その後長女も「延命治療などは希望しない，このままでも良いと思う」と言い，同居している孫も同意見であった．再三面談したが，家族の方針は一貫して「経口摂取が進まなければ看取りの方向」で一致していた．

支援のポイント

- 緩和ケアチームに依頼があった時点で，食事を全く摂らなくなってから3週間以上経過していたため，本人の意思がほとんどわからないにも関わらず，意思決定を行う必要があった．
- 終末期においては「何かをしないでほしい」という本人の意思は最優先されるべきだが，それが家族の意思である場合はどうするべきか？
- 主治医としては，治療による回復の可能性が残っている点を捨てきれない．

チームカンファランスでの意見
医療者のカンファランスでは看取りで進めるべきという意見と，積極的に介入すべきという相対する意見が出された．

看取りで進めるべきという意見は，以下に集約される．
① 家族の方針は看取りで一貫して変わりがない．
② 認知機能低下による拒食であれば薬剤に反応する可能性は低い上，本人が拒薬している状況で定期的な服薬は困難．
③ 中心静脈栄養や経鼻経管栄養を行った場合，自己抜去される可能性が高く危険．そもそも処置を拒否する可能性が高い．
④ 中心静脈栄養等を行っても経口摂取に改善が得られない場合，看取りの判断が却って困難になる．
⑤ 終末期とするには早いという意見もあるが，そもそも認知症の終末期をどのように定義するのか．

これに対し，**介入すべきとする意見**は次に集約される．

---

25. 経口摂取拒否の認知症患者に対し，主治医はうつ治療により食べられるようになる，家族は看取りでよいと考えている場合の栄養投与の選択

①比較的若く，初診からの経過も短いので，看取りとするには時期尚早．
②うつ病による拒食であれば薬剤の効果も期待できる．
③中心静脈栄養等で栄養状態を回復させた上で経過を診るべき．
　相対する意見をまとめるのは困難であったが，最終的に以下の結論となった．
①鎮静下でカテーテル挿入し，中心静脈栄養を開始する．
②食欲を増進させる可能性のある薬剤を試してみる．
③それでも経口摂取に改善が認められない場合，1か月を目安に中心静脈栄養を中止し，看取りの方向へ転換する．

具体的実践

・前述の結論およびそこに至った経緯を家族に説明し，合意形成した．
・合意形成したとおりの介入を行った結果，経口摂取が進むようになり，介入後5週間で退院となった．

考　察

　本人の意思は不明，家族の意思は明確，かつ医療者間の意見が分かれたケース．主治医は経口摂取を再開のため介入し続け，栄養サポートチーム・精神科・緩和ケアチームに相談をもちかけた．その結果，家族の意思である「食べられるようにならなければ看取り」という前提はそのままに，延命目的の治療ではなく「食べられるようにならないか？」をみるための治療を開始できた．本症例はその後，経口摂取が進むようになり，入院8週目に自宅退院となった．経口摂取を進ませたのは単一の要因ではなく，複数の介入の結果であろう．主治医の熱意が家族や医療者のみならず，患者本人にも通じたのかもしれない．

〔福田耕嗣〕

「食事もいらない」「何もしないでほしい」という本人の意思が尊重されることは基本的な倫理原則ですが，うつ病の背景がある場合はどうでしょうか．このケースは，本人や家族が受け入れられる範囲のうつ病治療によって，経口摂取が可能になり，全身状態が改善した示唆に富む事例です．【西川】
　食事を口から食するということは人間にとっていかに生命力となるかを示した事例であると思う．認知症や精神疾患の場合，判断の不明確さゆえに「本人不在」になりがちである．医療者も自分の価値観やこれまでの経験で「この方がいい」と無意識に決めてしまっていることもある．この事例のようにカンファランスでとことん話し合い「口から食べること」の努力が方針として打ち出され，結果的に生きるための治療となり回復へとつながった．患者は生きる力があり，それが食べるための工夫であり，医療ではなくケアによる効果（非薬物的介入効果）なのではないかと考えさせられた．すばらしいです．【長江】

意思決定支援用紙

患者背景

氏名：Tさん		病名：アルツハイマー型認知症，うつ病
年齢：71歳	性別：女性	病状経過
家族構成 夫と孫1人（長女の子，20代男性）との3人暮らしだったが，当院初診同日に夫が病死． 子は2人（長女・次女）．		1年前からうつ病の治療を受けているというが，詳細不明．かかりつけ医にて高血圧症，脂質代謝異常の治療を受けていたが，最近になり落ち着かない，眠れないなどの症状が出現したため認知症精査目的もあり当院受診．その後食事を摂らなくなったため入院．栄養経路を検討する過程で，主治医は積極的な治療を考えているが，家族は看取りまで考えている．

本人の意思

過去	現在	未来
延命治療につき事前の意思表示なし．家族で話し合ったこともない．	認知機能障害およびうつ状態のため，意思決定能力が曖昧．食事を摂らず，薬も飲まない．食事を摂らなければ亡くなる可能性があることを説明しても理解できない．「現実がわからない」という発言があった．	認知機能障害およびうつ状態のため，将来像もはっきりしない．「早く家に帰りたい」という発言があった．

医学的判断	家族の意向
71歳という比較的若い年齢であること，初診時からの経過が短いこと，およびうつ病であれば薬剤の効果も期待できることから，終末期と考えず，しばらくは中心静脈栄養等で栄養状態を改善し，かつ抗うつ薬や腸管蠕動を促す薬剤の投与も考慮すべきと判断．一方で，もし中心静脈栄養を入れても経口摂取状況に変わりがなければ，却って看取りの判断が難しくなる可能性があり，看取りの方針で終始一貫している家族の意向と矛盾しかねないため，看取りで進めるべきという判断もあった．	長女，次女および同居する孫ともに，経口摂取が進まなければ，代替栄養経路は用いず，看取りの方向で一致．

支援のポイント

緩和ケアへ依頼があった時点で，食事を摂らなくなってから3週間が経過していた．したがって本人の意思がほとんどわからないにも関わらず，早急に意思決定を行う必要があった．
「何かをしないでほしい」という本人の意思は最優先されるべきだが，それが家族の意思である場合はどうするべきか？医療者としては，治療による回復の可能性が残っている点を捨てきれない．

合意形成に向けた具体的アプローチ・結果

「食べられるようにならなければ看取り」という点で，家族と医療者が合意した．
その上で，延命治療ではなく「本当に食べられるようにならないのか？」をみるための治療を開始した．
主治医は栄養サポートチーム，緩和ケアチームおよび精神科にコンサルテーションし，長期化させない条件で中心静脈栄養を開始した．経口摂取が進まない場合，積極的な治療は終了し，看取りの方向へ転換することとした．
結果として経口摂取が進むようになり，チーム介入開始から5週間後（入院から8週間後）に自宅退院となった．

25．経口摂取拒否の認知症患者に対し，主治医はうつ治療により食べられるようになる，家族は看取りでよいと考えている場合の栄養投与の選択

26 全身状態不良の肺小細胞がん患者が主治医の推奨しない抗がん薬治療を望む場合の選択

年齢：70	場：病棟	時間：月単位	本人の現在意思：あり	代理意思決定者：不要
対立（人）：本人／医療者，家族／医療者，医療者間		対立（事項）：抗がん薬治療		倫理的課題：自律，無危害

概要

患者 Tさん　70歳　男性

病名 非小細胞肺がん，多発肝転移

経過 X年，Tさんは，咳嗽と全身倦怠感を主訴にA病院を受診された．診断は，非小細胞肺がんと，肝機能障害を伴う多発肝転移であった．Performance Status（PS）は2であった．主治医は，全身状態を考えると，抗がん薬治療は負担が大きいので行わない方がよいと提案した．しかし，Tさんが，体には負担かもしれないが，何もしないでただ進行するのを見ているような選択はしたくない．リスクが高くても，抗がん薬治療にチャレンジしたいと，切に治療を希望された．患者の希望を尊重したいが，主治医としては過度に負担の大きい治療を勧めることもできなかったため，医療ケアチームで相談することになった．

家族構成 妻あり，子は県外にいる．

本人・家族の意思と医学的判断

本人の意思

過去 何ごとも最後まであきらめないことが重要だと考えてきた．

現在 主治医は，自分の体の負担を気遣ってくれて抗がん薬治療はしない方がよいと言うが，どうしても治療を受けたい．抗がん薬治療を行うことが命に関わるかもしれないと承知しているが，少しでも良くなる可能性があれば，チャレンジしたい．その結果，命を落とすことになっても自己責任だと思う．

未来 病気が病気だから，抗がん薬治療をやってもやらなくても最期が近いかもしれない．自分としては，住み慣れた自宅で過ごすこともよいが，多少の延命でも生きるために戦いたい．

医学的判断

　抗がん薬治療を行わなければ，余命は4か月と予想される．抗がん薬治療を行った場合，もし抗がん薬が有効であれば数か月延命できる可能性がないわけではない．一方，抗がん薬により体力が消耗すれば，4か月より短命になることもある．禁忌というわけではないが，主治医としては勧められない治療だ．

家族の意向

妻は，病気は良くなってほしいが，夫の気持ちが一番大事だと思っている．もし，抗がん薬治療を実施して，その結果，命に関わることがあっても後悔はしない．

支援のポイント

医療者がその治療について，医学的に推奨できない，たとえ患者の希望であっても医療者の責任として治療を請け負えないと考えるにもかかわらず，患者がその治療を切に望む時の，倫理的な判断根拠，コミュニケーションの方法が，重要な支援のポイントである．

チームカンファランスでの意見
①患者の意思は尊重されるべきであり，患者は抗がん薬の効果も副作用もリスクもよく承知している．だから，抗がん薬治療をやるべきだ．
②いくら患者が抗がん薬治療を希望したとしても，何でも患者の希望が通るわけではない．医療者として，推奨できない治療は，行うべきではない．

具体的実践

主治医としては推奨できない抗がん薬治療であるが，本人の強い意向もあり，医師団で，そして多職種を含めた医療ケアチームで再考してみた．確かにリスクは高いので推奨できないが，無益な治療とまでは言えない．それが医療ケアチームが悩んだ末にたどり着いた結論であった．推奨できる治療ではないが，本人の強い意向もあり，医学的にも許容されると医療ケアチームは判断した．その後，実際に抗がん薬治療を行い，幸い副作用は許容範囲で，一定の効果が認められ，一時的に病状が改善した．それからしばらく，病状は横ばいで推移したが，2か月後に，病気が再燃した．この時，さらに全身状態は悪くなっていった．患者は，再度，抗がん薬治療を望んだが，医療ケアチームは熟慮の結果，抗がん薬治療はできないことを患者に告げた．また，後悔のない決断をしてほしいので，セカンドオピニオンの機会を提供することを厭わないことも併せて，Tさんと家族に伝えた．Tさんも家族も，主治医の提案を了解した．その決断から1か月後，静かに息を引き取られた．

考　察

「人生の最終段階における医療の決定プロセスに関するガイドライン（厚生労働省により平成19年策定，27年改訂）」によれば，「医師等の医療従事者から適切な情報の提供と説明がなされ，それに基づいて患者が医療従事者と話し合いを行い，患者本人による決定を基本としたうえで，人生の最終段階における医療を進めることが最も重要な原則である」．また医療行為の開始・不開始は，「多専門職種の医療従事者から構成される医療・ケアチームによって，医学的妥当性と適切性を基に慎重に判断すべきである」と

書かれている．ここで言う，医学的妥当性と適切性とは何だろうか．もちろん，一人の医師の独善ではなく，医師団や医療ケアチームで判断することは基本中の基本である．治療を切に願う患者の意思は，いかなる場合も尊重されるだろうか．私たちは，この事例から以下のことを学ぶことができる．医療ケアチームとして，たとえそれが推奨できる治療ではなくても，無益とまでは言えないのであれば，患者の意向に沿って治療を行うべきである．一方，医療ケアチームが無益と考える治療については，いかに患者の意向であっても，その治療を行わない場合もある．しかし，安易に治療が無益であると判断することは慎まなくてはならないので，仮に，医療ケアチームが無益と考える場合であっても，セカンドオピニオンの機会を提供する必要があるだろう．

〔西川満則〕

> 　医学的な判断は生体の客観的なデータから導かれるが，それが「その人」にとってどうなのかという「その人にとっての最善」に置き換える時，苦痛や不安や負担という感情や人生という歴史や家族という人間関係が浮かび上がり，「物語られるいのち」を含めて個別的な判断を導かねばならない．何が益で，何が無益なのか，簡単には誰にもわからない答えに向き合うことになる．だからこそ，「その人」を知っている人，関わっている人皆で考え，皆で結論を導くことが大切なのだろう．【長江】
>
> 　治療の選択をするときに，何よりも本人の意思を尊重することが基本です．しかし，患者が強く希望したとしても受けられない治療もあり，医療には限界があることを理解し納得してもらう関わりが必要となります．同時に，つらい気持ちに共感しつつ受容を促すケアをすることも大切です．【横江】

意思決定支援用紙

患者背景

氏名：Tさん		病名：非小細胞肺がん，多発肝転移
年齢：70歳	性別：男性	病状経過
家族構成 妻あり，子は県外にいる		主治医は，全身状態を考えると抗がん薬治療は負担が大きいので行わない方がよいと提案した．本人は切に治療を望んだ．

本人の意思

過　去	現　在	未　来
何ごとも最後まであきらめないことが重要だと考えてきた．	主治医は，自分の体の負担を気遣ってくれて抗がん薬治療はしない方がよいと言うが，どうしても治療を受けたい．抗がん薬治療を行って命に関わるかもしれないことを承知しているが，少しでも良くなる可能性があれば，チャレンジしたい．	病気が病気だから，抗がん薬治療を受けても受けなくても最期が近いかもしれない．自分としては，住み慣れた自宅で過ごすこともよいが，多少の延命でも生きるために戦いたい．

医学的判断	家族の意向
抗がん薬治療を行わなければ，4か月．抗がん薬治療を行えば，有効であれ多少延命できる可能性がないわけではないが，抗がん薬により体力が消耗すれば，4か月より短命になることもある．あまり勧められない治療だ．	妻：病気は良くなってほしいが，夫の気持ちが一番大事だと思う．

支援のポイント

医療者は医学的に推奨できないと考えるが，患者がその治療を望む時にいかに対応するかがポイントと考えられた．

合意形成に向けた具体的アプローチ・結果

医学的には勧められない治療であるが，本人の強い意向もあり医師団で再考してみた．リスクは高いが無益な治療とまでは言えないと考えられた．勧められる治療ではないが，本人の強い意向もあり，医学的にも許容されると医師団は判断した．…実際に抗がん薬治療を行い，幸い副作用は許容範囲で，一定の効果が認められた．…しばらく病状は横ばいで推移したが，病気が再燃した．この時さらに全身状態は悪くなっていった．患者は抗がん薬治療を望んだが，医師団は治療はできないことを患者に告げ，患者も了解した．

27 事前に表明された患者の過去の意思に反して，家族の意向により胃瘻や人工呼吸器が選択された事例

年齢：69	場：病棟	時間：月単位	本人の現在意思：なし	代理意思決定者：明確
対立（人）：本人／家族，家族間，家族／医療者		対立（事項）：経管栄養（胃瘻），人工呼吸器（気管切開）	倫理的課題：自律，善行	

概要

患者 I さん　69 歳　男性

病名 大脳皮質基底核変性症（CBD）

経過 他院よりアルツハイマー病疑いにて紹介受診，CBD 疑いにて経過を見ていた．途中，左下葉肺がんにて切除術を施行．その後も，歩行障害，嚥下障害が進み，妻が在宅で車椅子にて介護を行っていた．誤嚥性肺炎にて入院し，嚥下機能評価の結果，経口摂取は困難な状態であり，人工栄養の意思決定支援，家族ケアにて緩和ケアチームへ介入依頼があった．以前より延命治療は望まないと希望されていたため，人工栄養は行わず，末梢点滴にて自宅へ退院された．翌々日呼吸状態悪化にて再入院．妻はもっと生きていてもらいたいという思いが強くなり，胃瘻造設に関して気持ちの揺れが生じ始めた．家族間でも意見が分かれたため，再度緩和ケアチームへ相談があった．

家族構成 妻と 2 人暮らし．近くに，長男，次男が居住しており，面会にも来てくれる．

本人・家族の意思と医学的判断

　本人は以前より延命治療を望まないと希望されており，誤嚥性肺炎にて経口摂取が困難となった際には，本人の意思の確認は困難であったが，妻は本人の意思を尊重し，胃瘻・中心静脈栄養は行わずに，お楽しみ程度の経口摂取にて在宅で看ることを希望された．その際には落ち着いて受け止めているようであったが，在宅で看取る覚悟とまでは至っておらず，なかなか十分な想像がついていないように思えた．退院後，数日の在宅介護にて，苦しそうにしている姿を見ていられず，再入院時には，もっと生きていてもらいたいと一転して涙ながらに胃瘻造設を希望された．長男，次男は反対するも，聞く耳持たずで，本人の意向に背くことを理解しながらも，自分自身のために意向の変化があった．妻の気持ちに寄り添いながら，本人と家族にとって後悔のないよう，支援に心がけた．

本人の意思

過去　延命治療は望まない，胃瘻はしないと希望されている．肺がんの手術も望まないが，家族の説得により手術した経緯がある．もともと太く短く生きる，60 歳まで生き

ればいい，長生きしたくないと言っていた．
現在　従命困難であり，現在の意思を確認することはできない．
未来　在宅にてお楽しみ程度の経口摂取であれば，住み慣れた自宅へ帰ることができる．しかし，痰の吸引は必要となり妻が行う必要がある．在宅介護が困難であれば，療養型病院等に転院となる．

医学的判断
　嚥下機能評価にて常時唾液誤嚥をしている状態であり，経口摂取は困難である．再度機能評価を行うもお楽しみ程度の食事もやはり厳しい．胃瘻造設するのであれば，本人の苦痛を軽減するためには気管切開を考慮した方がよい．

家族の意向
　妻は以前に延命治療は望まないと話し合ってきたので，胃瘻や中心静脈栄養は行わずに，在宅で食べられる範囲の経口摂取にて看ることを希望．しかし，再入院時，妻は苦しそうな姿を見ていられず，一転してもっと生きていてもらいたいと胃瘻造設を希望された（息子は希望しないが，妻に任せるとのこと）．

支援のポイント

　過去に延命治療は望まない，胃瘻はしないという意思表明がされているが，家族の情により，本人の意思に反して，胃瘻造設方向となった際の倫理的問題と家族間の意向が分かれた際の合意形成がポイントとなる．そして，医療者として，本人の意思を尊重することの大切さを念頭に置き，家族の意向の変化に寄り添った．

チームカンファランスでの意見
①妻はもっと生きていてほしいと胃瘻造設を希望され，息子達は本人の意思を尊重し希望しないと家族の意向が分かれたので，家族の話し合いに医療者が同席した方がよい．
②本人の意思を尊重する立場では，胃瘻造設するべきではないが，妻の「情」にも配慮が必要であり，胃瘻の差し控えを勧めることではなく，本人の意思を尊重することの大切さを継続して妻に伝えていく．

具体的実践

　「このまま看取っていいのか」「もっと生きていてほしい」と迷いが出てきた際には，妻の気持ちの変化に寄り添い，気持ちが揺れるのは当然であること，相談しながら本人と家族にとって後悔のない方向を考えていくことを約束した．
　家族（妻，長男，次男）の話し合いに医療者が同席し，それぞれの思いを話し合った．息子達がいくら胃瘻に反対しているかを伝えても，妻は「でも…」「だけど…」と言うばかりで，本人ではなく，自分自身の気持ちの整理のために胃瘻造設することの意向を変えなかった．
　経鼻胃管栄養より開始した後すぐに，呼吸状態が悪化した際には「できることは全部

やってください」という妻の希望（息子達には事後報告）にて，今まで希望していなかった気管切開，人工呼吸器を装着することになったが，何とか人工呼吸器は離脱できた．その後も，呼吸状態はなかなか落ち着かず，再急変時には時間の経過と共に妻の病状の受け入れもできてきたこともあり，人工呼吸器の再装着は希望されず，最期を迎えることとなった．

考察

今回の事例では，過去に延命治療を望まないという明確な意思表示があったが，現在，本人の意思を確認することは困難であること，妻も延命治療を望まないことは理解しているものの，病状の受け入れができず，長く生きていてほしいという思いが強まった結果，本人の意思に反して，胃瘻造設を希望された．家族間でも意向が異なっていたため，家族の話し合いに医療者が同席する場を設けることで，お互いの思いが率直に話せる場ができたと思われる．

また，意思決定のプロセスにおいて，本人の意思を尊重することの大切さを継続して伝え，1人で家族の命の長さに関わる意思決定をした妻の自責の念にも配慮し，意思決定後の家族ケアにも重点を置いた．

病状の進行が早い疾患では，家族が病状の受け入れがなかなかできず，本人の意思より，家族の思いが優先されるケースもみられるが，その場合でも，医療者として本人の意思を尊重することの大切さを実感できた一例であった．

〔久保川直美〕

本人と妻で一緒に書いた事前指示，延命治療を希望しないと書いた事前指示が当初尊重されなかった事例が表現されています．家族の気持ちのつらさに寄り添い，本人の意向を中心に据えた粘り強い意思決定支援を継続しました．著者らが当初の延命治療の選択について，家族の意思を尊重したのではなく，家族の感情を支えたことが，すばらしいと思います．【西川】

愛する人を見送る経験は家族にとって耐え難く，それを見守るのはつらい悲しい経験である．いつかは来る死だとわかってはいても，それがいつどのような状況で差し迫ってくるのか，予測することは難しい．そして配偶者と親子ではその覚悟や受け入れに行き違いが生じることもある．医療者は見送る家族もケアされる対象であることを認識し，家族といえども必ずしも個々が同じ意見とは限らない中で，同じ愛する人を失う悲しみを共有できるよう支えていく姿勢が求められる．単に医療処置を選ぶことだけに集中することなく，共に生きた家族としての時間を妻として子どもとして追体験できる時間や場を必要とする．この事例はそれを教えてくれていると思う．【長江】

意思決定支援用紙

患 者 背 景			
氏名：Iさん		病名：大脳皮質基底核変性症	
年齢：69歳	性別：男性	病状経過	
家族構成 妻と2人暮らし． 近くに，長男，次男が居住しており，面会にも来てくれる．		他院よりアルツハイマー病疑いにて紹介受診，CBD疑いにて経過を見ていた．途中，左下葉肺がんにて切除術を施行．その後も，歩行障害，嚥下障害が進み，妻が在宅で車椅子にて介護を行っていた．誤嚥性肺炎にて入院し，嚥下機能評価の結果，経口摂取は困難な状態であった．	

本人の意思		
過 去	現 在	未 来
延命治療は望まない． 胃瘻はしないと希望されている． 肺がんの手術も望まないが，家族の説得により手術． 太く短く生きる，60歳まで生きればいい，長生きしなくていいと言っていた． 胃瘻の話をTVで観て夫婦2人でノートに「希望しない」と書いてサインした．	従命困難であり，現在の意思を確認することはできない．	在宅にて末梢点滴，お楽しみ程度の経口摂取であれば，住み慣れた自宅へ帰ることができる． しかし，痰の吸引は必要となり妻が行う必要がある． 在宅介護が困難であれば，療養型病院等に転院となる．

医学的判断	家族の意向
嚥下機能評価にて常時唾液誤嚥をしている状態であり，経口摂取は困難である．再度VEを行うもお楽しみ程度の食事もやはり厳しい． 胃瘻造設よりも，本人の苦痛を軽減するためには気管切開を考慮した方がよい．	妻は以前に延命治療は望まないと話し合ってきたので，胃瘻や中心静脈栄養は行わずに，在宅で食べられる範囲の経口摂取にて看ることを希望． 再入院時，妻は苦しそうな姿を見ていられず，一転してもっと生きていてもらいたいと胃瘻造設を希望された（息子は希望しないが，妻に任せるとのこと）．

支援のポイント

過去に延命治療は望まない，胃瘻はしないという意思表明がされているが，家族の情により，本人の意思に反して，胃瘻造設方向となった際の倫理的問題と家族間の意向が分かれた際の合意形成がポイントとなる．そして，医療者として，本人の意思を尊重することの大切さを念頭に置き，家族の意向の変化に寄り添った．
チームカンファランスでの意見
① 妻はもっと生きていてほしいと胃瘻造設を希望され，息子達は本人の意思を尊重し希望しないと家族の意向が分かれたので，家族の話し合いに医療者が同席し，中立の立場をとった方がよい．
② 本人の意思を尊重する立場では，胃瘻は作るべきではないが，妻の「情」にも配慮が必要であり，胃瘻の差し控えを勧めることではなく，本人の意思を尊重することの大切さを継続して伝えていく．

合意形成に向けた具体的アプローチ・結果

家族（妻，長男，次男）の話し合いに医療者が同席し，それぞれの思いを話し合った．息子達がいくら胃瘻に反対しているかを伝えても，妻は「でも…」「だけど…」と言うばかりで，本人ではなく，自分自身の気持ちの整理のために胃瘻造設することの意向を変えなかった．
経鼻胃管栄養より開始した後すぐに，呼吸状態が悪化した際には「できることは全部やってください」という妻の希望（息子達には事後報告）にて，今まで希望していなかった気管切開，人工呼吸器を装着することになったが，何とか人工呼吸器は離脱できた．その後も，呼吸状態はなかなか落ち着かず，再急変時には時間の経過と共に妻の病状に対する受け入れもできてきたこともあり，人工呼吸器の再装着は希望されず，最期を迎えることとなった．

27. 事前に表明された患者の過去の意思に反して，家族の意向により胃瘻や人工呼吸器が選択された事例

28 本人の意思推定は難しく，救命の可能性があるにもかかわらず安楽死を望む家族の支援

年齢：68	場：救急	時間：時間単位	本人の現在意思：不明	代理意思決定者：明確
対立（人）：本人／家族，本人／医療者，家族／医療者		対立（事項）：外科手術	倫理的課題：自律，善行，無危害，公平	

概要

患者 Aさん　68歳　男性

病名 急性心筋梗塞，急性腎不全

職業 数年前に定年退職し，現在無職

経過 元来，病院が嫌いで健診や通院歴はなし．5日前に胸部絞扼感が2時間持続したが受診行動はとらず，その後も同症状と腹痛を繰り返していた．5日後，近医を受診したが，呼吸困難があり緊急性が高いため当院紹介となり，救急外来へ搬送された．患者は，搬送時は意識が清明であり，緊急入院と緊急カテーテル検査に同意された．

冠動脈造影の結果，右の冠動脈が完全閉塞，左前下行枝の狭窄が認められ，そのまま冠動脈インターベンションが行われたが，治療中に心室細動となり除細動，気管内挿管，大動脈内バルーンパンピング（IABP）装着となった．いったん集中治療室に帰室したが，低心拍出量状態が持続し，心エコー上乳頭筋断裂による僧帽弁閉鎖不全が認められ，同日夕方に緊急手術が予定された．

しかし，妻は「夫は病院嫌いで，いつも"いつ死んでもいい"と言っていました．安楽死は無理でしょうか」と心臓血管外科医に申し出た．心臓血管外科医は，「安楽死はできません」と即答し，妻は「仕方がないですね」と緊急手術に応じた．

家族構成 妻，長女との3人暮らし．両親および兄弟とは死別している．

本人・家族の意思と医学的判断

緊急手術の説明後，担当看護師が妻と面談．

妻「もともと夫婦仲がよくありませんでした．結婚した翌日から"離婚する""わしは死んでもいい"とか…毎日のように言っていました．それに主人は病院が怖くてね…．主人はきっと治療を望んでいないと思います．でも，先生に安楽死はできないと言われて…．やはり，手術は仕方がないのでしょうか」．

妻と一緒に長女も病状と緊急手術の必要性について説明を聞いたが，妻の意見に同調しており，「父は積極的治療を望まない人です」という意見だった．

本人の意思

過去 過去に病気の経験がなく，治療に対する意思表示もなし．患者本人の「いつ死ん

でもいい」という発言の真意は不明．妻から「恐がりな人で，病院には行かない」という情報を得ているが，重大な病気にかかった際の意思を推定する情報がほかにはない．

現在 緊急カテーテル検査を受けることは，自己決定されたが，カテーテル検査の際に起こり得る致死的合併症や，その行われる集中治療の実際までは想像できていなかったと推測される．現在，鎮静中であり，手術に関する本人の意思確認は困難な状態．

未来 手術が成功すれば，救命できる可能性はある．しかし，重度の心機能障害と腎機能障害が残り，QOLの低下は避けられない．退院できたとしても血液透析のために通院することや食事・飲酒などの制限を受け入れられない可能性がある．手術を行わなかった場合は，低心拍出量状態が長引き，多臓器不全に陥る可能性が高まる．

医学的判断

発症から6日目の急性心筋梗塞であり，冠動脈インターベンション後に心機能が劇的に改善する可能性は低い．しかし，心拍出量を低下させている原因の1つに僧帽弁の乳頭筋断裂があり，それを修復すれば心拍出量が増える可能性がある．逆に手術侵襲が病状の悪化につながり，短期間で救命困難な状態に陥る危険性もある．つまり，手術が有益にも不利益にもなり得る状態である．

家族の意向

妻と長女：本人の意思を推定すると，このような積極的治療を望まないのではないかと思うが，家族としては，治療をしないで人工呼吸器が装着されたまま亡くなるのは見ていて辛い．

支援のポイント

Aさんは緊急入院してからまだ24時間しか経っておらず，医学的には救命の可能性がある患者である．つまり，Aさんの緊急手術をする・しないの選択は，「延命治療の差し控え」には該当しない．すべての患者は，差別なしに適切な医療を受ける権利がある[1]．この場面では，妻が「安楽死は無理でしょうか」と医療者に問いかけているが，妻が求めていることが「安楽死」なのか，真のニーズを確認しておく必要がある＊．

チームカンファランスでの意見

①本人の意思を推定する適任者は誰か．
②妻は患者が手術を受けた後の何を心配しているのか．
③医療者は家族関係についてどのような情報を収集すべきか検討する．

具体的実践

緊急入院であり，当院に通院歴もない患者であったため，圧倒的に情報が不足していた．まずは，Aさんはどのような場面で「死にたい」と言っていたのか，その理由は何かなど，「Aさんについてもう少し教えてください」と妻と長女にお願いした．妻は，

＊積極的安楽死：作為的に患者の生命の短縮や死を引き起こすこと[2]
　消極的安楽死：生命の短縮や死という結果の発生を認識しながら，あえて積極的な行為を行わないこと[2]

夫婦仲はよくなかったが今まで夫に尽くしてきたこと，Ａさんの人柄，家族関係について語った．妻の語りから，妻と長女は仲がよく，同じような意見をもっているので代理意思決定者としてはどちらかを特定する必要はないこと，2人はＡさんの死を望んでいるわけではなく，積極的な治療がＡさんの「死にたい」という言葉に反しているようでジレンマを感じていることがわかった．このＡさんの「死にたい」という言葉は日常的に繰り返されており，その真意は不明だった．面談中に「医学的な判断としては，手術によって心臓の働きを改善する方法がベスト」という医療者側の意見を再度伝え，救命を最優先する方針に妻と長女は同意された．

考 察

本事例の意思決定支援は，適切な代理意思決定者は誰か，家族はＡさんの最善の利益を反映した意見を述べているか，意思決定後の家族の後悔の予防がポイントになる．

配偶者が存在し，その方が高齢でなければ，多くの場合配偶者が代理意思決定者と暗黙の了解で判断されている．しかし，Ａさんの妻は「夫婦仲がよくない」と発言していた．医療者は一度立ち止まって「Ａさんの考え方や人生観を最もよく知り，本人の意思を反映した意見が言える人は誰か？」という視点で家族関係の情報を得る必要がある．

結果，「安楽死は無理でしょうか」という妻の意見は，手術が本人の意思に反するのではないかという自律の原則へのジレンマの現れであり，妻はＡさんの立場に立ってどうすべきかを考えていた．この場面では，Ａさんの差し迫った死を回避するためには手術が最善の策と考えて選んだと，家族と医療者が一緒に手術を意味づけるプロセスを歩むことが重要であり，それが家族の後悔を予防することにつながると考えられる．

文 献

1）樋口範雄監訳：WMA 医の倫理マニュアル．108，日本医師会，2007．
2）大森武子，山内義廣：看護と法　人権・看護実践・現代医療　第1版．191，医歯薬出版，2004．

〔伊藤真理〕

積極的治療を望まないという本人のあいまいな意思推定，救命可能性ありの医学的判断が表現されています．本人の意思が明確でない中，救命優先の治療選択は妥当だと思いました．一方，この事態も全て想定した上で，本人が治療を拒否していた場合はどうでしょうか．全ての患者は治療を拒否する権利を有します．【西川】

「安楽死は無理でしょうか」という妻の言葉に惑わされず，真意を確認していくことが大切になります．しっかりとした本人の意思表示がなく，推定意思でしかわからない時に，救命治療がなされるのは当然のことだと思いますが，救命されたあとの経過が気になります．【横江】

意思決定支援用紙

患者背景

氏名：Aさん	病名：急性心筋梗塞，急性腎不全
年齢：68歳　　性別：男性	病状経過
家族構成 妻，長女との3人暮らし．両親および兄弟とは死別している．	5日前に胸部絞扼感が2時間持続したが，受診せずに様子をみた．本日，呼吸困難が持続し当院の救急外来へ搬送された．患者は，搬送時は意識が清明であり，緊急入院と緊急カテーテル検査に同意した．しかし，その後心室細動となり，気管内挿管，IABPが装着されて，緊急手術の方針となった．代理意思決定を求められた妻は「安楽死は無理でしょうか」と手術への迷いを表出した．

本人の意思

過去	現在	未来
過去に病気の経験がなく，治療に対する意思表示もなし．患者本人の「いつ死んでもいい」という発言の真意は不明．妻から「恐がりな人で，病院には行かない」という情報を得ているが，重大な病気にかかった際の意思を推定する情報がほかにはない．	緊急カテーテル検査を受けることは自己決定されたが，カテーテル検査の際に起こりうる致死的合併症やその行われる集中治療の実際までは想像できていなかったと推測される．現在，鎮静中であり，手術に関する本人の意思確認は困難な状態．	手術が成功すれば救命できる可能性はある．しかし，重度の心機能障害と腎機能障害が残り，QOLの低下は避けられない．退院できたとしても血液透析のための通院や食事・飲酒の制限などを受け入れられない可能性がある．手術が行われなかった場合は，低心拍出量状態が長引き，多臓器不全に陥る可能性がある．

医学的判断	家族の意向
発症から6日目の急性心筋梗塞であり，冠動脈インターベンション後に心機能が劇的に改善する可能性は低い．しかし，心拍出量を低下させている原因の1つに僧帽弁の乳頭筋断裂があり，それを修復すれば心拍出量が増える可能性がある．逆に手術侵襲が病状の悪化につながり，短期間で救命困難な状態に陥る危険性もある．つまり，手術が有益にも不利益にもなり得る状態．	妻と長女：本人の意思を推定すると，このような積極的治療を望まないのではないかと思うが，家族としては，治療をしないで人工呼吸器が装着されたまま亡くなるのは見ていて辛い．

支援のポイント

Aさんは緊急入院してからまだ24時間しか経っておらず，医学的には救命の可能性がある患者である．つまり，Aさんの緊急手術をする・しないの選択は，「延命治療の差し控え」には該当しない．すべての患者は，差別なしに適切な医療を受ける権利がある．この場面では，妻が「安楽死は無理でしょうか」と医療者に問いかけているが，妻が求めていることが「安楽死」なのか，真のニーズを確認しておく必要がある．

合意形成に向けた具体的アプローチ・結果

緊急入院であり，当院に通院歴もない患者であったため，圧倒的に情報が不足していた．まずは，Aさんはどのような場面で「死にたい」と言っていたのか，その理由は何かなど，「Aさんについてもう少し教えて下さい」と妻と長女にお願いした．妻は，夫婦仲はよくなかったが今まで夫に尽くしてきたこと，Aさんの人柄，家族関係について語った．妻の語りから，妻と長女は仲がよく，同じような意見をもっているので，代理意思決定者としてはどちらかを特定する必要はないこと，2人はAさんの死を望んでいるわけではなく，積極的な治療がAさんの「死にたい」という言葉に反しているようでジレンマを感じていることがわかった．このAさんの「死にたい」という言葉は日常的に繰り返されており，その真意は不明だった．面談中に「医学的な判断としては，手術によって心臓の働きを改善する方法がベスト」という医療者側の意見を再度伝え，救命を最優先する方針に妻と長女は同意された．

本人の意思推定は難しく，無益な積極的治療を行わないという意思決定を土壇場で覆した家族の支援

年齢：66	場：救急	時間：時間単位	本人の現在意思：不明	代理意思決定者：明確
対立（人）：本人／家族，家族／医療者		対立（事項）：積極的肺炎治療，心肺蘇生，人工呼吸器（挿管）	倫理的課題：自律，善行，無危害	

概要

患者 Bさん　66歳　男性
病名 重症心不全，急性腎不全，肝不全，脳梗塞
職業 数年前に退職し，現在無職
経過 4か月前に急性心不全，急性腎不全でICUに入室し，人工呼吸器と経皮的心肺補助装置（PCPS）を装着し，血液透析も行われていた．PCPSからは1か月後に離脱できたが，重症感染症や脳梗塞による不穏状態により治療に難渋し，重度の心不全状態が続いている．入室3か月が経過し，ようやく人工呼吸器からは離脱できたが，心機能そのものの改善が見込めないため，心臓外科，循環器内科，麻酔科で話し合い，再度病状が悪化した場合は，昇圧薬やPCPSを使用しない方針になり，妻と長男は同意していた．Bさんの意識レベルとしては，不穏状態は改善傾向だが，意識障害が持続しており，意思決定には参加できない状況である．

　入室4か月，Bさんの呼吸状態が安定し，ICUを退室する話が出始めていた．その矢先，夜間に急激な発熱と共に血圧が低下，努力呼吸，不穏状態となり，家族に病状説明が行われた．その際，妻と長男は「原因が感染症なら治療をしてほしい」と希望され，当直医の判断で再度昇圧薬と鎮静薬を開始，人工呼吸器装着となった．ICU看護師は治療方針が覆ったことに疑問を抱き，今後の看護に迷いが生じていた．

家族構成 妻，長男との3人暮らし．

本人・家族の意思と医学的判断

本人の意思

過去 心不全の既往はなく，今回の入院時に急性心不全で気管内挿管となって以来，意思疎通ができていない．これまでに病気の経験もなく，治療に対する本人の意向を推測する情報がほとんどない．日頃からお酒とタバコが好きだが今まで検診は一度も受けていない．妻がBさんの人生を振り返って推測すると，「病院が嫌いな人だから，管だらけの状態は希望しない人だと思います」という意見であった．

現在 現在も意識障害が持続しており，本人の意思を推察するサインがつかめない．Bさんは，今の自分の病状を全く認識できていないと考えられる．最近になってようやく

筆談が少し可能となり，妻の前で「みかん」という字を書いた．

未来 昇圧薬の投与と人工呼吸器の再装着により，数週間の延命は期待できる．しかし，急性増悪の原因となった感染症に対する治療が成功しなければ，短期間の延命ですら困難な状態．たとえ感染症の治療に成功しても重症心不全は改善せず，このままICUで死を迎える可能性が高い．また，意識レベルが急変前の状態まで戻るには相当な時間を要すると予測される．家族は4か月間毎日面会に来ており，今後も継続する予定である．

医学的判断

既に4か月間集中治療を継続しても重症心不全が改善されず，重症感染症も根本的には解決されていない．加えて，腎不全・肝不全・脳機能障害と多臓器不全状態にあり，今回の感染症の急性増悪を乗り越えても救命できる可能性は極めて低い．集中治療の継続がある程度の延命につながる可能性はある．

家族の意向

今回の急変時，妻と長男は「原因が感染症なら治療をしてほしい」と申し出た．それまでは，延命治療は本人が望まないと推測し，今後は病状が悪化しても積極的治療をしない方針に同意していた．1か月前に人工呼吸器から離脱できた時には，「家でこの人を介護できるかしら」と長期化を想定した発言がみられた．

支援のポイント

このケースは事前の意思決定を変更し，既に昇圧薬の投与と人工呼吸器の再装着が行われている場面である．しかし，「開始してしまった治療はやめられない」という考えで，医療者がこの状況を傍観して過ごさない方がよい．「Bさんが残された人生をどう生きるか」について医療者と家族が対話を続け，医療者は「家族がBさんと死別後，後悔なく生きていく」という視点も考慮する必要がある．意思決定支援においては，このような意思決定後のケアも重要である．

チームカンファランスでの意見

①感染症の治療に成功しても重症心不全は治らないことを家族は理解できているのか．
②本人の意思を推定した家族の意見と家族自身の意見とを区別して捉える．

具体的実践

ICU看護師自身が今後の方針に疑問を抱いた状態であり，看護師側より妻と長男に面談希望を申し出た．その面談で長男は，「急変時に蘇生はしないと聞いていたが，もっとTVのような急変だと思っていた．あんなに苦しむなんて思っていなかった」．妻は，「（私たちの判断は）よくなかったでしょうか…．方向転換をしたつもりはなかったんです．このままだとあと3時間で亡くなると聞き，それは嫌だと思いました」と表出した．

私たちは今回のご家族の判断を誰も責めていないことを十分に伝え，その上で今後の方針を話し合った．結果，①延命よりもBさんの苦痛緩和を最優先する，②心肺停止時の胸骨圧迫や除細動は行わない，③鎮静レベルを下げることがBさんの苦痛になる

のであれば，鎮静レベルは下げないという方針で意思統一ができた．

　2週間後，妻は「もう，頑張らなくてもいいよ．あなたは浮気もしないし，ギャンブルもしないし，ボーナスにも手をつけないし，…本当に今までありがとうね」とBさんに声をかけられるようになり，Bさんはその2日後に永眠された．

考　察

　振り返ってみると，医療者は「昇圧薬やPCPSを使用しない方針」に家族が同意していると思い込んでいたが，その方針の認識にずれが生じていた．医療者はこの方針を「積極的治療を再開しない」と意図していたが，家族が大事にしていたのは「苦痛を与えないようにしてほしい．安らかに最期を迎えさせてあげたい」ということであった．それゆえ，鎮痛鎮静を目的とした昇圧薬の投与や鎮静に伴う人工呼吸は『方向転換』に値しなかった．医療者だけが，治療方針が覆ったと感じたのである．

　さらに，医療者は患者の重症心不全など多臓器の重度障害を認識していたが，家族はBさんの人工呼吸器がはずれ，意識障害が改善に向かい，字が書けるようになるなど，目に見える情報から患者が死から遠ざかっているように認識していた．このようなずれは未来の患者の意思を見誤る．私たち医療者は，家族の体験している世界を理解するため対話を続ける必要があり，未来の患者の意思を推測し共有する必要がある．昇圧薬をどうする，PCPSをどうするなど，医学的治療行為を中心とした話し合いになると，家族は「自分たちでは判断できない」という思考に陥る．Bさんが1分でも1秒でも長く生きることを大事にして治療をするか，長さよりもできるだけ安楽に最期を迎えることを大事にして治療をするか．医療者はこのような2つの選択肢を提示し，「Bさんはどちらを望むであろうか」と投げかけ，家族と話し合いを進める．結果としてどちらを選んだかよりも，みんなでBさんにとっての最善に議論を尽くしてケアをしたというプロセスが，Bさんを失った家族と医療者の気持ちを救うと筆者は考えている．

〔伊藤真理〕

　本人の推定意思，医学的判断としては，濃厚な治療はためらわれるが，家族の気持ちは，特に感染症など改善可能な病態については治療をしてほしいという，乖離が表現されています．また，同じシーンを見ていても，医療者と患者家族では見え方が違います．医療者は，時々それを意識すべきですね．最期まで，本人にとっての最善を代理決定者である家族と共に医療ケアチームで考え抜いた支援は見事です．【西川】

　改善可能なものと，改善が不可能なものでは，選択に違いができても当然だと思います．医療者の認識と家族の認識のずれをよく考察されていて感心しました．行為は同じであったとしても何のためにするのかという意図を理解することの大切さを再認識しました．人工呼吸器が再装着されてからの2週間は，大切な家族の死を受容するための必要な時間だったのかもしれませんね．【横江】

意思決定支援用紙

患者背景

氏名：Bさん		病名：重症心不全，急性腎不全，肝不全，脳梗塞
年齢：60歳代	性別：男性	病状経過
家族構成 妻，長男と3人暮らし		ICUでの治療が4か月と長期化し，ようやく人工呼吸器から離脱できたが，心機能が改善する見込みはなく，昇圧薬やPCPSは再度使用しない方針になっていた．意識障害が遷延し，本人が意思決定に参加することは難しい．呼吸状態が安定したため，ICUを退室する話が出ていた矢先，発熱と血圧低下，努力呼吸と不穏状態を伴う急変が起こった．その際，家族は「感染が原因なら治療をしてほしい」と希望し，昇圧薬と人工呼吸が再開された．

本人の意思

過去	現在	未来
心不全の既往はなく，今回の入院時に急性心不全で気管内挿管となって以来，意思疎通ができていない．これまでに病気の経験もなく，治療に対する本人の意向を推測する情報がほとんどない．日頃からお酒とタバコが好きだが今まで検診は一度も受けていない．妻がBさんの人生を振り返って推測すると，「病院が嫌いな人だから，管だらけの状態は希望しない人だと思います」という意見であった．	現在も意識障害が持続しており，本人の意思を推察するサインがつかめない．Bさんは，今の自分の病状を全く認識できていないと考えられる．最近になってようやく筆談が少し可能となり，妻の前で「みかん」という字を書いた．	昇圧薬の投与と人工呼吸器の再装着により，数週間の延命は期待できる．しかし，急性増悪の原因となった感染症に対する治療が成功しなければ，短期間の延命ですら困難な状態．たとえ感染症の治療に成功しても重症心不全は改善せず，このままICUで死を迎える可能性が高い．また，意識レベルが急変前の状態まで戻るには相当な時間を要すると予測される．家族は4か月間毎日面会に来ており，今後も継続する予定である．

医学的判断	家族の意向
既に4か月間集中治療を継続しても重症心不全が改善されず，重症感染症も根本的には解決されていない．加えて，腎不全・肝不全・脳機能障害と多臓器不全状態にあり，今回の感染症の急性増悪を乗り越えても救命できる可能性は極めて低い．集中治療の継続がある程度の延命につながる可能性はある．	今回の急変時，妻と長男は「原因が感染症なら治療をしてほしい」と申し出た．それまでは，延命治療は本人が望まないと推測し，今後は病状が悪化しても積極的治療をしない方針に同意していた．1か月前に人工呼吸器から離脱できた時には，「家でこの人を介護できるかしら」と長期化を想定した発言がみられた．

支援のポイント

このケースは事前の意思決定を変更し，すでに昇圧薬の投与と人工呼吸器の再装着が行われている場面である．しかし，「開始してしまった治療はやめられない」という考えで，医療者がこの状況を傍観して過ごさない方がよい．「Bさんが残された人生をどう生きるか」について医療者と家族が対話を続け，医療者は「家族がBさんと死別後，後悔なく生きていく」という視点も考慮する必要がある．意思決定支援においては，このような意思決定後のケアも重要である．

合意形成に向けた具体的アプローチ・結果

ICU看護師自身が今後の方針に疑問を抱いていた状態であり，看護師側より妻と長男に面談希望を申し出た．その面談で長男は，「急変時に蘇生はしないと聞いていたが，もっとTVのような急変だと思っていた．あんなに苦しむなんて思っていなかった」．妻は，「（私たちの判断は）よくなかったでしょうか…．方向転換をしたつもりはなかったんです．このままだとあと3時間で亡くなると聞いて，それは嫌だと思いました」と表出した．
私たちは今回のご家族の判断を誰も責めていないことを十分に伝え，その上で今後の方針を話し合った．結果，①延命よりもBさんの苦痛緩和を最優先する，②心肺停止時の胸骨圧迫や除細動は行わない，③鎮静レベルを下げることがBさんの苦痛になるのであれば，鎮静レベルは下げないという方針で意思統一ができた．
2週間後，妻は「もう，頑張らなくてもいいよ．あなたは浮気もしないし，ギャンブルもしないし，ボーナスにも手をつけないし，…本当に今までありがとうね」とBさんに声をかけられるようになり，Bさんはその2日後に永眠された．

29．本人の意思推定は難しく，無益な積極的治療を行わないという意思決定を土壇場で覆した家族の支援

医療行為を拒否する若年性認知症患者の支援

年齢：65	場：病棟	時間：アドバンス	本人の現在意思：あり	代理意思決定者：明確
対立（人）：本人／家族，本人／医療者		対立（事項）：点滴，導尿など		倫理的課題：自律，善行，無危害

概要

患者　Kさん　65歳　男性
病名　肺炎，脱水，アルツハイマー型認知症
経過　3年前よりアルツハイマー型認知症と診断され，もの忘れ外来で内服治療を受けていた．

　入院する5日前から39.3度の発熱あり，近医のクリニック受診，抗菌薬や解熱薬などの内服薬使用で解熱され，状態も改善された．しかし，入院前日，食事が摂れず，咳込んで吐き出してしまう．また，服薬できない状態も続き，クリニックからの紹介で上記診断あり，緊急入院となった．

　入院4日目に肺炎は軽快したが，食事や内服薬は摂取できない状態が続いていた．点滴加療が必要と判断されてから，さらに尿量が減少，排尿の空振りが増え，導尿が必要となった．しかし，医療行為に対し，拒否や抵抗が強く，どうしたらいいかと病棟の看護師より相談を受ける．

家族構成　妻と2人暮らし．妻との仲は良好．車で20分くらいのところに長男が住んでいる．長女は少し遠いが2〜4週間に1度実家に様子をみに来る．主介護者は妻である．
　子は20代と若く，長男は結婚し，孫もいる．

入院までの家族支援状態：長男，長女も認知症について理解している．最近，隣に住む従兄弟にも病気について話すことができ，介護保険は使用していなかったが，家族による協力体制は妻が声をかければ整えることが可能．

　入院する2か月前より，尿意が頻回にあることや幻覚・大声などがあり，妻の介護負担も強くなり，デイサービスなど施設を利用してはどうかと医師より提案されていた．

本人・家族の意思と医学的判断

家族への説明と反応

　肺炎は軽快している．しかし，飲み込みができず，今は食べられない状態．
　以上の点で家族は理屈的には納得されている様子であったが，今後について「ご飯さえ食べてくれれば…」と不安のある様子を示された．

本人の様子

　病識がなく医師には「どこも調子の悪いところはない」と言う．入院時は「今日何で

ここに来たんだっけ？なあ母さん？」と妻に聞き，入院したことも理解できずにいた．さらに，点滴もその場は理解しているように頷かれるが，針を挿入する際，「何するんだ！！やめろ！！」と急に暴れだし，看護師4人がかりで点滴挿入する．医師と相談し，日中のみとするが，点滴のルートにかまわず動かれ，点滴中は常に付き添いが必要な状況であった．

点滴のない時は，常に妻を探す行動あり，離棟のリスクも高い方であった．

食事は入院してから食べたいという気持ちは強かったが，食べられず，「なんで食べられないのか」と自問する姿もあった．

日に日に，点滴や導尿などの医療行為をする際，警戒心が強くなり，時には急に怒り出し，興奮状態となり，手を挙げるしぐさをされるようになる．

本人の意思

過去 これまで，食べられなくなったことはなく，いつかなるかもしれないと医師から説明はあったもののこんなに早く食べられなくなるとは思っていなかった．

子の世話にはならないように，妻が見守り支援していた．

現在 食事が食べられない状況のため，点滴は必要．排尿がなく，導尿も必要だが，本人に自覚症状がないため，導尿をすることの必要性を理解できていない．拒否的な行動も強く，自室にこもりがち．妻が来ることが唯一の安心できる環境となっている．

未来 家族も本人も一緒に過ごすことを望んでいるが，このまま食べられなければ，点滴か点滴以外の方法（胃瘻）を家族や本人が選択されるかどうか．

また，排尿がなければ導尿が必要となるが，自宅での管理がどの程度の状態で可能か，家族への負担が増すため，家族が生活をイメージできないと在宅での生活は難しいことが予測される．さらに，在宅では家族が医療行為も行わなければならない状況になるため，唯一の安心できる場が失われる危険性もある．

医学的判断

嚥下障害について：入院4日目のVFの結果，食道入口部も全く開大しない．耳鼻科へ受診し，発熱は咽頭部炎症の可能性もあるが，もともとある進行性嚥下障害の影響も考えられるとの返答．1週間後再評価となった．また，脳MRI結果では嚥下機能に関連するような脳血管病変はなく，頸椎MRIでは上位頸髄圧迫のみあり．食事が食べられていないため点滴は必要である．ただし，中心静脈栄養は抜去するリスクが高く行えない．

排尿障害について：水腎症や腎不全はなく，神経疾患に伴う低活動膀胱型，運動障害性の神経因性膀胱，溢流性の頻尿，失禁，膀胱感覚の障害や導尿後の尿意の訴えがあることから，認知機能障害の可能性もあり．排尿障害があり，嚥下障害に類する神経疾患の一部症状である．バルン挿入は適応しない．内服薬を飲めない以上は対症療法しかなく，経過は不明．頻回な尿意があり，膀胱に200mL以上で間欠導尿を行うことが望ましい．

家族の意向

今回の入院は食べられないことで相談しているので何とか食べられるようになってほしい．排尿障害については家に帰れば，ひょっとして治るのではないかとも考えている．

支援のポイント

　医療行為への抵抗が強く受け入れられないことから，受け入れてもらうにはどうしたらいいか，医療スタッフも医療行為を遂行することが先行しているため「本人や家族の思い」に寄り添うことが難しくなっている．まず，病院へ入院となった目的「食べられない」「排尿がない」状態を把握し，実態をスタッフで共有することが重要である．そのために本人や家族にとって何を優先すべきか，必要なことは何かを一緒に考える必要がある．

チームカンファランスでの意見
①「なぜ食べられないのか」の原因がどこまで確認されているか把握し，情報共有する．
②導尿は時間で決めて1日4回であったが，拒否が強いこともあり，個別な排泄パターンの把握をし，最低限の導尿回数とする．
③点滴の時間を極力短くし，最低限守るべき時間を医師と相談して決める．
④家族が医療行為場面に同席しない．家族と過ごす時間を大切にする．
⑤退院後のイメージができるよう日々の情報を家族と共有する．
⑥個別対応に必要な情報収集と関わり方について検討する．

具体的実践

①嚥下評価，耳鼻科受診，消化器，循環器のコンサルテーション結果を確認．日々の嚥下状況を確認するため，STとの連携が図れているかを確認する．
②医師と相談し，300〜400 mL以上を測定する時間帯を確認．3回に減らした．それでも，拒否があれば，本人が自覚症状を訴える，頻回にトイレに行くのを確認し，どうしてそうなるのかを説明し同意を得て導尿するようにした．しかし，それでも拒否する時は，人を変えて声掛けする，妻に声掛けのみしてもらう，時間を変えて声掛けする．あくまでも説明と同意，脅しや説得にならないように無理強いせず，最低1日2回は行えるようにした．

　説明して了承されても，実際導尿する時には拒否されることが多かった．同意後すぐに行えるよう点滴同様本人の見えない部屋の入口に準備して，1人の看護師が説明し返事をもらい，了承を得ることを原則とし，抵抗する様子がある時のみ，抑える看護師がすぐ入るようにした．抑えて行うことに抵抗を感じる看護師は多く，したくないと思いながらやむを得ず抑えていたため，本人も看護師も傷つかない，安全な方法を検討し，導尿した．
③朝の抗菌薬点滴は30分つきそい，補液の点滴は家族が来てから日中3〜4時間で終了するよう医師と相談して決めた．
④家族が本人にとって一番安心できる心のよりどころであったため，家族が帰る時間を確認し，関わり方を検討した．家族が帰る1時間前から帰ることを伝えてもらいながら，なぜ入院しているのか，今度はいつ来られるのかを手紙に書いて協力してもらい，

家族がいなくなり，自分はおいていかれたという思いにならないよう，家族を探した時は一緒に手紙を読み過ごした．
⑤いつまで続くかわからない症状であったため，家族の不安もあり，日々の本人の様子や検査の進行状況，医師と話せる時間を調整，毎日来られる家族へのねぎらいの声掛けを意識して行った．
⑥郵便局員を定年まで勤め上げたという自分なりの誇りがあり，仕事の話をすることが好きな方であったため，家族が来るまでは気分を変え，好きな話をして過ごした．家族がいる時も時々訪室し，一緒に話をして，家族とも仲が良いことを本人にわかってもらい，警戒心をできるだけ解くようにした．

徐々に自尿が増えてくると同時に，全身状態が改善したのをきっかけに食べられるようになり，入院前に近い状態で自宅へ退院できた．自宅に帰ってからは排尿のトラブルもなく，食事も摂れ，デイサービスの利用も始めた．妻も自分の時間を確保できるようになり，自宅での生活を維持できている．

考察

検査や医療行為（点滴，導尿）は必要な状況であったが，本人は自覚が乏しく，説明しても何をされるかまでは把握していなかった．振返ってみると認知機能の低下により言葉の理解が難しかった可能性もあり，よりわかりやすく視覚的な説明があってもよかったのかもしれない．

抑制や痛みの記憶のために，導尿や点滴が嫌なものと印象づけられてしまった．そのため拒否が強くなり抵抗し続けた可能性はある．看護師の困りごとへの対処法ではなく，本人の痛みを理解し思いに寄り添ったケアをチームで工夫するよう話し合うことや，入院時から退院後の生活を考え，家族との生活を継続できるように家族も看護の対象となることを理解した上で，看護を行う際の注意点，ポイントを看護師全員で統一しながら行っていくことが大切である．

〔藤﨑あかり〕

若年性認知症であるKさんの意思は，ご飯を食べたい，導尿や点滴はいらない．一方で，医学的にはこれは推奨されない．このような状況で，医療者がどのように意思決定支援すべきかの知恵にあふれた事例ですね．人を変え，時間を変え，あくまでもよいと思うことを，強要にならないように支援，これがキーワードですね．【西川】

認知症だから，問題行動があるからといって理解できないわけではないことを教えてくれる事例である．特に，問題行動を防ぐ危険防止の名目で，医学的診断があいまいなままで医療処置を導入してしまうこともある．この事例では生活問題と症状がどのようなパターンで出現するか，随伴症状や契機となる事柄は何かなど，個別的なケア方法を徹底的に探したことで，症状改善につながりケア方法を共有しやすくなったのではないだろうか．すばらしい生活と症状のアセスメントです．【長江】

意思決定支援用紙

患者背景

氏名：Kさん		病名：アルツハイマー型認知症
年齢：65歳	性別：男性	病状経過
家族構成 妻（61）と2人暮らし．長女（28）は少し離れたところに住んではいるが，1か月に1～2回家に来られる．車で20分程度の所に長男（26）夫婦が住んでいる．		肺炎で入院，4日目に肺炎は軽快していたが，食事や内服薬は依然として食べられない状態が続いており，脱水のため点滴での治療が必要な状態．また，入院後2週間目には尿意はありトイレに頻回に行かれるが尿量が少なくなり，空振りも増えるなどの症状も出現し，導尿が必要となる．点滴挿入時，導尿施行時は拒否行動が強くなる．

本人の意思

過 去	現 在	未 来
「自分はなんともない．だから検査は必要ない」「悪いところはどこもない」妻に怒られることもあるから，忘れることもあるのかな（半分自覚）．	「最後まで食べたい」という思いがある．「ご飯を食べたい」「（導尿や点滴は）いらない」「（日常生活援助：トイレ誘導など）そんなことはしてくれなくていい」．妻が一緒にいてくれると安心する．	家族も本人も一緒に過ごすことを望んでいるが，このまま食べられなければ，点滴しかない．また，排尿がなければ，導尿が必要となるが，家族への負担が増すため，家族が生活をイメージできないと在宅での生活は難しいことが予測される．さらに，家族が医療行為も行わなければならない状況になるため，唯一の安心できる場が失われる危険性もある．

医学的判断	家族の意向
嚥下障害：VFの結果，食道入口部も全く開大しない．咽頭部の炎症もあった可能性もあるが，もともと進行性嚥下障害もあった可能性もある．また，脳MRI結果でも嚥下機能に関連するような脳血管病変はなく，頸椎MRIでは上位頸髄圧迫のみ．嚥下食（ゼリー）から開始．排尿障害：水腎症や腎不全はなく，神経疾患に伴う低活動膀胱型，運動障害性の神経因性膀胱．溢流性の頻尿，失禁，膀胱感覚の障害や導尿後の尿意の訴えがあることから，認知機能の障害も検討．排尿障害であり，嚥下障害に類する，神経疾患の一部症状である．いつまで続くかはわからない．	「失禁はあっても，食べられるようにはなってほしい」「家で一緒にできるだけ長く暮らしていきたい」子にはあまり迷惑を掛けたくない．必要な行為は受けてほしい．

支援のポイント

医療行為への抵抗が強く受け入れられないことから，受け入れてもらうにはどうすべきか，医療スタッフも医療行為を遂行することが先行しているため，「本人や家族の思い」に寄り添うことが難しくなっている．まず，病院へ入院となった目的「食べられない」「排尿がない」状態を把握し，実態をスタッフで共有することが重要である．そのために本人や家族にとって何を優先すべきか，必要なことは何かを一緒に考える必要がある．
①「なぜ食べられないのか」の原因をどこまで確認されているか把握し，情報共有する．②導尿は時間で決めて1日4回であったが，拒否が強いこともあり，医師に了解を得て個別な排尿パターン把握をし，最低限の導尿回数とする．③点滴の時間帯を極力短時間とし，最低限守るべき時間を医師と相談して決める．④家族が医療行為場面に同席しない．家族と過ごす時間を大切にする．⑤日々の情報を家族と共有する．⑥患者の個別な関わりに必要な情報収集と関わり方について検討する．

合意形成に向けた具体的アプローチ・結果

「やりたくない」と言われていたが，導尿時の説明には応じられる日もあり，毎日同じ時間に，同じ行為，納得できるよう必ず意思確認をし，拒否があれば①人を変えて声掛けしてみる．時には妻に声掛けのみしてもらう．②時間を少し変えて声掛けしてみる．③あくまでも説明と同意，脅しや説得にならないように，拒否されたら，しつこく強要しない，を徹底した．また，排泄状況が少しでも良くなれば，適宜評価を行い，導尿回数を減らすよう医師に相談する．食事はSTとの連携をはかり，点滴を早期に中止し，補食の工夫や食事量UPの検討などを行った．結果失禁は残り，導尿は必要かもしれないとの不安はあったが，これ以上の入院を本人が望まず，何かあれば外来で対処することとし，食事も栄養確保できるまでになったところで，早期退院することになった．自宅に帰ってからは排尿のトラブルもなく，食事も摂取でき，リハビリ目的で始めたデイサービスも利用できるようになる．妻も，水泳など自分の時間を確保できるようになり，自宅での生活を維持できている．

31 家族への病状説明を拒否した末期心不全患者の集中治療室でのアドバンス・ケア・プランニングの実践

年齢：65	場：病棟	時間：月単位	本人の現在意思：あり	代理意思決定者：不明確
対立（人）：本人／医療者		対立（事項）：告知	倫理的課題：自律，善行	

概要

患者 I さん　65 歳　男性

病名 特発性拡張型心筋症，僧帽弁置換術後，三尖弁形成術，冠動脈バイパス術後，慢性腎不全

経過 35 歳より拡張型心筋症，心房細動を指摘され，翌年より心不全治療開始．以後，心不全の増悪と緩解を繰り返し，65 歳時，僧帽弁閉鎖不全（Ⅳ／Ⅳ）による心不全増悪をきたし，僧帽弁置換術，三尖弁形成術を施行．退院後約 2 か月間，病状は安定して経過していたが，心不全急性増悪のため，CCU 入室となる．

入院時，低心拍出量状態に加え，体液貯留，肺高血圧による両心不全の病態であり，無尿状態に陥っていたため，カテコラミン投与，持続血液透析濾過法（CHDF）開始となった．入院 5 日目より自尿を認め CHDF 離脱ができる状態となったが，カテコラミンの減量が困難であり，いつ血行動態が悪化するかわからない状態であったため，集中治療室入室中に，将来の意思決定能力の低下に備えてこれから望む生活や医療，ケアの目標について，主治医，受け持ち看護師と話し合いをもった（アドバンス・ケア・プランニング：ACP）．ACP の際，患者に家族同席で行うメリットについて説明し同席を求めたが，「妻，子には自分の病状を一切話さないでほしい．以前，義母が亡くなった際に，付き添っていた妻の精神的負担がかなり強かったため，精神的な負担をかけたくないから絶対に言わないでほしい」と強い希望があった．この時点での患者の意思決定能力に問題がなかったため，患者の意向を尊重し，本人，主治医，看護師の 3 者で ACP を行った．話し合い終了後，主治医・受け持ち看護師は，患者は慢性心不全 StageD であり，自宅退院できず終末期を迎える可能性が高いことから，家族を含めた共同意思決定のプロセスをとらないことによるデメリット（治療選択に対する家族の葛藤，エンドオブライフ（EOL）ケアのプロセスにおいて家族に後悔が残り，家族の悲嘆プロセスに影響をきたす可能性）を懸念し，家族に病状説明をしないでよかったのか葛藤し相談があった．そのため，患者と面談を行い，患者の意向を明らかにすることとした．

家族構成 妻と 2 人暮らしで，近隣に長女が住んでいる．妻は，ほぼ毎日面会に来ており，長女との関係は良好．

本人・家族の意思と医学的判断

　説明を拒否している意向を理解しなければ，今後の介入について検討できないため，患者が家族に伝えたくない気持ちを否定せず，その背後に生じている思いを推察，共感し，もし差しつかえなければ教えてほしいという仮定法を用いたコミュニケーションをとりながら，治療やケアに対する意向を確認した．

本人の意思

過去　術後何とか退院できたが，術後の立ち上がりが悪く予後不良なことの説明がされており，万一に備えて入院前に家族に迷惑をかけないように不動産整理をしてきた．今まで雑誌記者という仕事柄忙しく，何でも自分の好きなようにやってきた．過去に義母が亡くなった際，付き添っていた妻の精神的負担が強く見るのがつらかったため，心配をかけたくない．

現在　予後不良で退院できないかもしれないことは理解しているが，可能性のある治療は受けてもう少し長生きしたい．今まで仕事人間であり，家族に迷惑をかけて人生を送ってきたため，これからは家族に迷惑をかけないように生きていきたい．今まで自分のことは自分で決めてきたし，自分のことは自分で決めることが家族にとって一番精神的負担がないと思っている．自分の意思が言えない状態になったら，妻に代行判断をしてもらいたいと思っているから，いずれは言わないといけないと思っているが，精神的負担を考えてぎりぎりまで言いたくない．今より状態が悪化した段階で自分の口から言いたい．人工呼吸器や補助人工心臓などの侵襲的な延命治療は希望しない．透析については依存になる可能性があることは理解したが，回復の可能性が少しでもあるなら行うことも考えている．

未来　腎不全は心拍出量低下に起因した不可逆性因子でありCHDFの依存，ベッド上の生活を余儀なくされる可能性が高い．また，弁置換術後であり感染性心内膜炎の合併やそれに伴う合併症による意思決定能力の低下が予測され，最終的な意思決定が家族に委ねられる可能性がある．また，終末期に至るまでの期間，家族が患者の療養生活を支えていくことになると考えられる．

医学的判断

　低心機能で収縮性心膜炎も完全否定できない病態で，カテコラミンの減量が困難な慢性心不全StageDの状態であり自宅退院は困難であると考える．また，循環動態が破綻し多臓器不全が進行し，再度CHDFへ移行する可能性が高い．その際，依存状態になる可能性が高くベッド上の生活となることが予測される．

家族の意向

　患者の意向により未確認．

支援のポイント

　患者は意思決定能力を有しているため，個人情報保護の観点から本人の合意を得ない

で家族へ説明することは倫理的に問題である．しかし，血行動態の悪化から終末期へ移行する可能性があり，家族の悲嘆のプロセスへの影響を考慮すると家族に病状説明を行うことは望ましいと考えられる．そのため，本人に説明を先延ばしにすることのリスクと家族へ伝えないことのデメリットについて情報共有できるように支援する．一方で，家族に対して病状認識やこれまでの治療選択の経緯と思い，予後不良になった場合の病状説明の希望，これからの療養生活に対する思い，妻の精神状況やソーシャルサポートについて情報収集し，伝えることのリスクや家族の知らされない権利についても評価し，現時点で伝えるかどうか判断することとする．

チームカンファランスでの意見

①いつ急変するかわからないので，家族が後悔を残さないためにも，本人の同意なしで家族へ病状説明するべき．

②患者は意思決定能力があるため，治療の選択においては自己決定を尊重するべきであり，患者の意向に反して家族に情報を伝える必要はない．ただし，病状説明しないことによる家族の後悔や選択に対する葛藤の問題，急変するリスクがある中で，患者が家族に対して自ら病状説明をすることができない可能性（先延ばしにするリスク）があることを理解しているのか，再度，患者と話し合い，意向を確認するべき．

③患者は原疾患の入院歴が複数回あることから，家族が患者の病状を全く理解していないことは考えにくい．そのため，家族が患者の病状をどのように認識しているのか，治療選択に対する家族の思いを含めて確認すると共に，妻の精神状況を勘案し長女も含めて面談を行い，方向性を検討するべき．

具体的実践

キーパーソンである妻の病状認識，治療選択に関する思い，予後不良になった場合の病状説明の希望，妻のソーシャルサポートについて確認した．その結果，病状は悪いことは認識していたが，予後やこれから想定される療養生活については理解されておらず，たとえ状況が悪くなっても長女と一緒に患者を支えていきたいので，予後を含めた病状については適宜知りたいという意向を述べられた．治療の選択の経緯については，これまで患者自身がすべて自分の意思で決めてきたため，今後も患者の意思を尊重したい意向があることが明確となった．以上より，病状が悪化した際にも家族機能が維持されれば妻の精神状態の維持は可能であり，伝えないことによる家族のグリーフへの悪影響が上回ると判断．そのため，家族との面談終了後，患者と再度，病状説明に関する話し合いをもつことにした．その際は，患者の思いに共感した上で，先延ばしすることで自分自身の口から伝えられなくなるリスク，説明をしないことによる家族に生じる苦悩について説明すると共に，伝えるか伝えないかという二者選択ではなく，伝えてもよい情報やどうしても伝えたくない情報について選択肢として提示し，方向性を検討した．その結果，予後や治療の選択については詳細に伝えないが，回復の見込みが難しい状況であることは家族に話した方がいいという意向に変化し，本人の同意のもと家族に病状説明を行うこととなった．

考　察

　慢性心不全は末期に至っても回復可能性がゼロではなく，終末期までの移行においても個人差があるため，予後告知がなされていない状態で集中治療室へ入室するケースが多い．したがって，看護師は，集中治療室に入室してきた時点で患者の病みの軌跡を想定し，ACPの実施について検討する必要がある．特に，集中治療室に入室中の患者は，最期の時間までに猶予がない場合も多く，家族も交えたACPが実現できるように調整役として機能することが重要となる．その際は，心身が不安定になっていることを加味して，いつ，誰が，何を，どのように説明するべきか医療チームでディスカッションすることが肝要である．

　また，本症例のように患者が家族に病状説明してほしくないといっても，すべてを提供してほしくないと思っているとは限らない．患者が伝えたくない背景や真意を汲み取り伝えたくない情報の範囲を理解し，伝えないことで生じる影響について患者と対話を通してよく話し合い，共有することが大切である．また，予後説明の際には家族への影響も無視できない．家族がbad newsに耐えうる状況か，サポート体制はどうかを判断し，家族の知らされない権利について考慮することも必要である．このように，予後説明に対する倫理的問題に対する検討の際には，患者・家族の双方の権利擁護者としての立場で，最善の判断ができるように支援することが大切である．

〔高田弥寿子〕

　家族に負担をかけたくないがゆえに，家族への説明を拒否する本人意思を支援，素晴らしい対応です．本人がしてほしくないことはしない，それでいて家族への説明の意義を共有し支援するアプローチ，見事です．説明する，説明しないの二者択一ではなく，いろんな説明のバリエーションを考えたところも秀逸です．【西川】

　病状を家族に知らせてほしくないと考える当事者は何を心配し不安に思っているのか，様々な事情があるため，なぜ知らせたくないのかの理由を聞き出せる状況であれば，その苦痛緩和としてのケアが重要である．一方，急な家族の病状悪化は「もしも…」の時を考え覚悟も必要であるため，状況の理解ができないことが想定される．医療者は患者だけではなく，こうした突然の病状悪化に遭遇した家族の悲嘆のケアにも注意を向ける必要がある．家族も同時に危機状況にある当事者であり，ケアを必要としていると認識し，ともに「本人の最善」について考えることが悲嘆ケアともなることを示唆しているすばらしいアプローチ事例です．【長江】

意思決定支援用紙

患者背景

氏名：Iさん	病名：特発性拡張型心筋症，僧帽弁置換術後，三尖弁形成術，冠動脈バイパス術後，慢性腎不全
年齢：65歳　　性別：男性	
家族構成 妻と2人暮らしで，近隣に長女が住んでいる．	病状経過 拡張型心筋症，僧房弁置換術施行後，心不全急性増悪のため入院．入院時，低心拍出量状態に加え無尿状態に陥っていたため，カテコラミン投与，CHDFが開始となった．入院5日目よりCHDFの離脱ができる状態となったが，カテコラミンの減量が困難であり，いつ血行動態が破綻するかわからない状態であったため，集中治療室入室中に，将来の意思決定能力の低下に備えてこれから望む生活や医療，ケアの目標について，話し合いをもつこととした．その際，家族の同席を求めたが，患者が家族に対する病状説明を拒否したため，家族への病状説明をどうするか検討する必要があった．

本人の意思

過去	現在	未来
術後何とか退院できたが，術前に心不全が末期であること，術後の立ち上がりよりも悪く予後不良なことの説明がされ，万が一に備えて入院前に家族に迷惑をかけないように不動産整理をしてきた．今まで，雑誌記者という仕事柄，忙しく，何でも自分の好きなようにやってきた．過去に義母が亡くなった際に，付き添っていた妻の精神的負担がかなり強く見るのがつらかったため，心配をかけたくない．	今まで自分のことは自分で決めてきたし，自分のことは自分で決めることが家族にとって一番精神的負担がないと思っている．自分の意思が言えない状態になったら，自分の意思をふまえて妻に代行判断をしてもらいたいと思っているので，いずれは言わないといけないと思っているが，精神的負担を考えてぎりぎりまで言いたくない．今より状態が悪化した段階で自分の口から言いたい．	腎不全が進行しており，再度，CHDFへ移行する可能性が高い．腎不全は心拍出量低下による不可逆性因子でありCHDFの依存，ベッド上の生活を余儀なくされる可能性が高い．また，弁置換術後であり感染性心内膜炎の合併，それに伴う合併症による意思決定能力の低下が予測され，最終的な意思決定が家族に委ねられる可能性がある．また，終末期に至るまでの期間，家族が患者の療養生活を支えていくことになる．

医学的判断	家族の意向
低心機能で収縮性心膜炎も完全否定できない病態で，カテコラミンの減量が困難な慢性心不全StageDの状態であり自宅退院は困難であると考える．また，循環動態が破綻し多臓器不全が進行し，再度CHDFへ移行する可能性が高い．その際，依存状態になる可能性が高くベッド上の生活となることが予測される．	状況が悪くなっても長女と患者を支えていきたいので，予後含め病状については適宜知りたい．

支援のポイント

患者は意思決定能力を有しているため，個人情報保護の観点から本人の合意を得ないで患者の家族へ説明することは倫理的に問題である．しかし，血行動態の悪化から終末期へ移行する可能性が近くなっている段階で，患者のEOLを支える家族のグリーフへの影響を考慮すると家族への病状説明を行うことは望ましいと考えられる．そのため，本人に説明を先延ばしにすることのリスクと家族へ伝えないことのデメリットについて情報共有できるように支援する．一方で，家族の病状認識や予後不良になった場合の病状説明の希望，これからの患者の療養生活に対する思い，精神状況などを情報収集し，伝えることのリスクや家族の知らされない権利についても評価し，現時点で伝えるかどうか判断することとする．

合意形成に向けた具体的アプローチ・結果

キーパーソンである妻が，患者の病状をどのように認識しているのか，治療の選択をこれまでどのようにしてきたのか，家族はどのように関与してきたのか，治療選択に関する家族の思いを確認すると共に，予後不良になった場合の病状説明の希望やこれからの患者の療養生活に対する思い，妻のソーシャルサポートについて確認した．その結果，病状は悪いことは認識していたが，予後やこれから想定される療養生活については理解されておらず，たとえ状況が悪くなっても長女と一緒に患者を支えていきたいので，予後を含めた病状については適宜知りたいという意思を述べられた．以上より，病状が悪化した際にも家族機能が維持されれば妻の精神状態の維持は可能でありbad newsに耐えられると考えられ，むしろ伝えないことによる家族のグリーフへの悪影響が上回ると判断．そのため，家族との面談終了後，患者と再度，病状説明に関する話し合いをもつことにした．その際は，患者の思いに共感した上で，医療者が懸念している先延ばしすることでの自分自身の口から伝えられなくなるリスク，説明をしないことによる家族に生じる苦悩について説明すると共に，伝えるか伝えないかという二者選択ではなく，伝えてもよい情報やどうしても伝えたくない情報についても選択肢として提示し，患者と共に方向性を検討した．その結果，予後や治療の選択については詳細に伝えないが，回復の見込みが難しい状況であることは家族に話した方がいいという意向に変化し，本人の同意のもと家族に病状説明を行うこととなった．

がん患者の鎮静を巡る医学的妥当性，患者と家族の意見の乖離

年齢：58	場：病棟	時間：日単位	本人の現在意思：あり	代理意思決定者：明確
対立（人）：本人／家族，家族／医療者		対立（事項）：抗がん薬治療，鎮静		倫理的課題：自律，善行，無危害

概要

患者 Nさん　58歳　女性
病名 肺小細胞がん，慢性気管支炎
経過 以前より慢性気管支炎を患っていたが，安静時も呼吸が少し苦しく，声がしゃがれるということで気管支鏡検査を受けた結果，左の主気管支に著しい狭窄が見られ，肺小細胞がんと診断された．診断時にすでに副腎の転移と縦隔リンパ節転移があり，反回神経麻痺も生じており，これが嗄声の原因と考えられた．

　小細胞がんであったため，早速化学療法を開始したところ，肺のX線上の所見は大いに改善したが，3コース目の途中で，右手の脱力を自覚．多発性脳転移を認めたため，放射線治療として全脳照射を施行したが，その施行中に左の気管支狭窄に伴う肺炎を発症．ステロイドを使用し免疫抑制状態でもあったことによる日和見感染と考えられた．抗菌薬治療により肺炎はやや改善をしたものの，全身状態が次第に悪化し，酸素吸入が開始された．化学療法も断念せざるを得ない状況となり，予後は日単位が予想される極めて不良な状態となった．このため，化学療法を続けることが難しい状況となったことを説明し，Nさんの苦痛をとるために鎮静をしていくかについて本人と家族と相談をすることになった．

家族構成 夫，娘の3人暮らし．娘は結婚を控えている．

本人・家族の意思と医学的判断

　半年後に1人娘の結婚式を控えていたこともあり「それまでに治す」と診断当初から治療には意欲的であったが，3コース目からは呼吸困難等の出現もあり，不安が強くなっていた．慢性気管支炎が基礎にあり，酸素吸入によるCO_2ナルコーシスによる不眠，不穏も見られるようになっていた．Nさん自身からは「もうだめ．死んだ方がまし．早く楽にして」という発言もみられる中，家族は1か月後の結婚式までは何とか頑張って生きてほしいという気持ちのままでいた．

本人の意思

過去 娘の結婚を控え，何とか頑張って治すと意欲満々．延命治療でも何でもやる．
現在 脳転移はあるが意識には問題なく，意思決定能力がある状態の中，症状が出て全身状態も悪化するに従い「もうだめ．楽にして」と，延命治療等に前向きでなくなって

いる．

未来 予後も日単位であり，最大限の治療をしても「娘の結婚式まで生きていたい」という当初の目標を果たすことは到底困難と予測されるが，Nさん自身はそれをすでに覚悟し受け入れているように見受けられた．

医学的判断

全身状態が悪化しており，これ以上化学療法を続けることは患者への負担が大きすぎる．ステロイド投与，酸素吸入等を行っても呼吸困難は悪化しており，予後も日単位と考えられるため，積極的治療よりも鎮静も含めた緩和的治療を優先させるべき段階になっている．

鎮静によってCO_2ナルコーシスの悪化をきたし，死期が早まる可能性はあり，意識レベルを下げることでコミュニケーションがとれなくなるというデメリットもあるが，ほかに呼吸困難を緩和する手段がない状況下*で，苦痛を感じないようにすることはできる．また，意識を落とすほどの深い鎮静ではなく，軽い鎮静状態でもCO_2ナルコーシスが悪化する可能性を十分考慮しておく必要がある．

家族の意向

Nさんの現在の状態を受け入れられず「お母さん頑張って」と声をかけている．1か月後の結婚式までは何とか生きていてほしい．眠らせて話せなくなってしまうのは嫌だ．ほかに手立てはないのかという気持ち．

支援のポイント

これ以上化学療法を続けることが困難な状況となり，今後残された時間の少なくなったNさんのためにできることは緩和的な手段を尽くしてできるだけ苦痛を和らげることであると家族が理解し受け入れていただけるかどうかがポイントとなった．

チームカンファランスでの意見

・家族は，Nさんに頑張ってほしいと思いながらも，苦しんでいるのはつらいと感じている．
・Nさんには死を受け入れる覚悟ができていると思われ，本人の希望する苦痛緩和の方法がほかにないことを考え合わせると，ご家族には自分たちの希望をある意味犠牲にしてでも，楽にしてほしいというNさんの願いをかなえる鎮静を許容する気持ちになっていただけるように支援すべきだろう．
・ただその際，ご家族にも後悔が残らないよう，Nさんを思う気持ちを本当に大切なことだとして十分受け止め，寄り添っていくことが重要．

---

* 痛みはなかったのでオピオイドは使用しておらず，本症例当時は呼吸困難の緩和を目的としたオピオイド投与は一般的には想定されていなかった．

具体的実践

　Nさんを交えて家族と鎮静の是非について改めて話し合い，鎮静しなくても残された時間は短く結婚式に参列するのは難しいことを説明した．また，もう頑張れるだけ頑張ってきて残された時間も少ない現在，これ以上「頑張って」というのは酷である．家族にとってはつらい決断だが，せめて本人の希望を受け入れて苦痛を感じないように意識レベルを落とすことを受け入れられるように支援した．

　最期まで本人は「先生，苦しい．早く眠らせて」と訴えつづけており，家族了承のもとに浅い鎮静から開始した．数日間家族で穏やかな時間を過ごされた後，静かに息を引き取られた．

考　察

　鎮静の中でも特に持続的な深い鎮静は，それによって死期が早まる可能性も高く，安楽死ではないのかと誤解されやすい．しかし，その目的はあくまでも苦痛の緩和であり死をもたらすことではない点で，安楽死とは全く違うことを家族にもはっきりと理解しておいてもらわなければならない．また，あくまでもほかに方法がない場合の最終的な手段であることも忘れてはならない．

　なお最近では，オピオイドを使うことによって，鎮静せず最期まで意識を保ったまま呼吸困難を緩和できることが認識されつつある．呼吸困難へのオピオイド使用が普及すれば，このような状況でも鎮静を必要としなくなる可能性が拡がり，最善の治療は時代によっても変化することを医療者は意識すべきである．

〔中島一光〕

　当時，鎮静以外代替手段がなかったこと，本人と鎮静について話し合ったこと，本人の意思を中心にご家族に受け入れていただけるよう支援したこと，意思決定の基本に忠実な支援をされました．しかし，鎮静について本人と率直に対話することは，決して容易ではありません．それまでの関係性構築が，難しい支援を可能にしたのだと感じました．【西川】

　苦痛緩和の方法の選択肢が鎮静以外にないか吟味を十分にしても，鎮静は医療者，家族にとって「本当にこれでよかったのか」と悩みつづける．やすらかな最期を誰もが望みながらも躊躇する処置ではないだろうか．この事例では，医療者が説得するのではなく，じっくりと話し合い終末が近いこと，結婚式までは無理であること，鎮静による縮命がないことを確認し合ったことを通して，ぎりぎりまで家族の了承を待ったことが重要な点であろう．【長江】

意思決定支援用紙

患者背景

氏名：Nさん		病名：肺小細胞がん，慢性気管支炎
年齢：58歳	性別：女性	**病状経過**
家族構成 夫，1人娘との3人暮らし． 娘は結婚を控えている．		診断時すでに副腎，縦隔リンパ節転移と反回神経麻痺による嗄声あり．安静時にも呼吸苦あり，左主気管支の著しい狭窄がみられた．化学療法にて肺陰影は著明に縮小するも途中で多発性脳転移が見つかり，全脳照射を受ける．左肺炎も併発し，治療には反応するも，全身状態悪化，酸素吸入開始．

本人の意思

過去	現在	未来
頑張ってできる限りの治療を受ける．半年後の娘の結婚式までには治したいと治療には積極的．	脳転移があるものの，意識には問題がないが，呼吸困難感のため，精神的不安が増し，CO_2ナルコーシスによる不眠・不穏もある． 「もうだめ，死んだ方がまし．早く楽にして」と訴えている．	どのような手段をとっても1か月後の娘の結婚式まではもたない状況であるが，本人はそれを覚悟し，受け入れているように見受けられた．

医学的判断	家族の意向
全身状態が悪化しているので，これ以上化学療法を続けても，副作用や本人にかかる負担を考えるとメリットはない．ステロイド投与や酸素吸入を行っても呼吸状態は悪化しており，予後は日単位と考えられる． 本人の訴える呼吸困難感を緩和するためには，鎮静以外の方法は残されていないが，鎮静によってCO_2ナルコーシスが悪化し，死期が早まる可能性はある．	結婚式までは何とか頑張って生きていてほしい． 眠らせることで，死期が早まる可能性があったり，もう本人と話せなくなってしまうのは嫌だ．ほかに手段はないのか．

支援のポイント

これ以上化学療法を続けることが困難な状況となり，今後残された時間の少なくなったNさんのためにできることは，緩和的な手段に切り替えていくことであることを，家族に受け入れていただけるかがポイントとなった．

合意形成に向けた具体的アプローチ・結果

Nさん本人交え家族と話し合い，Nさんに少しでも頑張ってほしい気持ちはご家族として当然であるが，どのような手段をとっても結婚式に参列するのは難しいこと，楽にしてほしいというNさんの希望をかなえる唯一の手段が鎮静となることを説明した．鎮静すれば会話もできなくなる上，CO_2ナルコーシスの悪化により死期が早まる可能性もあるため，家族にとっては重くつらい決断であることを十分受け止めつつ，Nさんの希望する鎮静を許容する気持ちになっていただけるよう支援した．
Nさんは「先生苦しい，早く眠らせて」と訴えつづけており，家族了承のもと浅い鎮静から開始した．数日間家族と穏やかな時を過ごされた後，静かに息を引き取られた．

32．がん患者の鎮静を巡る医学的妥当性，患者と家族の意見の乖離

33 気管切開に関して本人と家族，家族間で意見の異なるALS患者の呼吸管理方法の選択

年齢：53	場：病棟	時間：月単位	本人の現在意思：あり	代理意思決定者：明確
対立（人）：本人／家族，本人／医療者，家族間，家族／医療者		対立（事項）：人工呼吸器（気管切開）	倫理的課題：自律	

概要

患者 Bさん　53歳　男性
病名 筋萎縮性側索硬化症（ALS）
経過 約1年前にALSと診断．簡単な事務作業の仕事をしていたがここ数か月で急激な症状の進行を認め，仕事を辞めて在宅療養していた．呼吸筋・嚥下機能の低下を認め，誤嚥性肺炎が悪化し緊急入院．嚥下機能訓練なども行うが，今後の経口摂取が困難とわかり経鼻栄養を継続することとなる．また，呼吸状態改善のため非侵襲的陽圧換気療法（NPPV）施行．入院中，呼吸状態の安定まで時間がかかり，いつ急変するかわからないような状態で何とか保っていた．気管切開を検討するべき病状ではあるが，気管切開に対してBさんの強い拒否がありNPPVで経過観察となる．
家族構成 妻と2人暮らし．遠方に長女が住んでいる．

本人・家族の意思と医学的判断

　NPPVを装着しているが，意識レベルに問題はなく唾液や喀痰の吸引についての訴えや，体位変換・排泄の際も自分でナースコールを押し看護師と一緒に実施することもできていた．病状の進行が早いこと，誤嚥性肺炎の影響もあり，吸引のためにNPPVを外すだけで呼吸困難感が出現し，NPPVに対する苦痛がありながらも装着できると呼吸困難感が緩和され，安心感もあるとのことであった．このような状況で今後の呼吸状態の管理についてBさんは「気管切開はしたくない」との希望があり，妻は本人の意思を尊重したいという気持ちがあった．病棟看護師もBさんと妻の意見が一致していることから，Bさんたちが希望する在宅療養に向けて準備を進めていた．しかし，今の身体機能や娘の希望を考えると，呼吸状態の急変があった際に気管切開をしないということは，今後の方針としてよいのだろうかと考えた看護師が，Bさんが気管切開を拒否する理由についてアセスメントを開始した．すると，Bさんは，気管切開は苦痛が強く，機械につながれて何もできないイメージをもっていることがわかった．さらにBさんは，ALSの診断から呼吸状態の悪化に至るまでの病状の進行が早かったため，今後の療養について十分に考える時間がなかったこと，ＴＶやインターネットで調べた情報を頼りに決めていた印象があった．そのため，医学的な予測と共に，気管切開をすることのメ

リット・デメリットをもう一度説明し，今後の方針を決定していく必要があると感じた．

本人の意思
過去 進行していく病気に向き合っていかなければいけない．
現在 治らない病気であることはわかっている．呼吸状態が悪化しやすいことも理解できているが，気管切開のような侵襲的で苦痛のある治療はしたくない．
未来 気管切開した場合，呼吸状態の悪化に関連した意識レベルの低下などは改善することができる．今後の病状を考えると，呼吸状態の変化や急変が起きる可能性は非常に高く，NPPV では対応できない可能性がある．急変時に，もしくは時期を見極めて気管切開をすれば，呼吸状態の安定が目指せる．現在は，NPPV を外した際に，かすかな声で会話ができるが，主に筆談でコミュニケーションをとっている．声を出して意思疎通を図ることはできなくなるが，他の手段でのコミュニケーションが可能であり，マスクによる閉塞感がなくなる可能性がある．また，呼吸状態が安定していれば，車椅子や機械を整えて外出することも可能である．一方，気管切開をしない場合には，フルフェイスマスクの NPPV を 24 時間装着するため，吸引の時に NPPV を外さなければならない．すると，その度に呼吸困難感を感じ，呼吸困難感が強い時には B さんの恐怖感も強くなる．また，呼吸状態の急変の際に呼吸状態の安定が図れず，死に至る可能性もある．

医学的判断
ALS 重症度分類 Stage 5．NPPV で呼吸状態を保つことは早々に厳しくなることが予測されること，呼吸状態の急変時に気管切開をしないとなると死につながる可能性があることから，気管切開の適応である．

家族の意向
妻は本人の希望を十分に尊重したい．そのため気管切開は行いたくない．娘は，入院中も NPPV では呼吸状態の安定が図れなかった経緯や，急変時のリスクを考え，今すぐではなくてもいずれ気管切開をして状態の安定化を図ってほしい．

支援のポイント

患者は，ALS の診断や病状の進行に対応し，受け入れていくことに精一杯であり，自分なりに情報を集めて今後の療養について検討していた．入院当初は，担当医も看護師も，気管切開をすることについて十分な情報提供を受け，外来でも医療者と話し合いを行ってから「気管切開はしない」という決定に至ったのだと思っていた．しかし，関わる中でそうではない可能性があることがわかってきた．そのため，B さんと妻に対し担当医・看護師・退院支援に関わる看護師も含めて病状説明・今後の選択肢について説明して再度意思の確認を行う必要があると考えた．

チームカンファランスでの意見
①本人・家族が気管切開について，どのように考えているかもう一度確認した方がよい．
②気管切開をした場合としなかった場合の今後の経過予測を説明し，検討してもらう．
③それぞれの場合の生活，安全性，本人の QOL を本人・家族がどの程度理解している

か（1日NPPVを装着しているよりも気管切開した方が自由に行動できる可能性がある）．
④呼吸・嚥下以外の身体機能が比較的保たれている中で，呼吸状態が悪化した場合に，気管切開をすれば今と同じような生活ができる可能性があるのではないか．

具体的実践

日々の関わりの中で，本人が今後についてイメージしていること，病状悪化に伴う受けとめ，妻自身の考えについて確認していった．また，娘は，今後呼吸状態が悪化した時には，気管切開を行い延命することを希望していた．

まずは，Bさんと妻が気管切開について誤ったイメージをもっていると考えられたため，担当医と情報を共有しながらNPPVでの生活，気管切開をすることによる生活についてイメージできるように関わった．また，気管切開する時期も病状に合わせて相談していけることも説明していった．

Bさんは，気管切開をすることは苦痛でしかないと考えていたが，メリットについても受け入れられるようになり，病状に合わせて選択をしていくことが可能なことも理解できるようになっていた．最終的にNPPVを装着して退院し，できる限りNPPVで過ごすこと，急変の際や病状の進行に応じて気管切開も検討することという方針となった．

考　察

近年，侵襲的な延命治療を希望しない患者も増え，その意思を尊重する傾向があるように感じる．今回の事例は，当初，患者・妻の意見が一致していたためにその考えを受け入れる方向であった．しかし，娘の意見が違っていたことから考えを見直すきっかけとなり，どのような背景から気管切開を希望しないという結論に至ったのかをアセスメントすることができた．

患者は自分の状況を把握し今後の人生について検討しているが，その情報源によっては正しい知識がもたらされていない可能性もある．どのような背景から，その結論に至ったかということも視野に入れて関わり，患者の意思決定に必要な選択肢，情報提供と共に，患者・家族が十分に話し合える時間や場の確保とそれに対するサポートも必要になることを改めて感じた1例であった．

文　献
・鈴木倫保，森松光紀 編：脳・神経疾患ベストナーシング 初版．p.130-134，Gakken，2009．

〔田邉亜純〕

気管切開に否定的なイメージをもつ患者さんに，そのメリット・デメリットを説明されたのですね．十分な説明をされたのはよかったですね．また，娘のつらい気持ちにも寄り添う必要性なども感じました．ふと，考えました．もし気管切開によいイメージを持たない医療者がチームにいたらどんな展開になっただろう．【西川】

　患者が意思を表明していたとしても，患者の話をよく聞いて，再度，意思決定のための話し合いの場を設けた関わりはとてもよかったと思います．気管切開のメリット・デメリットだけでなく，気管切開を行ったあとの病状の進行や余命について，その後の生活などQOLの視点での話（未来の部分）はされたのか気になるところです．【横江】

意思決定支援用紙

患者背景

氏名：Bさん		病名：筋萎縮性側索硬化症
年齢：53歳	性別：男性	病状経過
家族構成 妻と2人暮らし．長女が遠方に在住．		約1年前にALSと診断．仕事をしていたが，ここ数か月で急激に症状が悪化．仕事を辞め，在宅で療養していたが病状の進行が早く，嚥下機能の低下から誤嚥性肺炎・呼吸不全となり緊急入院．今後経口摂取は不可能と考え経鼻栄養施行．また，呼吸状態の安定を図るために非侵襲的陽圧換気療法となる．今後，気管切開を行うかなど治療・療法方針を決定していく必要がある．

本人の意思

過 去	現 在	未 来
進行していく病気に向き合っていかなければいけない．	治らないことはわかっている．気管切開などの侵襲的な治療はしたくない．	気管切開は，機械につながれて自由が利かなくなるからやりたくない．慣れた家でゆっくり過ごしたい．

医学的判断	家族の意向
重症度分類Stage5．ALSの確定診断を受けてからの進行が早く，呼吸機能の低下が著しい．NPPVでは呼吸状態の変動もあったことから，本来であれば気管切開をして人工呼吸器を装着することが望ましいとされる．しかし本人は侵襲的な治療を一切望んでおらず，NPPV（フルフェイスマスク）を24時間装着する．NPPVで安定が図れる状態が今後どれくらい続くかはわからず，在宅療養での状態変化時の対応についても検討が必要となる．	妻：本人が苦痛になることは行いたくない．本人の希望に沿って気管切開せずに在宅に移行する． 娘：入院中にも呼吸状態の安定がなかなか図られない時期があったため，気管切開をして状態が安定してほしい．

支援のポイント

本人・妻は今後の気管切開について頑なに拒否しているが，娘は非侵襲的陽圧換気だけでは今後の急変時の対応に限界があるため気管切開を望んでいた．Bさんは，気管切開をして人工呼吸器を装着する生活についての苦痛や否定的なイメージが強く，その情報源がTVやインターネットによるものであるような印象があった．現在の治療を継続することによるメリット・デメリット，気管切開をすることでの生活のイメージとメリット・デメリットを説明した上で方針の決定をしていく必要がある．

合意形成に向けた具体的アプローチ・結果

看護師も同席し，本人・妻へ医師より今後の見通しについて病状説明を行った．その後，十分に理解できなかった点やイメージができないことなどについて看護師が説明をし，その都度対応した．
本人・妻は気管切開は苦痛が強いこと，機械につながれて家から出られないこと，意思疎通が図れないことなどを懸念し，今後の状態悪化の際も気管切開はしないと決めていたが，担当医・看護師からの説明により，人工呼吸器を装着し，状態が安定していれば他者のサポートを得て外出ができること，フルフェイスマスクのNPPVを装着しているよりも気管切開の方が楽な可能性もあることなども徐々に理解できるようになっていた．結果として，現段階ではフルフェイスマスクのNPPVを装着し在宅へ戻り，状態の変化によって気管切開を検討することとなった．

非侵襲的陽圧換気の継続に関して本人と家族の意見が異なる ALS 患者の呼吸管理方法の選択

年齢：50	場：病棟	時間：アドバンス	本人の現在意思：あり	代理意思決定者：不要
対立（人）：本人／家族，本人／医療者		対立（事項）：人工呼吸器（NPPV）		倫理的課題：自律，無危害

概要

患者 Aさん 50歳 女性
病名 筋萎縮性側索硬化症（ALS）
経過 数年前にALSを発症．呼吸筋・嚥下機能の低下により胃瘻を造設し，在宅で非侵襲的陽圧換気（NPPV）を使用して生活していた．在宅療養中もNPPVに対する拒否が強く，装着できない時間が多かったために呼吸状態が悪化．呼吸不全・意識レベルの低下により入院となる．今後の治療・療養については，本人がNPPV装着に対する拒否が強いため，本人の意向と家族の意思を確認しながら決めていく必要があった．本人は「どうなってもいいから機械（NPPV）はつけたくない」と言っている．入院中も医師や看護師が促しても装着しないことが多く，毎日面会に来る家族やケアにあたる看護師も困惑していた．
家族構成 夫と2人暮らし．近所に娘家族が住んでいる．

本人・家族の意思と医学的判断

呼吸状態・意識レベルの改善が図られ，意思疎通ができるようになるとNPPVに対する拒否も強くなりすぐに外してしまう毎日が続いていた．面会に来る家族も，本人に装着の必要性を説明し説得するが，本人は「これ（NPPV）をつけるくらいなら死んだ方がましだ！」と訴えがある．家族が少しでも状態が良くなってほしい．長生きしてほしいからつけてほしいと伝えても，頑なに拒否していた．低酸素による判断力の低下も時折見られたが，NPPVを拒否する理由は何かを探る必要があった．本人がどんなことを理由にNPPVの装着を嫌がるのかを確認していった．

本人の意思

過去 疾患についてはある程度理解している様子である．しかし，自分でできることは自分でやりたいという思いが強く，他者に頼らずに行うことで満足感を得ている．苦痛なく生活したい．

現在 NPPVを装着していなくても，呼吸困難感の出現がない．NPPVを装着している方が閉塞感と息苦しさが強く装着する必要性よりも苦痛の方が大きい．それに加え，機械につながれた生活は自由がないためつけたくない．大好きなダンスをやりたいから動きたい．

未来 NPPVの装着を中断した場合，呼吸状態が急速に悪化することが予測され，短い期間しか本人の望む生活ができない．また，気管切開も希望していないことから，今回の入院経緯のような状況が繰り返されることが予想される．家族は本人がNPPVを装着することのつらさも理解はしているが「少しでも長生きしてほしい」という希望がある．

NPPVを継続した場合，本人が装着に対する苦痛を訴えているため，本人が考える療養生活上のQOLが低下する．また，本人が希望する自由な時間の確保が制限される．呼吸状態の安定化も図れ，家族の希望に沿える反面，装着拒否をする本人を説得する毎日が予想される．

医学的判断

ALS重症度分類Stage5．本人は呼吸困難感の自覚症状がない．NPPVの装着をしなければ呼吸状態の悪化に伴い，CO_2ナルコーシスからの呼吸不全に陥り，病状の進行と共に呼吸状態の安定化は難しくなることが予測される．しかし，呼吸状態の安定，意識レベルの改善と共に本人が外すことも増えてきてしまい，日によって血液ガス分析データの値に変動がある．

家族の意向

家族にとっては大切な妻，もしくは母であり，少しでも長生きしてほしい．今回の入院前も，NPPVや経管栄養は在宅で行えており，状態が悪化しないようにNPPVの装着を守ってほしい．

支援のポイント

医師や看護師，家族から装着しないことによるリスクを説明しても聞く耳をもたない．家族も途方に暮れている状況であり，このまま自宅に戻っても同様のことが繰り返されることが予測された．そのため，治療における理想の装着時間と本人が装着に対して前向きになれる時間を譲歩して1日の装着時間を決定する必要があると考え，三者の意向を確認しながら方向性を決定していく．

チームカンファランスでの意見

①家族は，Aさんに少しでも長生きしてほしいと思っている．家族も医療者も今後在宅に戻ったらさらに装着しなくなってしまうのではないかと不安がある．在宅での介護は夫と娘が行っており，家族の負担も考慮しながら支援していく必要がある．
②医学的にも毎日10時間以上のNPPVの装着が必要であるが，本人のNPPVに対する考えではその時間の装着も難しく，医学的診断，家族，本人の状況を考慮するとどこかでそれぞれが譲歩していく必要がある．予後が短くなったとしても，本人のQOLを尊重していくことも大切である．

具体的実践

今後予想される病状を説明しても，本人にとっては「今」自由に動ける時間が重要で

ある．そのため，本人の意思は強く，医療者からの説明や家族からの説得があってもなかなか受け入れられなかった．そのため，医療者と家族で相談し，自由に動ける時間を作る分，最低限の装着時間は実施すること．また，あまりに装着を拒む時は，無理に装着せず，本人が睡眠したり経管栄養を注入して自由に動けない処置の際に NPPV を装着すること，家族の面会がある時は，院内や病棟内での散歩の時間を設けその後に装着すること．外泊を実施して医療者がいない状態でも最低限の装着時間が守れれば退院となること，という方向性を固め，最終的に本人・家族と話し合い在宅移行へとつなげた．

考　察

医療者は NPPV 装着に関して否定的な本人と，NPPV を装着して少しでも一緒にいたいという家族の気持ちからジレンマを抱えていた．どういった理由で本人が NPPV の装着に対して否定的なのか，今後の見通しや本人の性格を理解している家族はどのように考えているか，医学的な今後の見通しを考慮して情報提供と情報共有を行い，両者の意見を尊重できるように良い状態を目指して働きかけた．

NPPV を装着することで予後が長くなったとしても，疾患の特徴から本人が希望する時間がどれほど残されているかは不明である．治療や延命を重視した意見に傾きがちになるが，治療上の方針，本人の希望，家族の意向をそれぞれ納得できる範囲で譲歩しながら方向性を統一し，在宅での療養生活につなげることができた一例であった．

文　献

・鈴木倫保, 森松光紀 編：脳・神経疾患ベストナーシング 初版. p.130-134, Gakken, 2009.

〔田邉亜純〕

　医学的に重要な NPPV を本人は希望されなかった事例ですね．本人の意向を中心に据えつつ，NPPV のメリットを示す中で，本人が家族の気持ちもくんで決定されたならそれもまた本人の意思とも言えます．一方で，もし，ご本人が最後まで，NPPV を受け入れなかった時は，難しい判断ですが，その意向にそうのでしょうね．シンプルに，ご本人の意向をご家族に代弁する支援もあったかもしれません．【西川】

　NPPV をすることのメリット，しないことのデメリットをよく理解した上での本人の希望だったのではないでしょうか？であるならば，「治療上の方針，本人の希望，家族の意向をそれぞれ納得できる範囲で譲歩する」と，考察にありますが，本当にそうでしょうか？誰のための医療なのでしょうか？家族の希望を満たすため，本人は我慢すべきなのか考えさせられました．アドボケートナースの役割の重大さを感じました．【横江】

意思決定支援用紙

患者背景

氏名：Aさん		病名：筋萎縮性側索硬化症
年齢：50歳	性別：女性	病状経過
家族構成 夫と2人暮らし． 近所に長女家族が住んでいる．		数年前にALSを発症．呼吸筋・嚥下機能の低下のため胃瘻造設して非侵襲的陽圧換気（NPPV）にて呼吸管理をしていた．呼吸困難感の自覚が乏しく，自宅でも装着できない状態が多々あったため呼吸不全・意識レベルの低下により入院となる．今後の呼吸管理について検討する必要がある．

本人の意思

過　去	現　在	未　来
やりたいことがたくさんあるから，できる限りやりたい．	NPPVを装着する方が呼吸が苦しいし，行動が制限されるからNPPVは付けたくない． 「機械（NPPV）を装着するくらいなら死んだ方がましだ！」 今後のことよりも今できることをしたい．そのため行動が制限されるNPPVはつけたくない．	呼吸筋の低下，頸部後屈，手指・上腕の筋力低下はあるが，室内を一人で歩行できるほど下肢の筋力は保持できているため，大好きなダンスをやりたい．じっとしていることが嫌いだから部屋を自由に動きたい．家に帰りたい．家に帰ってもNPPVはつけたくない．

医学的判断	家族の意向
重症度分類Stage5．呼吸筋・嚥下機能の低下により，本人の呼吸困難感の自覚がないままCO_2ナルコーシスに陥る可能性が非常に高い．本来であれば常時NPPVを装着しないと呼吸状態（良好な血液ガス分析）が保持できない状態である．将来的には，気管切開の適応となる状態である．	少しでも治療に向き合って，長生きしてほしい． 本人の気持ちも十分理解できるが，以前から医師にも言われている通り，NPPVの装着時間を守って療養してほしい．前回の退院の際には，NPPVの装着時間を守らないと死が早まることも説明されていたが，患者本人がそれを守らないため，家族も不安がある．

支援のポイント

Aさんは，とても意思の強い方であり，家族の意見になかなか耳を傾けられない方であった．まだ50歳と若いこと，下肢の筋力は十分に残っていることから，生活や趣味をできるうちにやっておきたいという気持ちが強い．そのためNPPVの装着を拒否している．それに対し，家族はAさんがNPPVを装着することがつらいということも理解はしているものの，医師の指示通りに装着し，少しでも長く生きてほしいという希望がある．医師も本人にNPPV装着の必要性を何度も丁寧に説明しているがなかなか理解が得られない．
医学的な治療の必要性を考えながら，本人と家族の意思をそれぞれ尊重できるように方向性を決定できるように，三者がそれぞれ譲歩して方向性が統一できるように何度も話し合いを繰り返して，今後の方針を決定した．

合意形成に向けた具体的アプローチ・結果

Aさん，夫，娘に同席してもらい，担当医・担当看護師も同席して病状説明を行う．NPPVの装着は10時間継続しないと呼吸状態の急激な悪化につながり，緊急入院をすることになることも説明した．本人は，NPPVを装着しない方が呼吸も楽だし自由に動けることから快適であるとの認識になっており，「死んでもいいから機械（NPPV）は装着したくない」という主張は一貫していた．また，家族が苦痛を我慢してNPPVを装着し長生きしてほしいと思っていることも本人はわかっていた．入院中は，睡眠直前にNPPVを装着したり，昼寝の際に2～3時間は装着継続できていた．連続10時間の装着は難しくても，断続的でもいいから最低6～8時間の装着をすれば，NPPVを全く装着しない状態よりも，呼吸状態の急激な悪化は防げることで家族の希望は多少満たされ，本人も睡眠中の2～3時間，昼寝の際の2～3時間を多少我慢して装着することでQOLの著しい低下にはつながらないとのことを納得され，在宅療養で経過をみることとなった．

35 透析導入を拒否する壮年期糖尿病患者の意思決定に寄り添う支援

年齢：46	場：病棟	時間：アドバンス	本人の現在意思：あり	代理意思決定者：明確
対立（人）：本人／家族，本人／医療者		対立（事項）：透析	倫理的課題：自律，無危害	

概要

患者 Aさん　46歳　男性
病名 2型糖尿病，糖尿病性腎症，高血圧
経過 20歳代で糖尿病の診断を受け，過去に2度の教育入院をしているが，糖尿病の自覚症状がなく，治療をしばらく中断していた．1年前から嘔吐を繰り返し，病院へ行き，医師から，糖尿病腎症の悪化を指摘され，近い将来透析が必要となると説明を受けている．その後，腎症の悪化により胸水が貯留し入退院を繰り返すようになり，今回，胸水貯留のために，腎代謝内科病棟へ入院となった．

入院時，主治医から本人と家族に対して，今後の透析導入の必要性について説明があった．本人は「透析をしないと死ぬのはわかっているけど，したくない」と透析導入を拒否している．

家族構成 長年1人暮らしをしていたが，1年前から体調を崩し，長年勤めていた仕事を退職．その後は，高齢の母親と2人暮らし．姉は遠方に住んでいる．

本人・家族の意思と医学的判断

ベッドサイドでAさんに話しかけるが，会話中も閉眼し，アイコンタクトが取れない状態であった．主治医の説明を聞いてどう感じたかを聞くと「透析はとにかく嫌だ」とのみ答え，そっぽを向いてしまう．大部屋であったため，個室で話をゆっくり聞かせてほしいと伝えると「ここでいいです」と言い目を閉じた．Aさんは，胸水の貯留により横になれず睡眠不足があった．足の浮腫・痺れにより，長距離長時間の歩行は困難であった．受け持ち看護師と協力し，身体的安楽が保たれるように環境を整え，身体的な苦痛を軽減させた上で，本人の透析導入への思いを聞いていった．

本人の意思

過去 外来で医師から透析の必要性についての説明を受け，概要は理解している．体調を崩し母親と同居してからは，母親がAさんの食事や身の周りの世話をしている．
現在 「透析は，前から言われていたがとにかくやりたくない．自分のことは自分で決める」
未来 透析導入をした場合，溢水の状態が改善し，身体的苦痛が軽減する．現在，体調不良により仕事を辞め，経済的にも母親を頼らざるをえない状況であるが，透析開始後

は，仕事ができる可能性もある．透析開始後は，通院による時間的制約や透析がうまくいくように自己管理をする必要がある．

医学的判断
　糖尿病性腎症5期であり，溢水状態などの身体状況を考慮すると，透析治療が必要な状態．壮年期であり体力もあるため，透析を行うことにより明らかに生命予後が長くなる．しかし，糖尿病の網膜症や神経障害は既に進行しており，生活する中で身体的な不自由さは残る．透析治療の開始を見合わせた場合，長期的な生命維持は困難となる．

家族の意向
母親「できれば透析をして長生きしてもらいたい．私は，同居してからはできる限りサポートしてきた．食事療法に協力しても，本人が味付けが薄いと言い，醤油をかけて食べてしまう．もっと早くに，息子に病院に行くように言っておけば良かったと後悔している」．今までの医師の病状説明の際も，母親が一方的に話をし，本人は黙っていることが多かった．

支援のポイント

　Aさんは，意思決定能力は十分あったが，透析導入を拒否している理由が不明であった．自分の病状について十分理解した上での選択であるのかを確かめ，今後のことを考えて治療が選択できるように支援する必要があった．

チームカンファランスでの意見
①今後，透析をせざるをえない状況と理解はしているが，今は身体的にも精神的にもつらく，透析について考えることを先のばしにしたい気持ちがあるのではないか．無理に透析への思いを引き出すのではなく，本人が何を大切にしてこれまで生活を送ってきたのか，信念や価値観を理解したいという姿勢で接する必要がある．
②透析治療についてどの程度理解できているのか不明であるため，身体症状の改善に伴い，信頼関係を築きながらその理解度を把握し，時機をみて情報提供を行う．
③母親は，息子の病状の進行を自分のことのように受け止め，責任を感じているが，それゆえに，息子の治療について先行して決めてしまう行為が却って息子の負担となっているかもしれない．息子を心配する気持ちはよくわかることを伝え，これまでの苦労を労うようにする．息子の意思決定を待ち，見守ることも大切であることを伝えていくことが必要．

具体的実践

　受け持ち看護師を中心に，Aさんと積極的にコミュニケーションをとることを心掛けた．心を閉ざしているように見えた間は，コミュニケーションに苦慮したが，看護師が待つ姿勢で関わることで，次第にAさんは気持ちを表出するようになった．その中で，本人は，今後透析をしながら生活していくことに絶望感を抱いているようであった．
　その背景には，仕事を辞め経済的にも母親に頼る生活となったこと，母親の気持ちが

先走りしAさんの気持ちをゆっくりと聞く人が周囲にいなかったことなどがあった．また，糖尿病の網膜症の進行と神経障害による歩行困難もあり，今後の生活に不安を抱いていた．その気持ちを受け止め，Aさんにとって透析をする生活にも人生の意味づけができるように見守りAさんの気持ちを時間をかけて聞いていった．時機を見て，透析を行うことのメリットやデメリットについてわかりやすく説明した．当初，「生きるためには仕方ない」と諦めの気持ちで透析導入となったが，シャント管理やフットケアを通じてAさんの身体を大切に思うことを根気強く伝えた．Aさんは，次第に笑顔も多くなり，看護師に今後の仕事や将来について自分の思いを表出するようになった．Aさんは，今まで行わなかった食事療法を少しずつ行いはじめ，手帳に体重や血圧を記入するなど自分にできる方法で透析が上手くいくようにセルフケアを行うようになった．

考察

意思決定能力がある患者が，治療を拒否していることに対して，患者の意志決定に至った背景や真の思いを引き出すことが医療者の主な課題であった．医学的判断においては，透析を行うことが最善の治療と思われたが，Aさんはその生活を引き受けることに葛藤があった．このようなケースにおいては，家族の思いも汲み取りながら，患者自身に考える時間を十分に与え，最後まで患者の見方となり，待つ姿勢で関わることが重要であった．また，看護師が患者の言動を見ながら適切なタイミングで治療について説明し，体を大切にすることをケアを通して伝えたことが「諦めの気持ち」での意思決定から，「今後の人生を考えた前向きな気持ち」への変換点となった．

透析開始後も定期的に面談し，Aさんに自分の体や家族とどのように向き合っているか自由に語らせ支持的に関わったことは，Aさんが残りの人生について考える機会となり，前向きな気持ちをもってセルフケア行動を起こすきっかけとなったと思われた．

〔穴井えりも〕

若年の透析を拒否する患者さんの事例ですね．透析を拒否するAさんの背後にある苦痛に焦点をあて関係を築いたことで，次第に透析導入に至りました．素晴らしい支援です．一方，同様に寄り添い，若年であっても透析を選択しない事例もあるでしょう．それも素晴らしい支援です．支援は結果よりもプロセスですね．【西川】

本人の表面的な言動だけにとらわれず，信頼関係を構築しつつ，患者を理解することから始めるのは，意思決定支援の基本です．患者も自分の気持ちを聞いてもらい納得した意思決定ができたことで，前向きに病気に取り組むこともできるようになり素晴らしいケアだと感じました．【横江】

意思決定支援用紙

患者背景

氏名：Aさん		病名：2型糖尿病，糖尿病性腎症
年齢：40歳代後半	性別：男性	**病状経過**
家族構成 1年前から高齢の母親と2人暮らし．独身． 姉は遠方に在住．		20歳代後半で糖尿病の診断を受けたが仕事が多忙であり，受診を中断．1年前から糖尿病腎症を指摘される．今回，腎機能悪化による溢水のため腎代謝内科病棟へ入院となった．主治医から本人と母親に対して，透析治療の必要性について説明があるが，Aさんは透析をしたくないと拒否．今後，Aさんが自らの意思で透析治療に関する意思決定をしていく支援が必要である．

本人の意思

過去	現在	未来
1年前から，糖尿病腎症の進行があり，医師から透析の必要性についての説明を受けている．	「透析をしないといずれ死ぬのはわかっているけど，透析はやりたくない」 「あの人（同室者）は年がいっているから透析するのに諦めつくけど，自分の年齢は中途半端だ」 Aさんの受診や入院の際は，必ず母親が付き添う．	透析導入をした場合，溢水状態が改善し，身体的苦痛が軽減する．現在，体調不良により仕事を辞め経済的にも母親に頼らざるをえない状態であるが，透析開始後は仕事が再開できる可能性もある． 透析開始後は，通院による時間的制限がある．また，自己管理を続けていかねばならない．

医学的判断	家族の意向
糖尿病性腎症5期であり，溢水状態であることなどの身体状況を考慮すると，透析治療が必要な状態．壮年期であり体力もあるため，透析を行うことにより明らかに生命予後が長くなる．透析治療の開始を見合わせた場合，腎不全の進行により長期的な生命維持は困難となる．	母親「できれば透析をして長生きしてもらいたい」 「私は，同居してからはできるサポートをしてきた」 「もっと早くに，息子に病院に行くように言っておけば良かったと後悔している」 今までの医師の病状説明の際も，母親が中心に話をし，本人は黙っていることが多い．

支援のポイント

今後，透析をせざるをえない状況と理解はしているが，今は身体的にも精神的にも苦痛が強く，透析について考えることを後回しにしたい気持ちがあるように見受けた．無理に透析への思いを引き出そうとはせずに，本人が何を大切にしてこれまで生活を送ってきたのか，信念や価値観を理解したいという姿勢で接した．透析治療についてどの程度理解できているのか不明であったため，身体症状の改善に伴い，信頼関係を築きながら，その理解度を把握し，時機をみて透析に関する情報提供を行った．母親は，息子の糖尿病の進行を自分のことのように受け止め，責任を感じていたため，これまで治療に協力してきたことを労い，息子を心配する気持ちはよくわかることを伝えた．また，息子の意思の決定を待ち，見守ることも必要であることを伝えた．

合意形成に向けた具体的アプローチ・結果

受け持ち看護師を中心に，Aさんと積極的にコミュニケーションをとることを心掛けた．看護師が待つ姿勢で関わることにより，次第にAさんは気持ちを表出した．その中で，Aさんは，今後透析をしながら生活していくことに絶望感を抱いているようであった．その気持ちを受け止め，Aさんにとって透析をする生活にも人生の意味づけができるように見守り長期的に面談を行った．繰り返し入院する中で，Aさんの意思を時間をかけて聴いていった．「仕方ない」と諦めの気持ちで透析導入となったが，シャント管理やフットケアを通じてAさんの身体を大切に思うことを根気強く伝えた．Aさんは，次第に笑顔も多くなり，母親といる時間を大切にするようになった．Aさんは，今まで行わなかった食事療法を少しずつ行いはじめ，手帳に体重や血圧を記入するなど自分にできる方法で透析が上手くいくようにセルフケアを行うようになった．

急速に進行する若年性膵がん患者への予後告知について主治医や家族間で意見の異なる場合の告知のありかたの選択

年齢：27	場：病棟	時間：週単位	本人の現在意思：あり	代理意思決定者：明確
対立（人）：家族間，家族／医療者		対立（事項）：告知		倫理的課題：自律，無危害

概　要

患者　Dさん　27歳　男性
病名　膵がん，肝転移
経過　背部痛にて受診し，膵がん・肝転移と診断される．外来化学療法を行っていたが，黄疸・倦怠感の出現あり，精査目的に緊急入院となる．精査後，腫瘍の急速な進行による肝不全であると診断される．
　家族（母，妻，妹）のみ医師より病状，化学療法による治療の中止と緩和ケアのみの治療への移行，予後が2週間程度であることの説明を受けた．また，医師は，本人への予後告知は，メリットが乏しいであろうことを説明し，本人への告知は行わないことを提案した．母・妻はそれに同意したが，妹は反対であった．本人への予後告知を行うかどうかの意見が分かれていることから，再度，家族と本人の最善について検討することになった．
家族構成　膵がんの診断後，おつき合いをしていた彼女と結婚し，2人暮らし．以前は母，妹と3人暮らしであり，妹との仲が良好であった．

本人・家族の意思と医学的判断

　医師の説明中，母は動揺し，流涙していた．妻と妹は，感情は表に出さずに，主治医の話に頷いていた．母が本人へ予後告知を行わないという医師の意見に同意しているのを受け，妻もそれに同意した．妹は，「治らないこと，命が長くないことは本人もわかっている．本人に本当のことを隠すのはおかしい．残りの時間を有意義に使うことができない」と話し，妻に意見を求めた．その際，妻は「本人はわかっていると思います」とだけ話していた．

本人の意思

過去　膵がんと診断されてから，妹に「この病気は治らないし，長くは生きられない．だから，後悔はしないようにしたい」と度々話すことがあった．妻に対しても「動けるうちにディズニーランドに行こう」と話し，意識的に思い出作りをしていた．
現在　黄疸が良くならないと治療はできないと説明を受けている．室内の歩行や身の回りのことをすることは可能ではあるが，倦怠感が強く，臥床傾向である．
未来　予後告知を行う場合，家族と共に過ごす時間を確保でき，療養場所の選択などの

意思決定を行うことができる．一方で，心理的苦痛を与え，希望を奪うこと，また家族も告知を行ったことに対し，否定的な感情を抱く可能性もある．予後が約2週間と短く，心理的衝撃を受けとめきれない可能性や今後身体機能も低下することから，必ずしも本人のやりたいことが実現できない可能性がある．

予後告知を行わない場合，希望を維持し，予後告知に伴う本人・家族の心理的苦痛を回避できる．一方で，本人に真実を隠すということで生じる苦悩や家族と過ごす時間の確保，思いの共有の困難，また今後の療養生活に本人の意思を反映させにくい．

医学的判断

腫瘍の急速な進行による肝不全であるため，化学療法は中止し，緩和ケアのみの治療へ移行するのが妥当である．予後は約2週間程度と考えられ，経過が急速であったことからも，告知を行った場合，心理的衝撃から立ち直れずに亡くなる可能性も高い．また，今後著しい身体機能の低下が予想され，本人にやりたいことがあったとしても実現できないことも考えられる．

家族の意向

母は，本人の心理的苦痛を考慮し，予後告知は望んでおらず，また母自身も本人へ伝えることへの苦痛と不安を感じている．妹は，本人との関わりから，本人は疾患を受け入れ，予後の認識もできていると考えており，本人が後悔しないためにも，伝えた方がいいと思っている．妻は，母の心情を理解する一方で，妹の意見にも同意している．

支援のポイント

医療者も家族も，告知の意向を本人へ確認することによる心理的影響への危惧があり，本人に確認することは困難な状況である．そして，本人への予後告知に関して，家族内でも意見が分かれている．家族員それぞれの考えや思いを確認した上で，本人が予後告知を望むかどうかを過去・現在から本人の意思を汲み取り，未来の意思と医学的判断とを合わせて，本人・家族にとっての最善を検討できるよう支援していく必要がある．

チームカンファランスでの意見

①患者の予後を告知された家族，また意思決定を委ねられている状況にある家族の心理的負担を十分に考慮する必要がある．特に母は現状に対する動揺も大きいため，十分な情緒的支援が必要である．
②家族の関係性から，妻が自分自身の意見を伝えにくい状況であることも考えられるため，個別に考えや思いを確認していくことも検討しなければならない．
③家族の考えや思いだけでなく，予後告知を本人が望むかどうか本人の意思を汲み取り，本人の意向を反映できるようにする必要がある．
④予後告知を行うこと，行わないことに伴うメリット・デメリットついて情報提供を行い，十分に比較検討できるようにする必要がある．

具体的実践

医師より，本人へ予後告知を行うこと，行わないことについてのメリット・デメリットの説明を行い，家族と共に，本人の過去から現在までの言動から，性格，疾患に対する認識，予後告知についてどう考えるかなどについて検討を行った．そして，本人は予後を含め疾患について十分に理解しており，告知をしなかったとしても察する可能性が高いこと，家族と思いや時間を共有できるメリットも大きく，本人が後悔しないためにも伝える，ということで，合意形成がなされた．

その後，家族同席のもと，医師より本人へ病状説明を行った．本人に深刻な動揺はみられず「聞いて良かった」という発言もあった．本人の意向で，妻の夜間の付き添いを行うことになり，本人から家族へ感謝の意を述べる場面も多くみられるようになった．

考　察

若年であること，急速に病状が進行したこと，また予後が限られていたことにより，本人へ予後告知を行うかどうかの判断は，家族はもちろん，医療者にとっても困難な事例であった．医療者と家族が，予後を伝えること，伝えないことのメリット・デメリット，過去と現在から本人の意思を共有し，未来と医学的判断を合わせて，本人の最善について検討していくことで，家族も医療者も納得できる合意形成に至った．そして，本人の意思を反映した最期を迎えることができたと考える．

予後に関する告知については，患者よりも先に家族に告知されることが多い．その際，医療者の判断から，一部の選択肢しか与えられないことや，予後告知を行うことに心理的抵抗の強い家族の意向が強く反映されることがある．患者に予後を伝えるか，そしてどのように伝えるかは，ケースバイケースであるため，事例ごとに患者・家族の最善について検討していく必要がある．

〔河内美和〕

予後の厳しい若年者への告知は難しいですね．書面を拝見して，よく本人の気持ちを推し量られたと感じました．一方で，ふと考えました．もし，妹さんがいなかったとしたら，告知の話はどちらの方向に向かったのだろうか．もし，本人にどの程度知りたいかを，直接聞いてみるアプローチをしたら展開は違っただろうか．【西川】

患者本人が置き去りになってしまっていることにジレンマを感じました．コミュニケーションできる状態なら，病状に対する気持ちを聞くことで予後告知に対する本人の意向がわかってくることもあります．先を見据えて早い時期から本人の意向を確認しておくことができれば，周りももう少し気持ちが楽だったかもしれません．【横江】

意思決定支援用紙

患者背景

氏名：Dさん	病名：膵がん，肝転移
年齢：27歳　　性別：男性	病状経過
家族構成 膵がんの診断後，おつき合いをしていた彼女と結婚し，2人暮らし． 以前は母，妹と3人暮らしであり，妹との仲が良好であった．	化学療法を行っていたが，黄疸・倦怠感あり，緊急入院となった．精査後，腫瘍の急速な進行による肝不全であると診断された．家族（母，妻，妹）のみ主治医より病状，治療方針の変更，予後約2週間であることの説明を受けた．主治医の本人へ予後告知は行わないという提案に対し，母・妻は同意したが，妹は反対であったため，再度家族，医療者と本人の最善について検討することになった．

本人の意思

過去	現在	未来
膵がんと診断されてから妹に「この病気は治らないし，長くは生きられない．だから，後悔はしないようにしたい」と度々話すことがあった．妻に対しても「動けるうちにディズニーランドに行こう」と話し，意識的に思い出作りをしていた．	黄疸が良くならないと治療はできないと説明を受けている．室内の歩行や身の回りのことは可能ではあるが，倦怠感が強く，臥床傾向である．	**告知を行う場合**：家族と過ごす時間が確保でき，本人が意思決定を行うことができる．一方で，心理的苦痛を与え，希望を奪ったり，家族も否定的な感情を抱く可能性がある．予後が短いため，現実を受け止めきれず，やりたいこともできない可能性がある． **告知を行わない場合**：本人の希望を維持し，本人・家族の心理的苦痛を回避できる．一方で，真実を隠す苦悩や家族と過ごす時間の確保や思いの共有，今後の療養生活への本人の意思の反映は困難となる．

医学的判断	家族の意向
腫瘍の急速な増大による肝不全であるため，化学療法は中止し，緩和ケアのみの治療へ移行するのが妥当である．予後は2週間程度と考えられ，経過が急速であったことからも，告知を行った場合，心理的衝撃から立ち直れずに亡くなる可能性も高い．また，今後著しい身体機能の低下が予想されるため，本人にやりたいことがあったとしても実現できないことも考えられる．	**母親**：本人の心理的苦痛を考慮し，予後告知は望んでいない．また母自身も本人へ伝えることへの苦痛と不安を感じている． **妹**：診断後からの本人との関わりから，本人は疾患を受け入れ，予後の理解もできていると考えており，本人が後悔しないためにも，伝えた方がいいと思っている． **妻**：母の心情を理解する一方で，妹の意見にも同意している．

支援のポイント

医療者も家族も，告知の意向を本人へ確認することによる心理的影響への危惧があり，本人に確認することは困難な状況である．そして，本人への予後告知に関して，家族内でも意見が分かれている．家族員それぞれの考えや思いを確認した上で，本人が予後告知を望むかどうかを過去・現在から本人の意思を汲み取り，未来の意思と医学的判断とを合わせて，本人・家族にとっての最善を検討できるよう支援していく必要がある．

合意形成に向けた具体的アプローチ・結果

医師より，本人へ予後告知を行うこと，行わないことについてのメリット・デメリットの説明を行い，家族と共に，本人の過去から現在までの言動から，性格，疾患に対する認識，予後告知についてどう考えるかなどについて検討を行った．そして，本人は予後を含め疾患について十分に理解しており，告知をしなかったとしても察する可能性が高いこと，家族と思いや時間を共有できるメリットも大きく，本人が後悔しないためにも伝える，ということで，合意形成がなされた．その後，家族同席のもと，医師より本人へ病状説明を行った．本人に深刻な動揺はみられず「聞いて良かった」という発言もあった．本人の意向で，妻の夜間の付き添いを行うことになり，本人から家族へ感謝の意を述べる場面も多くみられるようになった．

37 手術適応外となった若年性胆管がん患者への予後告知を，両親が反対し本人が疑問を抱いている場合の告知のありかたの選択

年齢：24	場：病棟	時間：週単位	本人の現在意思：あり	代理意思決定者：明確
対立（人）：対立しているか不明		対立（事項）：告知	倫理的課題：自律，無危害	

概　要

患者　Eさん　24歳　女性
病名　肝門部胆管がん，多発肝転移
経過　黄疸出現にて受診し，肝門部胆管がんと診断される．減黄目的に，経皮経肝胆道ドレナージ（PTBD）を施行後，一時退院し，減黄後に手術予定となった．減黄不良のため，再入院となりPTBDの追加・交換などを実施したが，胆管炎を繰り返し，入院が長期化した．その後，CT上，多発肝転移が確認され，手術適応外となる．また，黄疸や胆管炎が遷延していることから，化学療法も適応外であり，予後1か月程度と判断され，緩和ケアのみの治療が勧められた．

　医師より家族（両親）のみに上記内容が説明され，本人への予後告知については両親が強く反対していたこともあり，本人へは「今は黄疸があるので手術はできない」と曖昧に説明していた．しかし，本人より「いつになったら手術ができるのか」といった発言もみられてきているため，家族に迷いが生じ，真実を伝えないことが，本人にとって最善であるのか再検討することになった．

家族構成　父，母と3人暮らし

本人・家族の意思と医学的判断

　本人より「いつになったら手術ができるのか」という発言もみられてきており，両親は，本人へ真実を伝えたくない気持ちが強い一方で，「話さないことで，本人が不信感や後悔を抱くのではないか」という葛藤があることについて吐露された．医師は，本人へ告知することも選択肢の1つであることを伝え，共に再検討を行うことを提案した．

本人の意思

過去　最初の入院時には「がんになったことはショックだけど，今は手術を頑張るしかないと思えるようになってきた．私よりも母のショックが大きいみたいで心配」と話されていた．また，「手術を受けるために頑張る」と繰り返し行われる苦痛を伴う処置に耐えてきた．

現在　倦怠感や体動時のPTBD刺入部痛のため，臥床傾向となっており，時折ぼんやりしている．「痛いのはつらいけど，手術のためには仕方がない．でも，いつになったら手術ができるのか」と話すことがある．

未来 予後告知を行う場合，死別に備え，心理的・物理的準備を行うことができる可能性があり，今後の過ごし方についても本人の意思を反映させやすい．一方で，手術をするという支えを奪うことで心理的苦痛を与え，家族も否定的な感情を抱く可能性がある．また，今後アンモニア血症により，本人に意思を確認することも困難となる可能性がある．

予後告知を行わない場合，希望を維持し，予後告知に伴う本人・家族の心理的苦痛を回避できる．一方で，真実を隠すという苦悩や本人の治療や手術実施に対する疑問から不信感が生じる可能性がある．また，今後の療養生活に本人の意思を反映させにくい．

医学的判断

多発肝転移の出現があり，手術適応外である．また，黄疸や胆管炎が遷延していることから，化学療法も適応外であり，緩和ケアのみの治療が妥当である．予後は，1か月程度が見込まれる．今後もPTBDは抜去できる可能性はない．時折ぼんやりしているのは，アンモニア上昇による可能性がある．

家族の意向

本人の手術への思いを考慮し，本人へは予後告知は行わず，曖昧なままにしておくことを希望されていた．しかし，本人が現状に疑問を抱いてきていることもあり，このまま真実を伝えないことで本人が不信感や後悔を抱くことを危惧し，迷いが生じている．

支援のポイント

本人が現状に疑問を抱いてきているが，両親の意向により本人へ告知の意向を確認することは困難である．しかし，両親の告知を行わないという意思決定には揺れが生じてきている．手術適応外となったことに対する両親の落胆は非常に大きかったため，本人へ予後告知は行わないという当初の意思決定は，本人や家族自身の心理的負担を回避したい家族の意向が強く反映されていた可能性がある．再度，本人の過去・現在の意思をくみ取り，未来の意思と医学的判断とを合わせて，本人・家族にとっての最善を検討できるように支援していく必要がある．

チームカンファランスでの意見

①両親自身も手術への希望を失ったことによる失望感が大きいこと，そのような状況で意思決定を行う心理的負担や一度決定したことでも，揺れが生じることがあることを十分に考慮し，情緒的支援も行う必要がある．

②家族の考えや思いだけでなく，再度予後告知の必要性を本人の意思から汲み取り，本人の意向を反映できるようにする必要がある．

③予後告知を行うこと，行わないことに伴うメリット・デメリットについて情報提供を行い，十分に比較検討し，後悔の少ない意思決定ができるようにする必要がある．

具体的実践

医師から家族に対し，病状と本人へ予後告知を行うこと，行わないことについてのメ

リット・デメリットについての説明を行った．そして，家族と共に，再度本人の過去から現在までの言動や行動から，性格，現状の認識，予後告知についてどう考えるかなどについて検討した．現在，がんの進行に伴う症状の出現もあり，ADL が低下してきている．告知を行ったとしても，意思決定を十分に行うことができず，やりたいことも実現できない可能性が高い．また，がんと診断されてから現在まで，手術を受けることを支えにして治療を乗り越えてきた経緯からも，告知は心理的苦痛のみを与える可能性がある．告知を行わないことによるデメリットよりも，行うことでのデメリットが大きいと判断し，本人への病状説明は，以前と同様に曖昧なままにすることで合意形成に至った．

　本人へ統一した対応をすることで，本人から強い不信感の表出はみられず，可能な限り両親とリハビリを行うなど，意識レベルが低下するまで手術への希望を維持することができた．

考 察

　両親の希望により，本人への予後告知は曖昧なままにするという意思決定を行っていたが，本人からの質問をきっかけにその意思決定に迷いが生じた事例であった．再度，家族と医療者間で，現状での各選択肢に伴うメリット・デメリットを確認，情報共有を行った．そして，再度本人の意思について十分な検討を行い合意形成に至ったことにより，家族も意思決定に自信を持ち，医療者も統一した対応ができたと考えられる．

　一度行った意思決定であっても，状況が変われば，意思のゆれやメリット・デメリットの内容も変化が生じることがある．医療者は，必要に応じて再検討の機会を設け，状況の整理と検討を繰り返すことで，再度合意形成をはかり，本人・家族にとっての最善の意思決定ができるよう支援していく必要がある．

〔河内美和〕

　若年者への予後告知は難しいですね．よく本人の気持ちを推し量られたと感じました．一方で，ふと考えました．予後告知をしないと決めた後，本人が自分に真剣に告知を求めてきたらどうするだろうか．告知後のデメリットを避ける以上に，本人の知りたい気持ちに寄り添うことは大切かもしれない，そんな考えが頭をよぎりました．【西川】

　どんどん体力が低下してきていることを自覚する中，予後告知されていないからといって希望をもち続けることができるだろうか．本人のやりたいことは何なのか，本当に本人のやりたいことの実現ができなかったのだろうか．最善の意思決定とは…難しいですね．【横江】

意思決定支援用紙

患者背景

氏名：Eさん	病名：肝門部胆管がん，多発肝転移
年齢：24歳　　性別：女性	病状経過
家族構成 父，母と3人暮らし	黄疸出現にて受診し，肝門部胆管がんと診断される．PTBD施行，減黄後に手術予定となった．減黄不良のため，PTBDの追加・交換などを実施したが，胆管炎を繰り返し，入院が長期化した．CT上，多発肝転移が確認され，手術適応外となる．また，全身状態から化学療法も適応外であり，緩和ケアのみの治療が勧められることが両親に説明された．両親の希望により，本人へは予後告知は曖昧なままにしていたが，本人より「いつになったら手術ができるのか」という発言がみられるようになり，家族に迷いが生じ真実告知をしないことが，本人にとって最善であるか再検討することになった．

本人の意思

過去	現在	未来
最初の入院時には「がんになったことはショックだけど，今は手術を頑張るしかないと思えるようになってきた．私よりも母のショックが大きいみたいで心配」と話していた．また，「手術を受けるために頑張る」と繰り返し行われる苦痛を伴う処置に耐えてきていた．	倦怠感や体動時のPTBD刺入部痛のため，臥床傾向となっており，時折ぼんやりしている．「痛いのはつらいけど，手術のためには仕方がない．でも，いつになったら手術ができるのか」と話すことがある．	告知を行う場合：心理的・物理的準備を行ったり，今後の生活に本人の意思を反映させやすい．一方で，心理的苦痛を与え，家族も否定的な感情を抱く可能性がある．病状の進行があり，本人に意思を確認することも困難となる可能性がある． 告知を行わない場合：希望を維持し，本人・家族の心理的苦痛を回避できる．一方で，真実を隠すことの苦悩や本人に，不信感が生じる可能性がある．また，今後の生活に本人の意思を反映させにくい．

医学的判断	家族の意向
多発肝転移の出現があり，手術適応外である．また，黄疸や胆管炎が遷延していることから，化学療法も適応外であり，緩和ケアのみの治療が妥当である．予後は，1か月程度が見込まれる．今後もPTBDは抜去できる可能性はない．時折ぼんやりしているのは，アンモニア上昇による可能性がある．	本人の手術への思いを考慮し，本人へは予後告知は行わず，曖昧なままにしておくことを希望されていた．しかし，本人が現状に疑問を抱いてきていることもあり，このまま真実を伝えないことで本人が不信感や後悔を抱くことを危惧し迷いが生じている．

支援のポイント

本人が現状に疑問を抱いてきているが，両親の意向により本人へ告知の意向を確認することは困難である．しかし，両親の告知を行わないという意思決定には揺れが生じてきている．手術適応外となったことに対する両親の落胆は非常に大きかったため，本人へ予後告知は行わないという当初の意思決定は，本人や家族自身の心理的負担を回避したい家族の意向が強く反映されていた可能性がある．再度，本人の過去・現在の意思をくみ取り，未来の意思と医学的判断とを合わせて，本人・家族にとっての最善を検討できるように支援していく必要がある．

合意形成に向けた具体的アプローチ・結果

医師から家族に対し，病状と本人へ予後告知を行うこと，行わないことについてのメリット・デメリットについての説明を行った．そして，家族と共に，再度本人の過去から現在までの言動や行動から，性格，現状の認識，予後告知についてどう考えるかなどについて検討した．現在，がんの進行に伴う症状の出現もあり，ADLが低下してきている．告知を行ったとしても，意思決定を十分に行うことができず，やりたいことも実現できない可能性が高い．また，がんと診断されてから現在まで，手術を受けることを支えにして治療を乗り越えてきた経緯からも，告知は心理的苦痛のみを与える可能性がある．告知を行わないことによるデメリットよりも，行うことでのデメリットが大きいと判断し，本人への病状説明は，以前と同様に曖昧なままにすることで合意形成に至った．
本人へ統一した対応をすることで，本人から強い不信感の表出はみられず，可能な限り両親とリハビリを行うなど，意識レベルが低下するまで手術への希望を維持することができた．

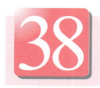

学童期に脳腫瘍を発症した患児への病状告知の支援

| 年齢：11 | 場：病棟 | 時間：週単位 | 本人の現在意思：あり | 代理意思決定者：明確 |
| 対立（人）：家族／医療者 | | 対立（事項）：告知，人工呼吸器（気管切開），療養場所 | | 倫理的課題：自律，無危害 |

概要

患者 Y君 11歳（小6） 男児

病名 脳腫瘍（脳幹部腫瘍）

経過 小学5年の頃，Y君はふらつきなどの運動障害や頭痛を主訴に脳神経外科を受診し，脳腫瘍と診断される．予後は不良であり，手術は適応ではなく抗がん薬の内服と放射線療法を受けた．約半年後，再発し全身状態の悪化で入院となる．入院時，意識レベル低下し声掛けに反応なく，SPO_2のふらつきもみられる．酸素マスクで対応するが痰の喀出が困難であり，呼吸状態が改善せず，家族の意向で経口挿管し人工呼吸器管理となる．

　頭蓋内圧亢進症状に対しては，対症療法が行われY君の意識レベルは改善し「具合が良くなったから，早く管を抜いてほしい」「早く家に帰って，ご飯が食べたい」と口の動きで訴える．下半身麻痺のため日常生活援助は全介助となる．医師は両親にいつ状態が悪化してもおかしくないこと，残された時間は短いこと，家に帰るなら今であること，呼吸状態の改善の見込みはなく家に帰るためには気管切開が必要であることを伝える．家族は，「Yに再発のことは伝えたくない．Yは管を抜いて元に戻ると思っている．生きる希望を失わせたくない」と話す．後日，家族と医療者との話し合いが行われることになる．

既往歴 Y君は大きな病気をしたことがなく，小学校に通っていた．

家族構成 父（会社員，30代），母（主婦，30代），妹（3歳）の4人家族．

本人・家族の意思と医学的判断

　入院中の家族役割としては母親が入院の付き添いを行い，夜間や週末は父親が面会に行っていた．脳腫瘍であることはY君本人に説明されている．今回の状態悪化について，治療を行い具合が良くなったと認識している．

本人の意思

過去 サッカーが好き，友人が多く学校が好きだった．疾患について家族から説明をされており理解している．

現在 「家に帰ってご飯が食べたい」

未来 病状告知をした場合はつらい現実を児に伝えることになるが，児の大切にしたい

ものや希望を確認することができる．残された時間を子どもなりに納得して過ごすことができる可能性がある．

病状告知をしなかった場合は挿管した状況のまま入院生活を過ごすことになる．唾液が気管に入り誤嚥性肺炎を起こす可能性もある．児は状況がわからないまま過ごすことになり，状態が悪化した際には家に帰ることができないことが予想される．

医学的判断
脳腫瘍の増大により呼吸機能をはじめ，全身の機能の低下が予想される．誤嚥性肺炎や抜管のリスクがある．今の身体状況なら気管切開の手術が可能であり，家に帰る時間をもつことができる．

家族の意向
Yに再発のことは伝えたくない．Yは管を抜いて元に戻ると思っている．生きる希望を失わせたくない．

支援のポイント

家族と話し合う前に医療者間でカンファランスを行い，看護の方向性を確認した．

チームカンファランスでの意見
①親の"Yの生きる希望を失わせたくない"という思いは，医療者も同様であることを共に認識していく．
②家族のつらい思いを受け止め，児を支えていく支援方法を共に見出していく．
③児には聞く権利も聞かない権利もある．児にとって何が一番の利益かを家族と共に考える．
④児の様子や言動に注意し，今の状況や今後に対してどのように認識しているか探る．
⑤告知をする時には，子どもの身体精神状況に十分に配慮した上で行い，児の大切にしたいことを保証することを伝える．
⑥告知後の児を支える体制を整える．

具体的実践

「再発したことを伝えたら，Yは何となく自分の先が短いことを感じそう．生きる希望を失わせたくない」と両親は話す．看護師は，児の希望を失わせるのではなく，児の希望を尊重するために告知は必要と考えることを伝える．Bad news を伝えることは非常につらい心境であることに共感し，児はどうしたい（＝どのような希望がある）と思うかを家族に考えることを提案する．母は「早く帰って，家のご飯を食べたいとYはずっと言っている．私も食べさせたい」と語った．

ある日，Y君は医療者に「頑張って自分で息をするから管を抜いて」と訴えた．主治医，看護師，両親で話し合い，母がY君に告知を聞きたいかを確認することになった．母がY君に尋ねると，Y君は頷いて意思を示した．

家族は児に事実を伝えることを決断した．その後，児へ真実を伝えるタイミング，伝

え方に関しては身体精神状況を把握した上で行うこと，伝えた後の精神的な支援方法を家族と話し合った．

　数日後，病室で母がそばにいる中で主治医から，病気が再発したため自力呼吸が難しいこと，家に帰るには気管切開という選択肢があることを伝えられた．Y君は「それをするとどうなるの？食べられるの？」「手術したくない」と涙を流した．看護師はY君と家族の思いを聞き，疑問に対しては人形やDVDを使用して説明を行い，何度も話し合った．数日後，Y君は「気管切開して生きたい」と言い，手術を受けることになった．

考察

　本事例は，子どもが理解できるように発症時から家族が真実を伝えてきたという経緯がある．児は学童後期であり，家族の様子の変化を敏感に読み取ることができる．子どもなりに何かあることを推測し，不安を誰にも言えないまま過ごすことは避けるべきと考えられた．脳腫瘍は症状が悪化した時には，脳圧亢進により意識レベルや身体機能が急激に低下することがある．時期を逃さずに子どもの最善の利益を保証するためには，真実を伝えること・伝えないことで子どもがどのようなメリットがあるかを家族や医療者が話し合うことが重要と考える．また，告知後の子どもをどう支えるかを臨床心理士やCLS（チャイルドライフスペシャリスト）などの専門職と協働し，具体的な支援方法を事前に家族と検討し調整していくことが必要である．

　最後に，発達段階をふまえて子どもの意思をくみ取り，家族と共にそれぞれの希望を紡ぎながら，どのような状況においてもその子・家族らしい日々を過ごせるように支援していくことが小児科看護師の重要な役割であると考える．

〔鹿原幸恵〕

　児にも真実を聞く権利と聞かない権利がある，大切な言葉です．家族のつらい気持ちに寄り添い，本人の意思を大切にする．後天的に生命を脅かす疾患を患った子どもの意思を尊重することはたやすいことではないと思いますが，とても大切だと感じました．我々ができることは，本人を中心に据えた対話のプロセスですね．【西川】

　本人に病状を伝える決断をされ，まずはほっとしました．病状告知したあとの意思決定支援が気になります．子どもなりに自分の病状を理解して，その子なりの選択ができるとよいですね．それは，家族のケアにもつながるのだと思います．【横江】

意思決定支援用紙

患者背景

氏名：Y君		病名：脳腫瘍	
年齢：11歳	性別：男児	病状経過	
家族構成 父（会社員），母（主婦），妹（3歳）の4人家族		小学5年の頃，脳腫瘍を発症し治療を行った．半年後，再発し全身状態の悪化で入院し，人工呼吸器管理となる． 児の意識レベルは改善し，医師は両親にいつ状態が悪化してもおかしくないこと，残された時間は短いこと，家に帰るなら今であること，呼吸状態の改善の見込みはなく家に帰るためには気管切開が必要であることを伝える．家族は，「Yに再発のことは伝えたくない．Yは管を抜いて元に戻ると思っている」と話す	

本人の意思

過 去	現 在	未 来
サッカーが好き，友人が多く学校が好きだった．疾患について家族から説明をされており理解している．	「家に帰ってご飯が食べたい」管を抜いて元に戻ると思っている．	病状告知をした場合：つらい現実を児に伝えることになるが，児の大切にしたいものや希望を確認することができる．残された時間を子どもなりに納得して過ごすことができる可能性がある． 病状告知をしなかった場合：挿管した状況のまま入院生活を過ごすことになる．唾液が気管に入り誤嚥性肺炎を起こす可能性もある．児は状況がわからないまま過ごすこととなり，状態が悪化した際には家に帰ることができないことが予想される．

医学的判断	家族の意向
脳腫瘍の増大により呼吸機能をはじめ，全身の機能の低下が予想される．誤嚥性肺炎や抜管のリスクがある．今の身体状況なら気管切開の手術が可能であり，家に帰る時間をもつことができる．	本人に再発のことは伝えたくない．生きる希望を失わせたくない．

支援のポイント

家族と話し合う前に医療者間でカンファランスを行い，看護の方向性を確認した．
①親の"Yの生きる希望を失わせたくない"という思いは，医療者も同様であることを共に認識していく．
②家族のつらい思いを受け止め，児を支えていく支援方法を共に見出していく．
③児には聞く権利も聞かない権利もある．児にとって何が一番の利益かを家族と共に考える．
④児の様子や言動に注意して，今の状況や今後に対してどのように認識しているか探る．
⑤告知をする時には，子どもの身体精神状況に十分に配慮した上で行い，児の大切にしたいことを保証することを伝える．
⑥告知後の児を支える体制を整える．

合意形成に向けた具体的アプローチ・結果

話し合いを行ったところ，「再発したことを伝えたら，本人は何となく自分の先が短いことを感じそう．生きる希望を失わせたくない」と両親は話す．看護師は，児の希望を失わせるのではなく，児の希望を尊重するために告知は必要と考えることを伝える．本人にBad newsを伝えることは非常につらい心境であることに共感し，児はどうしたい（＝どのような希望がある）と思うかを家族に考えることを提案する．母は「早く帰って，家のご飯を食べたいとYはずっと言っている．私も食べさせたい」と語った．
家族は児に真実を伝えることを決断した．その後，児へ真実を伝えるタイミング，伝え方に関しては身体精神状況を把握した上で行うこと，伝えた後の精神的な支援方法を家族と話し合った．

39 幼児期に脳腫瘍を発症した患児の親の治療選択に関する意思決定支援

事例編

年齢：4	場：病棟	時間：月単位	本人の現在意思：不明	代理意思決定者：明確
対立（人）：家族間，家族／医療者		対立（事項）：放射線治療，療養場所		倫理的課題：自律，善行，無危害

概要

患者 Bちゃん 4歳 女児

病名 脳腫瘍

経過 頭部の傾きや階段からの転落などの運動障害，頭痛を主訴に脳神経外科を受診し，脳腫瘍の疑いで緊急入院となる．CTやMRIの検査から，脳浮腫と腫瘍自体の圧迫で水頭症症状が認められ，早急に手術が必要な状態である．Bちゃんはぐったりしている．日中，父親は仕事で不在のため，母親が医師から病名告知と腫瘍の種類を決定するための生検術，オンマイヤリザーバー Ommaya reservoir 留置術の必要性を説明される．母親は涙を流しながら説明を聞き，手術の同意をした．緊急手術を終えた後に，医師が両親に手術結果（迅速診断）を話し，今後放射線療法が必要となること，予後は不良で余命は約半年と予測されることを伝える．また，数日中に治療の意思決定をしてほしいことを伝える．両親は治療に対して「お任せするしかない」と話される．

　数日後，放射線療法をすることの意思決定をされ治療が開始となる．治療開始後，Bちゃんの状態は徐々に良くなり，母親は看護師に「ほかの施設の治療とか調べていると良く見える，このままの治療で良いのか迷う…」と話される．看護師は，家族の治療の継続に揺らぎがあると考え詳しく話を聞いた．

既往歴 Bちゃんは大きな病気をしたことがなく，幼稚園に通園していた．

家族構成 父（会社員，40代），母（主婦，30代）の3人家族．

本人・家族の意思と医学的判断

　入院中の家族役割としては，母親が入院の付き添いを行い，夜間や週末は父親が面会をしている．Bちゃんへの説明として両親が以下のことを伝えた．頭の中にバイキンマンがおり悪さをしている．バイキンマンをやっつけるためにはビームが必要．ビームをしている間，バイキンマンにだけ当たるようにお面をかぶり，じっとしていなければならない．Bちゃんは「わかった．早くバイキンマンをやっつけておうちに帰りたい」と話しており，治療に対して協力的である．

　母親との会話では，「放射線療法を途中でやめることはできないのはわかっています．でも，主人も私も少しでも良い治療がないかと調べずにはいられなくて．あの子を苦しませたくないし1日でも長く生きてほしいんです」と泣きながら語られた．

本人の意思

過去　小児のため疾患に対する意思表示は困難である．

現在　放射線療法により腫瘍の縮小が認められ，児の状態も良好である．児は幼児後期であり，物事を全体的にとらえる概念はない．そのため，症状と身体内部の腫瘍が関係しているとは理解できない．お絵かきやままごとすることが楽しみ．治療の副作用で飲み込みにくさがあり，プリンを好んで摂取している．早く家に帰りたい．「バイキンマンをやっつける」と治療に対して協力的．

未来　放射線療法を継続した場合は，治療終了後には自宅に帰ることができる．今の医療では救命ができず，残された時間は限られている．
　基本的に放射線療法は完遂するものであり，他病院へ転院を希望された場合，途中で治療変更は困難であることが予測される．治療変更した場合の治療効果は不明．Bちゃんにとっては，再度新しい病院に入院することになる．

医学的判断

　放射線療法により腫瘍は縮小している．手術の対象ではなく腫瘍が増大した際には対症療法が主となる．

家族の意向

　1日でも長く生きてほしい．苦しませたくない．最良の治療を受けさせたい．親として今できることをしてあげたい．

支援のポイント

　母親の語りから精神的に動揺している状態であるとうかがわれた．両親の心境や現在の治療をどの程度理解しているか，納得して放射線療法の意思決定ができていたかを把握することが必要と考えられた．

チームカンファランスでの意見

①家族員のそれぞれに，価値観，疾患・治療の理解や受け止め，Bちゃんにどうなってほしいか，何をしてあげたいかを聞いていくことが必要ではないか．
②情報収集をする家族の行動の理由を明確にする必要がある．家族の不安ゆえの行動や治療や医療提供に納得できていない可能性がある．
③今まで家族が困難な状況に立った時に，どのようにして問題を乗り越えたか，コミュニケーション方法や意思決定の方法を把握する必要がある．

具体的実践

　両親と今の心境や治療への思いを話し合う機会を設けた．両親から「まさか自分の子ががんなんて…今でも夢じゃないかと思う」「もっと早く気づいてあげられたらと考える」と自責の念が語られた．治療に対しては理解しており，両親で話し合い納得して意思決定をしていたが「親として，残された時間の中であの子が苦しまずにいられるようできる限りのことをしたい」と，最善を尽くしたいという思いから「情報収集せずには

いられない」と語られた．看護師は，子どものために一生懸命に親としての役割を果たしていることを認め，Bちゃんにとっての最善を共に考えることを提案した．現在の治療を継続して「早く家に帰って3人で過ごすことがBにとっての幸せ」と語られた．

考察

　看護師には，親が納得して意思決定できるように支援すること，子どもにとって最善の利益を親と共に考えていくことが求められる．本ケースの意思決定のポイントは，①対象が子どもであるため，親の代理意思決定となる，②小児がんの告知で家族は心理的混乱状態である，③治療の選択を早急に決めなければならない，④一度放射線治療を始めると予定されたスケジュールを完遂することが求められる，であると考える．

　親は短期間で，子どもの生命を左右する重大な疾患を理解し，治療を理解し，親としての役割として最良の治療選択をする責任を迫られていると推測される．医師の説明後には，親に説明内容を理解できているか確認を行い，さらなる情報や支援のニーズを把握し意思決定を支援する必要がある．親の意思決定後には，「本当に良かったのか」と揺れが出てくることもある．それに対して親の決断を支えることも重要であり，同時にグリーフケアも担うと考える．後から振り返ると，子どものためにたくさん考え，親として精一杯のことができたと感じることができるのではないだろうか．

　私たちは，患児や家族に対して当然治療するだろうという考えではなく，治療をするという親の意思決定の背景には，たくさんの涙があり，悲しみや苦しみの中で絞り出された答えであることを忘れてはいけないと考える．数日〜数週間の関わりの中で，見逃してはいけない介入のタイミングがあることを念頭におき，既存の言葉ではあるが入院時から最期の時を見据えた関わりが大切であると考える．

　最後に，治療経過の中で子どもは成長する存在であり，家族もまた成長・変化をするものである．家族員が役割変化をしながら，家族の力を発揮させ，その子・家族らしい意思決定ができるように支援していくことが求められる．

〔鹿原幸恵〕

　物事を全体的に捉えることの難しい児の，現在の意思を汲む支援がなされています．治療を直接選択することは難しいかもしれませんが，早く家に帰りたい気持ちを中心に据え，現在の治療を継続しながら自宅に帰ることを決断されました．まさに，Bちゃんの気持ちを中心に据えた支援ですね．【西川】

　厳しい病状の中で，代理意思決定しなければならない家族のつらい気持ちが伝わってきました．家族のつらい気持ちに寄り添い支える支援があって，本人にとっての最善を考えることができるのだと実感しています．【横江】

意思決定支援用紙

患者背景

氏名：Bちゃん	病名：脳腫瘍
年齢：4歳　　性別：女児	病状経過
家族構成 父（会社員），母（主婦）の3人家族	頸部の傾きや階段からの転落などの運動障害，頭痛を主訴に脳神経外科を受診し，脳腫瘍の疑いで緊急入院となる．オンマイヤリザーバー留置術，生検術が行われる．予後は不良である．放射線療法により腫瘍の縮小が認められ，児の状態も良好であるが両親に治療継続の揺らぎがある．

本人の意思

過去	現在	未来
小児のため疾患に対する意思表示は困難である．	児は幼児後期であり，物事を全体的にとらえる概念はない．そのため，症状と身体内部の腫瘍が関係しているとは理解できない．お絵かきやままごとすることが楽しみ．治療に納得し，協力的．治療の副作用で飲み込みにくさがあり，プリンを好んで摂取している．	放射線療法を継続した場合，治療終了後には自宅に帰ることができる．今の医療では救命ができず，残された時間は限られている．他病院への転院を希望されても，基本的に放射線療法は完遂するものであり，途中で治療変更は困難であることが予測される．治療変更した場合の治療効果は不明である．Bちゃんは再度新しい病院に入院することになる．

医学的判断	家族の意向
放射線療法により腫瘍は縮小している．手術の対象ではなく腫瘍が増大した際には対症療法が主となる．今の医療では救命ができず，残された時間は限られている．途中で治療変更は困難である．治療変更した場合の治療効果は不明．	1日でも長く生きてほしい，苦しませたくない，最良の治療を受けさせたい，親として今できることをしてあげたい．

支援のポイント

母親の語りから危機的状態であることがうかがわれた．両親の心境や現在の治療をどの程度理解しているか，納得して放射線療法の意思決定ができていたかを把握することが必要と考えた．両親と話し合う機会を設けた．

合意形成に向けた具体的アプローチ・結果

両親から「まさか自分の子ががんなんて…今でも夢じゃないかって思う」「もっと早く気づいてあげられたら違ったかもしれないとか考える」と自責の念が語られた．治療に対しては理解をしており，両親で話し合い納得して意思決定をしていた．しかし，親として子どもへ最善を尽くしたいという思いから，「情報収集をせずにはいられない」と語られた．看護師は，子どものために一生懸命に親としての役割を果たしていることを認め，Bちゃんにとっての最善を共に考えることを提案した．現在の治療を継続して「早く家に帰って3人で過ごすことがBにとっての幸せ」と語られた．

40 インフルエンザ脳症により急なレベル低下をきたした幼児の家族の受容と人工栄養選択に対する支援

| 年齢：4 | 場：病棟 | 時間：週単位 | 本人の現在意思：不明 | 代理意思決定者：明確 |
| 対立（人）：家族／医療者 | | 対立（事項）：経管栄養（TPN），その他 | | 倫理的課題：自律，善行，無危害 |

概　要

患児　Bくん　4歳　男児

病名　インフルエンザ脳症，汎自律神経失調症

経過　生来健康だったが，4歳時にインフルエンザ罹患から脳症を発症し，緊急入院となった．入院直後にけいれん重積を起こし，ICUで集中治療を受けるが，汎自律神経失調症を発症する．著しい精神症状や全身症状により緊急手術や集中治療を要し，急性期を脱した後も急激な全身状態の変化と意識レベルの低下，ADL後退を呈した．

　病日20日目，腸管運動の異常や呼吸状態の悪化により経口摂取困難と判断され，中心静脈栄養を導入する方針となった．医師より家族へ処置の説明を実施するも，家族の動揺が強く，「もう一生食べられないってことですか」などの質問が多く聞かれ，家族の理解と合意を得るのに時間を要した．

　突然の発症であり，短期間の中で家族は，著しい状況変化に直面し，度重なる処置へのさまざまな受容や決断を求められた．また，極めて稀な疾患・経過であり，医療者側も経過予測が困難な中での治療であった．家族の動揺も強く，急激な変化や不確かな状況に対する不安も強いことが考えられたため，チームで慎重に対応することとなった．

家族構成　父と母，弟との4人家族である．父方祖父母が同市内に在住しており，面会には来院している．

本人・家族の意思と医学的判断

　Bくんの状況が著しく変化する中で両親からは多くの質問が聞かれていたが，両親がBくんの状況をどのように捉え，どのような思いを抱えているのか，わからない状態であった．コミュニケーションをとる中で両親の思いに傾聴していくと，両親は一貫して「早く元気になって，家に連れて帰ってあげたい」という思いを抱える一方で，「どうしてこんな風になったんだろう」や「どこまで回復するんだろう」という不安を抱えていた．また，理解の難しさから「医師にお任せするしかない」と話される一方で，現状を受容できずに中心静脈栄養が「本当に必要なのか」という疑問も抱いていた．

本人の意思

過去：元気いっぱいで活発．やさしい男の子．

現在　時々不穏になり奇声を上げている．意識レベル低下によりコミュニケーションは

とれない．
未来　Bくんは，TPNを導入しなければ栄養を摂取することができず，栄養不良や電解質異常により全身状態が悪化し，さらなる急変につながり得るであろう．TPNを導入することで栄養状態は改善され，全身状態の改善をも期待することができる．しかしながら，極めて稀な疾患であり，その後の経過や展望は不明である．

医学的判断
　TP値，Alb値の低下に加え，電解質バランスも破綻している．栄養摂取が必要であるが，腸管運動異常に加えて，唾液分泌異常による誤嚥の頻発により，経口摂取は困難である．TPNの導入が必要である．

家族の意向
両親：
過去　生来，健康であったことより，病気や健康を意識したことはあまりなかった．入院時には，「早く元気に戻ってほしい」という思いが聞かれていた．
現在　時間の許す限り面会に来院し，Bくんに付き添われている．Bくんに声をかけて接する姿が見られるが，児のレベル低下や精神症状に対して，「どうしてあげるのが良いのかわからない…」と話される．
祖父母：大事な孫である．児の回復を願い，「病院にお任せするしかない」と考えている．息子夫婦や同胞に対する影響に関しても心配している．

支援のポイント

　生来，健康であった児が突然の発症により急激なレベル低下をきたした事例である．著しい児の変化と状況変化に直面し，両親も危機的状況にあり，動揺や混乱が強く見受けられた．TPN導入をはじめとするさまざまな医療処置，治療についての決断を迫られる中で，両親が児にとって最善となる選択ができるよう，両親の受容を促すことや，両親が意思を整えていく過程を支援することが求められた．

チームカンファランスでの意見
①経過予測が難しい状況であるため，医師との連携を密にとり，橋渡し役割を担う．
②両親の思い，心理状況を確認し，受容に向けた支援を行う．
③これまで両親・児が抱えてきた想いや信念を支持していくことも必要である．

具体的実践

　急な経過であり，両親が危機的状況にあることが予測されたため，両親の言動や表情・児との関わりに注目しながら両親の心理過程を探った．また，両親の思いに傾聴し，思いの表出を図った．動揺や混乱が強い中でも，両親の思いの根底には一貫して「元気に戻ってほしい」という思いが見られており，児と両親のこれまでの経過や思いの軌跡から現在の状況を捉え，両親の思いを支持するように関わった．
　両親が抱える疑問には，児の現状に対する疑問も多く含まれていたため，両親から発

信される質問の一つ一つに対応し，医師からの説明や不足部分を補足しながら，両親の理解を促すように関わった．また，TPN 導入の必要性や期待できる効果を説明し，両親自身も児にとって最善となる治療を考察できるよう支持的に関わった．

両親は現在の状況や今後の展開に対して，漠然とした不安を抱えていた．医療者にとっても経過予測が難しい中での治療であったが，児の経過や変化の一つ一つを医療者と両親が共有し，密にコミュニケーションをとり合いながら，医療者と両親が一団となって治療に臨めるよう，医師との橋渡し役割を担った．TPN 導入後も B 君の病状に著明な改善はみられなかったが，その後の経過においても同様の関わりを継続した．その中で徐々に両親なりに受け止め，児の最善について考える姿が見受けられた．

考 察

本事例では，児が突然の発症と急激なレベル低下をきたし，両親が危機的状況にある中で，治療に関する合意を迫られていることが課題であった．

急変の場面では，救命処置を優先するが故に家族への対応が後回しになりがちで，家族は，①情報の不足　②受容の難しさ　③見通しの難しさ等による困難を感じ，危機的状況に陥りやすい．そのため，このような家族への支援を行う場合には，家族の心理状態・心理過程の特徴を理解し，その段階に応じた援助を展開することが重要であろう．動揺や混乱が強い時期であるが，児と家族のこれまでの経過や抱えていた思いに着目し，家族の抱える本当の思いを探り，支持していくことが重要であると考えられる．

家族は，急変前後の過程の中で，度重なる処置に対する様々な受容や決断を求められている．不安定な時期であるが，医療者と家族が一団となって治療に臨んでいくことや，児にとって最善となる治療を家族が受容し理解して合意できるよう，支援していくことが必要であると思われる．

〔中水流　彩〕

児の最善を代理決定者である両親が願う．しかし，それは叶わない．医学的判断にしても，改善は難しそうに思える．この乖離こそが，苦悩ですね．家族のつらい気持ちに寄り添うしかないのかもしれませんね．意思決定支援の土台，つらい気持ちに寄り添う．それしかないように感じます．【西川】

病状の急激な悪化を受け入れられないつらい気持ちに寄り添い，納得して治療していけるように支援してくれる看護師がいて，家族はとても心強かったのではないでしょうか．厳しい病状にある患者の意思決定支援，まずはつらい気持ちに寄り添うことから始める，私も基本にしています．【横江】

意思決定支援用紙

患者背景

氏名：Bくん	病名：インフルエンザ脳症　汎自律神経失調症
年齢：4歳　　性別：男児	病状経過
家族構成 父と母，弟との4人家族である． 父方祖父母が同市内に在住しており，面会には来院している．	生来，健康であった．4歳時にインフルエンザ脳症を発症し，緊急入院・集中治療を受ける中で，汎自律神経失調症を発症した．緊急手術や集中治療を要し，急性期を脱した後も急激なレベル低下を呈した． 病日20日目　TPN導入の方針となるも，家族の動揺が強く，理解と合意を得るのに時間を要した．

本人の意思

過去	現在	未来
元気いっぱいで活発．やさしい男の子．病気や健康を意識したことはあまりなかった．	意識障害があり，わからない．	TPNを導入しなければ，栄養不良や電解質異常より全身状態が増悪し，さらなる急変につながり得るであろう．TPNを導入することで栄養状態は改善され，全身状態の改善も期待できる．しかしながら，その後の経過や展望は不明である．

医学的判断	家族の意向
TP値，Alb値の低下に加え，電解質バランスも破綻している．栄養摂取が必要であるが，腸管運動異常に加えて，唾液分泌異常による誤嚥の頻発により，経口摂取は困難である．TPNの導入が必要である．	両親：「早く元気になって，家に連れて帰ってあげたい」「どうしてこんな風になったんだろう」「どこまで回復するんだろう」「医師にお任せするしかない」「本当に必要なのか」「どうしてあげるのが良いのかわからない…」 祖父母：大事な孫である．児の回復を願い，「病院にお任せするしかない」と考えている．息子夫婦や同胞に対する影響に関しても心配している．

支援のポイント

生来，健康であった児が，突然の発症により急激なレベル低下をきたした事例である．著しい児の変化と状況変化に直面し，両親も危機的状況にあり，動揺や混乱が強く見受けられた．その中で，児にとって最善となる決断を両親が選択できるよう，両親の受容を促すことや，両親が意思を整える過程を支援することが求められた．

合意形成に向けた具体的アプローチ・結果

両親の言動や表情・児との関わりに注目しながら両親の心理過程を探った．また，児と両親のこれまでの経過や思いの軌跡から現在の状況を捉えた．
両親は，児の現状に対する疑問も多く抱えており，両親から発信される質問の一つ一つに対応し，医師からの説明や不足部分を補足しながら，両親の理解を促すように関わった．TPN導入の必要性や意義を両親に話し，両親自身も児にとって最善となる治療を考察できるよう支持的に関わった．
経過予測が難しい中での治療であったが，児の経過の一つ一つを医療者と両親が共有し，一団となって治療に臨めるよう，医師との橋渡し役割を担った．

新生児期にハイリスク手術を要する患児が手術を受けるか否かについて家族の意見が異なる場合の選択

年齢：0	場：病棟	時間：日単位	本人の現在意思：不明	代理意思決定者：明確
対立（人）：家族間，家族／医療者		対立（事項）：外科手術	倫理的課題：善行，無危害，公平	

概要

患児 Aちゃん　日齢3日　女児

病名 左心低形成症候群（HLHS）

経過 胎児期よりHLHSを指摘されていた．自然分娩にて出生後，すぐにNICUに搬送され，全身管理を受ける．集中治療を行うも症状増悪がすすみ，手術が必要となった．

　日齢3日，医師から両親へ，このままでは死を免れないこと，手術が必要であることを説明される．説明後，父親から「手術は希望しません．この子自身の生きる力に委ねたい」との意向が聞かれた．母親からは，意見は聞かれていない．

　Aちゃんが新生児であるため，治療選択は代理意思決定者である両親によって行われる．しかしながら，両親の意向をどこまで尊重するべきか，葛藤が強く，チームで対応することとなった．

家族構成 児は第1子であり，父と母との3人家族である．面会には父方祖父母も来院している．

本人・家族の意思と医学的判断

本人の意思

過去 胎児であり不明

現在 新生児であり不明

未来 Aちゃんは，手術を受けなければ症状が増悪し，死に至るであろう．手術を受けることで，全身状態の改善が期待できるが，リスクは高く，成功しても，手術後は生涯にわたる治療や管理，再手術，成長発達のフォローを要する．生涯の病気であるため，経済的負担や養育の負担から，家族に与える影響は大きいであろう．

医学的判断

　現在，プロスタグランジン（PGE）療法と一酸化窒素（NO）投与により循環動態は何とか維持できているが，肺血流増加の進行あり，多呼吸・乏尿も進行している．数日内にショックへと移行する可能性が強く，手術が必要である．

家族の意向

母親：母親からは意見が聞かれず，母親の意向がわからない状態であった．母親の思いを傾聴していくと，「本当は手術を受けて，少しでも良くなってほしい」という言葉が

聞かれた．「でもね，おばあちゃん達から『手術を受けて生きていっても，この子が可哀相な思いをするから』って言われて…」と，母親は悲しそうに話された．
過去　胎児診断の上で決断された妊娠・出産であった．診断時の思いは，不明．
現在　面会では，児を優しく見つめ，タッチングされている．「この子が生まれてきてくれて良かった」「この子のために何かしてあげたい」と話される．
父親：父親が，手術を拒否する理由がわからない状態であった．父親の思いを傾聴していく中で聞かれたのは，延命治療はしたくないという思いであった．新生児集中治療や手術を延命治療と捉えており，手術をしても仕方ないだろうという思いを抱えていた．治療の継続による経済的負担を懸念していることも話された．
過去　胎児診断を受けながらも，妊娠の継続を支持し，Ａちゃんの誕生を待っていた．診断時の思いは不明である．
現在　面会では，穏やかな表情で母親とＡちゃんを見守っている．「この子がかわいい」と話される．
祖父母：心疾患を抱えながら生きていかなければならないＡちゃんに対して，可哀相と考えている．Ａちゃんの手術や治療，養育に伴って生じる負担を懸念し，息子夫婦のことも心配している．

支援のポイント

　治療対象はＡちゃん自身であるが，本人が新生児であることより，治療の意思決定は，親権者である両親に委ねられる．医療者の立場から児の権利を擁護し，「児の最善」となる治療をご家族が選択できるように，支援していくことが求められる．
　さらに本事例では，代理意思決定者である両親の意向が対立しているのも特徴である．児にとっての最善とは何かということを，医療者と家族が共に考察し，「家族の最善」をも考慮しながら，合意形成を促していく必要がある．

チームカンファランスでの意見
①母親・父親・祖父母の三者の思いを確認し，共有を促しながら合意形成に向けて働きかける．
②医療的視点をもって関わり児の権利と可能性を擁護していく．
③代理意思決定者である両親の決断を尊重し，支持していく．

具体的実践

　代理意思決定者である両親の間で児の治療方針に関する意見の対立がみられ，特に母親は自身の抱える思いを表出できていない状況であった．意思決定に際してお互いの意思・思いを共有できていない可能性が強く，まずは夫婦間での共有を促すよう関わった．
　父親は，児への愛着を形成する一方で，"手術しない"という選択をされていた．父親の認識や理解を確認したところ，手術や治療についての十分な理解が得られておらず，さらには，父親の思いに祖父母の認識や思いが影響していることも推測された．家

族全体が適切な理解をもって，児にとって最善の治療が何かを考えていく必要があったため，両親・祖父母に対して再度，医師からの説明の場面を設定し，自然予後，手術による影響，手術後の長期的予後などに関する説明を実施した．また，看護師より，患者会やピアグループの存在，経済的補助や社会的制度についての説明を補足した．

児の全身状況からは速やかな決断を要する状況であったが，医師と相談し，家族が十分に考え，話し合い，意思決定する時間を最大限に提供した．

家族内で検討した結果，両親は手術を選択し，Aちゃんは手術を受けることとなった．

考察

小児医療では治療の対象が子どもであることから，治療の決定は，親権者である両親に委ねられる．医療者は，医療的立場から子どもの権利を擁護し，子どもの代弁者となりながら，家族が「子どもの最善」となる治療を選択できるように支援していく必要がある．特に，本事例のような重篤な疾患では，意思決定が難しい場合もある．ガイドラインを用いて医療者と家族が十分に話し合い，慎重に合意形成を進めていく必要がある．

また新生児期では，新しい家族員が誕生することで，家族自身も家族発達・親としての役割の獲得といった新たな発達課題に直面している．それらの特徴を十分理解し，家族を支持していくことが重要と考えられる．

近年，胎児診断や妊娠期の治療の進歩により，重篤な疾患をもつ新生児も増加している．妊娠期や胎児診断時からの，継続した家族へのフォローが望まれるだろう．

〔中水流 彩〕

本人の最善を代理決定者である両親が支援する．両親は児の最善を願うが，手術をするかどうかに意見の乖離がある．難しい支援ですね．新生児の場合，本人が両親に決定を委ねたわけではなく，運命が両親に決定を委ねている．手術を受けるか否か，この結果も大切ですが，支援のプロセスをより大切に心をこめて接することしかできないのかもしれませんね．我々には．【西川】

新生児の場合，本人の意思の過去と現在が全くわからず，未来を推測することもできず，代理決定者である両親に決定が委ねられる．十分な話し合いの結果であれば，手術をしないという選択ができるのか，倫理的な問題はないのか，小児医療のむずかしさを考えさせられました．【横江】

意思決定支援用紙

患者背景

氏名：Aちゃん	病名：左心低形成症候群（HLHS）
年齢：日齢3日　　性別：女児	病状経過
家族構成 児は第1子であり，父と母との3人家族である．母は同院産科に入院中であり，面会には父方祖父母も来院している．	胎児期よりHLHSを指摘されていたが，両親そろって妊娠継続と出産を決断．出生後，NICUに搬送され，全身管理を受けるが，症状増悪がすすみ，手術が必要となった．日齢3日医師から両親へ，手術について説明をされる．説明後，父親から「手術は希望しません．この子自身の生きる力に委ねたい」との意向が聞かれた．

本人の意思

過　去	現　在	未　来
胎児であり不明	新生児であり不明	手術を受けなければ症状増悪により，死に至るであろう． 手術を受けることで，全身状態の改善を期待できるが，手術はリスクが高く，成功しても，長期にわたる治療，再手術，成長発達のフォローを要する．生涯の病気であり，経済的負担や養育負担が生じるであろう．

医学的判断	家族の意向
現在は，プロスタグランジン（PGE）療法と一酸化窒素（NO）投与により循環動態は何とか維持できているが，肺血流増加の進行あり，多呼吸・乏尿も進行している．数日内にショックへと移行する可能性もあり，手術が必要である．	母親：「本当は手術を受けて，少しでも良くなってほしい」「この子が生まれてきてくれて良かった」「この子のために何かしてあげたい」 父親：「この子がかわいい」延命治療はしたくない．治療による経済的負担も心配．「手術は希望しません」 祖父母：Aちゃんのことはかわいいと感じている．しかしながら，心疾患を抱えながら生きていかなければならないAちゃんに対して，可哀相と考えている．Aちゃんの手術や治療，養育に伴って生じる負担を懸念し，息子夫婦のことも心配している．

支援のポイント

治療の対象者はAちゃん自身であるが，本人が新生児であるため，治療の意思決定は，親権者である両親に委ねられる．医療者の立場から児の権利を擁護し，「児の最善」となる治療を家族が選択できるように，支援していくことが求められる．
さらに，代理意思決定者である両親の意見が対立しているのも特徴である．児にとっての最善とは何か，医療者と家族が共に考察し，「家族の最善」をも考慮しながら，合意形成を促していく必要がある．

合意形成に向けた具体的アプローチ・結果

両親の間で児の治療方針に関する意見の対立がみられ，お互いの思いを共有できていない可能性が強いため，まずは夫婦間での思いの共有を促すよう関わった．
父親や祖父母の理解は不足しており，家族全体が適切な理解をもって，児にとって最善の治療が何かということを考える必要があった．両親・祖父母に対して再度，医師からの説明の場面を設定し，説明を実施する．また，患者会やピアグループの存在，経済的補助・社会的制度についての説明を補足した．
児の全身状況からは速やかな決断を要する状況であったが，医師と相談し，家族が十分に考え，話し合い，意思決定する時間を最大限に提供した．家族内で検討し，両親は手術を選択された．

PART 3 展開編

座談会

意思決定支援の普及と質の向上を目指して

西川　満則 氏
横江由理子 氏
（司会）長江　弘子 氏

終末期患者さんのケアに関する意思決定支援をするチームが必要になっていました

長江：まず西川先生から，本書が生まれた経緯についてご説明いただけますでしょうか．

西川：2013年の緩和医療学会で，私たちの長寿医療研究センターのエンドオブライフ（EOL）ケアチームの発表後に南山堂さんから意思決定支援についての本を作れないだろうかと声をかけていただき，長江先生にもご協力をお願いした，という経緯だったかと思います．

横江：医療技術が進歩して，この人にこの医療をすることが最善なのかという悩みを多くの現場が抱えている中で，がん緩和ケアチームだけではなく，終末期にある患者さんの医療に関する意思決定を支援するチームが必要になってきていました．

長江：緩和医療学会でも，非がん患者のチームや組織の発表が非常に増えた年で，アドバンス・ケア・プランニング（ACP）の演題も多くあった年でしたね．今はさらに増えているかもしれませんが，契機になった年でした．私どもも，先生のシンポジウムに並んで訪問看護師の予後予測の研究発表を行いました．残された時間をどう生きるかという問題に関して緩和医療が足を一歩踏み出した年だったのかもしれません．

横江：医療を選択する時に医療者が正しいと思っても，本人がどうしてもやりたくないと言ったらやらないという選択肢もあるが，医療者としては本当にやらなくていいのか迷う．その中でどのように意思決定をサポートをしていくかについての指標がないということが意識され始めた頃でした．

長江：シンポジウムでは，診療報酬が整ってない中での実践についての質疑も出ましたね．呼吸が苦しいのにオピオイドが使えないといった話も出て，西川先生は「それでも使っています」とお答えになっていた記憶があります．そういった時代背景のもと，この本書が生まれることになったのですね．

　さて，本書では事例を中心に据えようということになりましたが，その辺りは何か意図がおありだったのでしょうか．

西川：EOLケアチームでの経験の積み重ねの中で，倫理的な判断のためには一定の枠組みが必要だろうと思ったのですが，枠組みを整理する作業を行う中，その限界も見えてきていたからです．枠組みは一般則なので，臨床実践においてそれだけでは説明できないことが出てきます．100人の患者さんがいれば100の出会いがあるように，個別性に注目していくという考え方も同時に重要です．すると，どうしても事例が必要になってくるのです．こういう時にはこういうお話をする，こう考えるというような「倫理的な枠組み」と，「個別性を大事にした事例」の両方が必要だと経験の中で学びました．だから本書では事例に焦点をあてたいと考えた

わけです．

長江：先生のご発表でも，EOL ケアとして行ったことの実際を見ると家族ケアの割合が高かったという結果でしたね．医療処置云々の問題以上に，非がん患者の緩和ケアや，EOL ケアというのはケアの部分の大事さが浮き彫りになるのが印象的でした．

西川：おっしゃる通りで，非がん患者さんに焦点を当てていくと，家族ケアや意思決定支援の必要な割合が圧倒的に多いということがわかってきました．

横江：家族ケアが重視される背景には，終末期ではご高齢の方は認知力や判断力が低下したり，ご高齢でなくとも意識レベルが低下した急変時にご本人の意思がわからないことが多いという状況があります．ご本人の意思がわからない時には家族に判断を迫ることが多い．大切な人の命の長さを決めるような判断を家族に迫る時，「どうしますか」と投げるだけではなく，大事な人を亡くすかもしれないという家族の気持ちに寄り添うことが，本人の意思を尊重する意思決定を支えるためにもとても大事だと実感しています．家族ケアという項目が重要視されてきた点ですね．

「本人の意思の3本柱」は経験から生まれてきたんです

長江：では次に，本書でも使われている意志決定支援における「本人の意思の3本柱」という枠組みの生まれてきた経緯をお教えいただけますでしょうか．本書でも ACP という考え方を時系列で提示して，終末期ガイドラインに載っている図と本人の意思の3本柱を説明していただいていますが，これが生まれてきた経緯と意義，ポイントをお話しください．

横江：高齢者医療を任う病院で EOL ケアチームを立ち上げ，どんなことでも相談に乗りますと現場に投げかけたら，終末期の延命治療に関する意思決定支援の依頼が多かったんです．そんな中，チームカンファレンスで本人の意思について話をしていた時「現在，本人はこう言っている，過去はこういう生き方をしてきた，未来は最善の利益で，本人にとってこれを選んだらこうなる」と話をして図に書いたのが最初だったと思います．

西川：また，その前提として長寿医療研究センターの EOL ケアチームは，事前指示書とか本人の意思を尊重することにこだわったチームだったんです．認知症の人が非常に多いという病院の特性もあって，「本人の意思とは」ということを考えざるを得ない状況もあった．現在の本人の意思を聞くのは，がん患者さんでも認知症患者さんでもどちらも難しいのですが，本人の意思を聞くことは基本だろう，どんなに認知機能が低下した人であってもなるべく本人の気持ちに沿いたい，というのはチームの中に本来的にあったような気がします．

横江：本人の意思をとても大事にしてきましたね．

西川：またリビング・ウィルがあっても，過去の意思と現在の意思がずれている時にはどちらを優先するかという議論がありました．そこで過去と現在というキーワードが生まれてきたと思うんです．

　そんなある日，横江さんと，過去と現在から未来をどうするかを選択していくといった話をしていたんです．最初，意見がかみ合わなかったのですが，今目の前にいる本人が未来を見通せるのであればどんな選択をするだろう．今そこにいる人が未来を見た時にどう考えるのだろうという，ある一時点にいる人から見た，現在であり過去であり未来なんだということを，横江さんが言い出したんです．僕は最初は，過去と現在から遠い未来のことについて医療者がケアプランを立てるみたいなイメージで話していたけれど，横江さんの言う未来はある一時点にいる本人が，未来を，未来の選択について語ることができたなら何を伝えたいだろう，という意味だったんですね．その考え方から始まったと思います．

横江：本人の意思を尊重することにこだわったチームというのは本当で，私自身も ACP やリビング・ウィルの勉強をずっとしていて，10年ぐらい前に，死の臨床研究会で NPPV を付

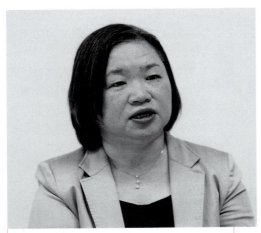
長江　弘子 氏（司会）

けたり外したりを繰り返した患者さんのことを事例検討に出したりもしていました．その頃から本人の意思を尊重することが大事だという思いは強く，EOLケアチームを立ち上げた中島一光先生と西川先生と私は，ずっとその思いで活動してきました．その実践の中で，何度も話し合っているうちに現在の形ができていった．事例を重ねていくうちに，現在の意思がわからない人に関してはこんな考え方をしたらどうだろうというところに至った気がします．

西川：事例，経験がだんだん積み重なってきたわけですね．

横江：すっきり落とし込めたんですね．みんなに説明する時も説明しやすかったし．

西川：3本の柱で考えることは経験から生まれてきた．当たり前と言えば当たり前のことなんです．

長江：少し紛らわしいのですが，意思決定の3本柱は「本人の意思」と「医学的判断」と「家族の意向」で，先生方のおっしゃる「現在」「過去」「未来」はそのうちの「本人の意思」の3本柱ですよね．

　EOLケアを考える時に大事な時間軸と，その3者をミックスシェアしていくのが，概念を上手く言い当てている感じがしました．未来について考えるのは，実は医療者は結構苦手ですよね．この未来はすごく近い未来をいう場合もあれば遠い未来をいう場合もある．今回みなさんにお書きいただいた事例もそうですね．

横江：でも，その未来は医療者にしかわからない部分でもある．家族で決めてくださいという時に，その方法を選ばなかったら命の限りが見えてしまうが，それを選べば命が長らえるとなれば，「じゃあお願いします」となるのは当然なことです．けれど，それを選んだ先のことを一般の人たちがリアルに想像するのは難しい．人工呼吸器を付けたまま生活する場合，病院で最期までみてもらえる時代もありましたが，今は家に帰りなさいといわれ，施設に入りたくても医療依存度の高い人は受け入れてもらえず，結果的に家族が仕事を辞め面倒をみているといった現状もあります．そこまで考えて選択できるようなサポートが大事になってくると思うんです．

長江：その未来を見ないで，今目の前にある是か非，これかこれかという議論になってしまうから患者は選べなくなってしまうということですね．

西川：先のことを見通すというのは，普段現場で働いている経験豊富な医療者にとっても結構難しいことで，ましてや患者・家族には相当難しいだろうと思います．だからこそ，難しいけれど考えていくことが必要だと思います．

長江：今回みなさんにお書きいただいた事例でも，未来にいろんなオプションが出てきているところがすごく貴重だと思いました．

西川：意思決定支援用紙を使って事例を整理することについては，別に他の枠組みでもいいと思うのですが，枠組みがあることによって，支援のポイントが明らかになり事例を深堀りする機会になると思います．

　未来のオプションについては，5～10年ぐらい未来のことを語っている事例もありますが，心肺蘇生術の期間なんてだいたい40分ぐらいです．40分後の未来を考えて患者さんの視点で詳細に表現しているのですから，すごいです．

横江：意思決定支援といっても，現場によって対象者の背景や支援の仕方が本当に違うんだなと

西川：感じました．

西川：僕らは高齢者や認知症の患者さんが多い医療機関で働いていますし，もともとがんや呼吸不全の人をたくさん診てきた医療者ですが，この本では，小児医療から救急医療までの経験が混じりあっていて，面白いものになったと感じています．

長江：一つ一つのストーリーに引き込まれて読まずにいられなくなる．読んでも結論は出ないかもしれないけれど，大事なものがある．読み応えがあって，飽きないですよね．イメージしていたようなものができているなと感じました．対象がバラエティーに富んでいて，臨床の場も非常に多様で，そして，ライフスパンで考えていくことや個別性を重視するというところが全ての事例に入っている．

西川：そう思います．例えば小児の領域で働いている人が高齢者の事例を読んで，小児の領域で活かせることがありそうな気がするんです．逆もしかりで，この事例集を読むことでそういう化学反応が起きそうな気もします．

アドバンス・ケア・プランニング（ACP）とは何かについて問い直したい

長江：この中に出てくる事例には EOL ケアの大事な部分がたくさん出ている．もう一つ重要なのは，サブタイトルで「事例で学ぶアドバンス・ケア・プランニング」とうたっているようにACP を学ぶということです．ACP というものが非常にあいまいというのが大きな問題だと思うんですね．欧米からの輸入概念なので，理解の仕方も，おそらく人によっていろいろだと思います．

横江：ACP は対話のプロセスが大事だと言われていますね．

長江：そうですね．気がかりなことについて口に出し，話し合っていくプロセスが大事とされています．考えて決めていくこと，意思を表明していくこと，病状説明を丁寧にやっていくことと似ている．でもこれは間違いじゃないけど，私は ACP とは違うと思っています．いろんな解釈の仕方がある中で，ACP とは何だろうという問いもあると思っています．

横江：この本が考えるきっかけになってくれればいいなと思います．

長江：理論編でも書きましたが，実は ACP とは何かについて問い直したいと思っているんです．医療の中だけにあるものじゃないということも伝えたい．その人の人生の個別性，ライフスパンの中で生きるということの選択の節々があって，ある意味その極限として医療の場面が映し出されている．事例のもつ意味ってそんなところじゃないかと思います．

横江：医療判断だけじゃなくて．

長江：医療判断の中に QOL というものが入っている．

横江：本書の事例には QOL の視点でサポートしているものがとても多いですね．

長江：日本らしい ACP というものを獲得してほしいという願いがあるんです．日本らしいというか，わが国の現状をふまえた ACP.

横江：事例を通してほかの人の実践に触れ「こういう支援の仕方もあるんだ」と思うこと，それが，長江先生がおっしゃるようなことを考えることにつながっていくのだと思います．ACP を医療者と患者さんとの対話プロセスと考えると，サポートする側にもどのような支援をしたらいいのかが大事になってくる．命の長さだけに重点をおくのではなく，その後の生活の質を考慮して医療を選択する考え方もある，ということが伝わるといいなと思います．

長江：支援する医療者がそれを理解することは重要ですね．決めることが問題じゃなくて，決めるまでを支えていくことが大事です．例えば本書にあったように，安楽死にしてくださいと言った奥さんに対して，何で奥さんこんなこと言うんだろう，安楽死って具体的にどういうことだと考えているのか奥さんに聞いてみようと思うことができる．あるいは何で透析は嫌だって言うんだろう，その理由は何だろうとか．

横江：ありましたね．

長江：「だって透析必要でしょ？何で嫌なの．絶対こうすべき」みたいな思いが医療者の中にある．でも，その先の未来を考えれば，なぜ透析

する必要があるのかが大切です．透析開始後にどんな生活が待っているかについても理解し，それを引き受けた上で透析を選ばないと，という話になってくる．それを医療者が見ているかどうかはすごく重要です．だから意思決定支援は悲嘆のケアにもなるし生き方支援にもなり，セルフマネジメントを強めていく力を与えていくことができるんじゃないかと思います．そういうのが ACP だと思うのです．

西川：ACP の中に基本的に，医学的な価値よりも，その人の生活や人生も含めた価値を優先するという考え方がありますね．今お二人が言われたようなことをそんな表現で言い換えてもいいでしょうか．

長江：その人の QOL の中に医療の価値がある．

西川：その人にとって QOL の中に医療の価値がある．治ったら何よりだし，その人の価値の中で医療は結構大きな位置を占める．しかし全てじゃない．

長江：そうですね．患者さんや家族は病気になるとそのことでいっぱいになってしまう．そこを ACP というアプローチで，医療以外の価値も含めて考えられるようサポートする．ACP には主体的に語るプロセスという要素があります．その人が語りたくなるような，主体的に自分の人生を生きていく力を得るような，そういうきっかけになるものを与えていくものではないかと思います．本当に大切なアプローチなんです．

西川：そう思います．今のお話は ACP の本質的なことですが，ACP にはそこに時間的な感覚も含まれますよね．ACP の A，Advance は「前もって・予め」という意味だから，理想を言うと医療を受ける必要が出てくる前の段階から考えていけるようにしたいですね．人生の終盤であっても少しでも先のことを考えていく，目線をより前にもっていく，ACP ではこれが重要ですね．

つらい気持ちに寄り添ってはじめて家族は本人のためにと考えられる

長江：アドバンスだから家族ケアが大事なんです

ね．家族がそれをどう認識していくかが，その後その人たちの生き方に影響するでしょうし，そこを肯定的に乗り越えていくことは本当に大事です．未来を考えれば本人以上に大事かと思います．本人はもちろん大事ですが，そこにいる家族も当事者なので，本人の意思を中心にして，家族がこの人にとって何が一番大事なのかを考えられるよう支援する．そのことが家族にとって家族たるゆえんを作っているので．

横江：それが悲嘆のケアにもつながっていく．

長江：ひいては自分の死を考えることにもなる．

西川：家族ケアについては，いわゆる「家族としての家族」という意味のほかに，「代理決定者としての家族」がありますが，その「代理決定者としての家族」の役割をしっかり果たせた場合，その人の家族としてのつらい気持ちは和らぐのでしょうか．

横江：代理決定者の心理的負担はとても大きいです．大切なことは，家族にはあくまでも本人の代理としての役割に徹してもらうこと，そしてその家族のつらい気持ちに寄り添うこと．それが後悔を残さないために，とても重要なのです．家族の思いではなく，本人の意思を尊重した最期をサポートできれば家族も後になって納得できるということです．

西川：そういうことですよね．家族ケアには，多分に「代理決定者としての家族」を支援するという視点も含まれますよね．

横江：ついつい家族自身の思いが先走ってしまいがちなので，家族に代理意思決定者としての役割を十分発揮していただくには家族ケアが重要なのです．家族ケアなしでは家族が代理決定者としての役割を果たすことは難しいのではないかと思います．

西川：家族ケアの時間が 10 ぐらいあれば，そのうち 9 ぐらいは家族のつらい気持ちを聴いて聴いて，家族が少し冷静に考えられるようになった時に「本人だったらどう考えるでしょう」と家族が代理決定者になれるようにサポートすることが多いような気もします．

横江：先ほどお話した人工呼吸器をつけたり外したりした死の臨床研究会で提示した事例でも，

私は，本人に対する医療だから本人の意思を尊重するのが当然なのに，どうして家族の希望を尊重しなければいけないのか，家族はどうして本人の思いをわかってやれないのだろうかと思っていました．けれど事例検討の際，会場の方から「あなたたちは家族のつらい気持ちをわかっていたのか，寄り添っていたのか」という質問があって，はっと気づかされたんです．家族ケア自体ができてなかったんだと．家族のつらい気持ちに寄り添ってはじめて家族は本人のためにと考えられると気づかされたのです．

長江：家族というだけで重い決断を担ってもらっているのに，責任ばかり重視してしまう．家族にも事情や思いがある．家族も当事者で，かなり脅かされた存在なんですね．

横江：いい意味でも悪い意味でも家族にはいろいろな思いがあり，例えば延命治療をしてくださいという言葉の裏にも場合によっては年金とか，いろんな理由が隠されている．そんな時，でも本人にとってどうすることがいいかという立ち位置で考えられるように支援する．結果的に，家族の意向で決まったとしても，チームはいつもそういう支援をすることが大事です．

西川：結果につながらないことがあっても，というのは大事です．本書の事例でも，本人の意思が結果的に尊重されてない場合はあります．でも，そこに立つ医療者は本人の意思が尊重されるように努力していたのであって，結果はなかなか上手くいかない時もある．

長江：それに，たとえ年金のために生きていてほしいと思っていたとしても，その思いをもし言うことができたらその人は次のステップに行けますものね．自分の困っていることを誰かに言えたら，言えないかもしれないけど，それが「本当に生きていてほしい」に変わるかもわからない．

横江：関わる医療者たちも納得ができるといったらおかしいですけど，「何で？」と疑問に終わるのではなくそういう背景があって，家族にとっての背景をよく理解して….

長江：「しょうがないよね，その人も生きてるんだもの」ということがあれば．

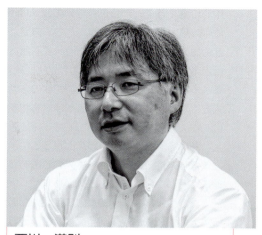

西川　満則 氏

横江：そうです．家族としての役割を果すというか，支援する側もその選択を受け入れることが大事なのかもしれないです．

本人の意思が大切，そしてさらに「一緒に考える人」もいる

長江：代理意思決定者は，本来，本人が判断できなくなった時の代理という位置付けですが，今回，事例解析で代理意思決定者の有無を判断していて悩んだのは，本人の意思があったとしても家族がいる場合，代理意思決定者ありとしていいのかということでした．

西川・横江：同じことを考えました．

西川：「一緒に考える人がいる」という選択肢を作った方がいいなと思いました．

長江：なるほど．生きる死ぬはその人のことだけど，その人だけのことじゃない．その時点で代理意思決定の必要がなくても，一緒に考えていくことが本人にも必要だし，それで生きる意味を感じるし．

横江：私は悩んだ結果，そういう事例では本人の意思があるから代理決定者は不要と判断しました．そこは本人が大事．もちろん一緒に生きてきて，家族からのサポートもあるけれど，最終的にその人が判断できるなら本人の判断に私はこだわってしまいます．

西川：その通りです．その通りで，本人の意思を

中心に据えることからぶれないのが ACP の基本中の基本だと思うんです．ただ一方で，認知症の患者さんなど半分ぐらい自分で判断されるけど半分ぐらいは判断が難しい方がいらっしゃるじゃないですか．そういう認知症の方は，一人だけで判断しないし，家族だけでも判断しない．本人の意思が大切，そして「一緒に考える人」もいる，そんな感じかなと思っています．

横江：たしかにその場合は，本人の意思あり，代理決定者あり，両方選んだ気がします．

長江：わかります．本人に意思決定能力があるなら本人の意思を最優先する．けれど，それを納得できるものにするにはやはり家族と関わらないといけない．でも，両方が違うことを主張し続けることもありますね．

横江：代理決定者の家族をケアの対象として，本人の意思を尊重するように働きかける．本人が意思決定できるのであれば，やはりそこは本人です．そこに結構こだわっています．

西川：そうです．間違いなくそうなんです．

長江：本人にはっきりした意思があって変わらないならそれでいいけれど，家族の思いを受けて本人も揺れていきますよね．本人のぐらつきがあると，双方の思いが通じ理解し合わない限り，最終的にどうしたいかが出てこなくなってしまうこともあります．

西川：あります．揺れる本人が，家族寄りの意見に変わることがよくありますよね．

横江：そうですね．何が何でも自己決定だから本人のわがままを通せばいいという訳ではない．でも，最終決定は本人．

長江：その辺も重要ですね．死んでいくこと，生きていくことは本人だけのことじゃない．お互いに世話になりながら生きているわけだから，それは「お願いします」を言わないと思い通りにはならない．

西川：そうですね．本人と家族の場合だけでなく本人と医療者の場合も同様です．本人がこうだと言っても，医療者が本当はこうしたほうがいいんじゃないかという提案をする中で，最終的に医療者寄りの決定をした方もいました．それも本人の判断だと思う．…という感じです．医療者や家族と触れ合う中で，本人もいろいろ変化するけれど，コミュニケーションを取る中で最終的に本人が決めたことだったらそれに従う，ということですね．

横江：また，本人の意思が大事だと言いつつも，医療には限界がある（医学的無益）という事例を西川先生は出されていました．がんの化学療法の事例だったと思います．

長江：限界もありますが，それが本当に効果があるのかというジレンマもありますね．そこの議論が医療チームでしっかりなされないといけないというのも西川先生の事例で出ていました．その辺の見極めは難しいけれど，医療者の責任というのはあるので，複数の人間でしていかないといけない．

西川：複数の人間でというのは大切なポイントです．結局，何人集まっても 100％ 正しい判断は医療者にもできないのだけれど，今ある医療資源，医療スタッフの中で一生懸命考え抜いた結論で，患者・家族も納得できるのであれば，それでよいと思うのです．

長江：やはり「その患者の場合」というところに落とし込んで医療判断ができるかにかかっている．ACP，意思決定支援，家族と本人という問題，そして医療者はどうしたらいいのか…．多種多様な個別の事例が，そういったことをフラッシュバックのように与えてくれる．それが本書の特徴で，今までにない意思決定支援の本です．

西川：僕もそう思います．事例によっては「これは違う」と感じながら読む人もいると思うんです．でも，それもまたその読者の価値で面白い．コメントを書いていて感じたのですが，おそらく違う角度からのコメントがきっと入る．私はこちらのコメントに近いとか，私はこちらの本文の方に近いとか，いろいろと感じながら読んでいただけると嬉しいです．称賛と批判，両方の反応がたくさん寄せられる本になるといいなと思っています．

長江：「あれ読んだ？」「これ，ちょっとおかしいよね？」といった議論がそこで生まれたらいいですね．

意思決定支援の普及と質の向上のために

長江：では，最後のまとめとして，意思決定支援の普及と質の向上のためにはどうしたらいいかについてお話しいただければと思います．考えるきっかけになってくれればいいというお話がありましたが，質の向上のためには「これまでのやり方でいいんだろうか？」と現場の感受性を上げていくことが一つ大事なことかと思います．

横江：西川先生は研修会をなさっていますよね．

長江：国の「人生の最終段階における医療体制整備事業」の一環としての相談員の研修会ですね．研修会で目指していることや使命など，お聞かせいただけますか．

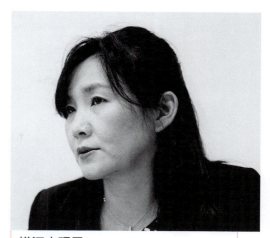

横江由理子 氏

西川：まだ発展途上ですが，枠組みを作ることが国の事業の一番の鍵かなと感じています．Education For Implementing End-of-Life Discussion（E-FIELD）という教育プログラムがあり，不完全ながらもこういう枠組みで進んでいこうという筋を一本通し，そこから広がっていけばいいなと考えています．一方，枠組みだけでは個々の患者・家族の人生にはなかなか寄り添えないとも思います．医療者が率直に本人・家族と話して経験を積み重ねていくことが大事なのですが，それにも限界があります．

そこで，このような本があれば，実際の経験には及ばなくても，疑似体験めいたことはできるかもしれないと考えています．枠組みと，個別性のある事例の学び．その2つが大事で，国の事業は枠組みの方を作るのかなという気がします．

横江：研修内容はどういったものなのでしょうか．

西川：E-FIELDは今，倫理的な相談の枠組みに関する部分が大変充実しています．ちょっと頭でっかちな感じはありますが，倫理の専門家たちが集まって作っているので，そこはすばらしいです．

一方，今後の課題もあって，コミュニケーションのトレーニングをもっと濃厚に積まないと，現場で実践はできないという意見もあります．しかし，どんなコミュニケーションをするとACPが上手くできるというエビデンスは誰も明らかにしていないんですね．僕は極論で言えば，コミュニケーションというのはできる人はできるし，研修をやってもできない人はできないと思うから，むしろ，E-FIELDでは医療従事者が共通理解したほうがよい基本的な倫理の枠組みだけ学んで，コミュニケーションは本書のような事例や実際の経験を積み重ね，実践しながら考えていくというのがいいのかなと思っています．

長江：職場などがそういう気運にないと，難しくはないでしょうか．

横江：逆に組織や制度に動かされて，「ACPをやらなければいけない」となることも危惧されますよね．心の準備が全くない患者さんやご家族に「じゃあ，あなたどうしますか」と答えだけを求めにいく．そういう働きにはならないでほしいと思います．

西川：たぶんそこがコミュニケーションを学ぶ時の最初です．柔道を学ぶ時に最初に受け身を学ぶようなもので，患者さんに負担をかけそうなコミュニケーションをするぐらいだったら無理しない．

横江：制度として成り立たせることも大事だけど，制度だからやらなければいけないではな

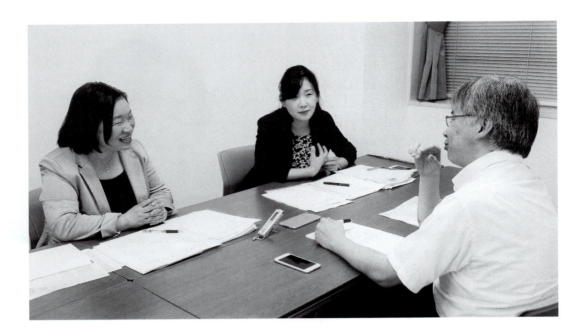

　　く，あくまでも患者本人をサポートするためにやっていることをきちんと認識することが大切です．どうしてACPをしなければいけないのか，なぜ書面に残しておいた方がいいのかを自分の中に落とし込んでから支援することが，何より大事ではないかと思います．

長江：そうですね．枠組みがあってもそれを使う人の問題があるから，制度と教育が一緒に走っていかなければいけないという話ですね．私が危惧するのは，医療安全や保身，自分たちがやりやすくなるためにするという流れです．病院では，様式が固まると，それがトップダウンで流れてきます．そこにお金が付く体制や，人を配置すると病院が先導しますといった話になると，形骸化し本質を見失って患者さんや家族にかえって負担をかけてしまう．

西川：相談支援を受けてつらい思いをしたという患者の声は，国の事業でも1割弱あるんです．いくら注意をして踏み込んだとしても一定の割合で「ちょっと傷つきました」という人が出る．でも，市民運動的にACPが大事だということが広がり，それが当たり前のことになっていくと，その話を持ちかけられた時に「ちょっと傷つく」人はぐんと減ってくると思います．現状の1割よりもっと減ってくると思うのです．

長江：なぜ傷つくかというと，今までそんなこと聞かれたことも，考えたこともなかったからですよね．治りに来たのに死ぬ話なんて，不安でも脅威でもある．でも，そうすることによって次のステップに進めるし，ここは聞いてくれるんだと，困った時はそこに行くようになると思うんです．

　　市民運動的に病気じゃないところに広めるにはどうしたらいいと思いますか．

横江：私がこういう活動を始めた頃，父親にどういう終末期にしたいかと問いかけたら「縁起でもないこと言うな」と怒られたんです．私たちは医療の現場で常に人の生死に関わっている．最後はどういう選択をするのかというところで自分の意思を表明しておくことが大事だと考えられるけど，普段元気に生活している人たちには，自分の死について考える習慣がないし，死ぬ時どうするのかということ自体を考えられないんだと実感しました．

　　私の活動について少しずつ聞いたり，関連のテレビ番組を一緒に見たりしていくうちに父も自分の考えを語れるようになってきたので，もっとこういう問題が一般の方に知られるようになるといいなと思います．

長江：ACPをする理由とそのメリットを理解してもらうことが大切ですね．

横江：病院で亡くなる方が多いため，死が一般の人にとって身近でなくなっていると感じます．私は今は在宅に出ていますが，病院で働いていた時，患者さんのご家族から「受験生の子どもに心配をかけたくないので，おじいちゃんが亡くなりそうなことは言わないほうがいいでしょうか」と相談され，とてもびっくりしました．受験ももちろん大事だけれど，それ以上に自分の身内，大事な人の死というのを教えることも教育の一つではないかと私は思っています．身近にそういうことを経験できる環境を作ること．人が死ぬ時にはどんな経過をたどるのか，終末期の医療にはどういうものがあるのかを教える．メディアの力も大事ですが，日々在宅医療の中からも伝えていきたいと思っています．

西川：それは大きいですね．メディア以上に，自分の身内で実体験をした人は本当にわかります．それが何より一番大事だと思います．

長江：お話をまとめると，意思決定支援の普及と質の向上のためには，まずは仕組みを作って啓発をしていくことが重要ですね．その際は，仕組み作りと人材育成を両輪でやっていく．また当然，それをしたら患者さんにとってどんないいことがあるかを研究し，結果として出していかなきゃいけない．

　一方で，社会運動になっていくことも大切ですね．死ぬことではなく，生きることに主体的に自分で取り組みましょう，そして，そのことを誰かと話しましょうという文化ができてくるといいです．そのためには医療の世界だけで話していたのでは駄目ですよね．病気になってからでは遅いので，医療の枠を超えて市民，地域社会のあらゆる年代に，教育というスタンスで生きること死ぬことを考える機会を作ることで，ACPが進んでいく土壌ができるんじゃないかというお話でした．今日はどうもありがとうございました．

（2015年9月25日　名古屋にて）

索　引

和　文

あ

アドバンス・ケア・プラン　140
アドバンス・ケア・プランニング
　　2, 12, 26, 40, 141, 169, 216
アドバンス・ディレクティブ
　　4, 5, 12, 26, 35
アドバンス・ライフ・プランニング　14
安楽死　156

い

医学的妥当性　149
医学的適切性　149
医学的判断　40, 218
医学的無益　85, 222
胃がん　91
意識混濁　103
意識障害　120, 128, 160
意識レベル低下　217
意思決定　2, 8, 27
　　――過程　28
　　――後のケア　161
　　――支援　26, 33, 40, 217
　　――支援用紙　17, 26, 40, 42, 218
　　――能力　3, 8, 12, 26, 27, 59, 84, 100, 145, 171
　　――能力の低下　170
意思推定　66
意思疎通　183
意思の共有化　31
医療以外の価値　220
医療行為の不開始　149
医療判断　112, 219, 222
胃瘻　49, 53, 65, 69, 75, 79, 111, 152

胃瘻の中止　72
インフォームド・コンセント　27
インフルエンザ脳症　207

う

うつ病　144

え

エンドオブライフ　12, 21
　　――ケア　33, 169
延命治療　99, 116, 145, 152, 157, 161, 174, 212

お

親の代理意思決定　205

か

介護負担　72, 92
覚悟　93
拡張型心筋症　169
学童　199
過去・現在・未来　40
家族　49, 57, 87, 99, 115, 140, 152, 164
　　――ケア　217, 220
　　――の意向　40, 193, 218
　　――の負担　69, 184
　　――の役割　93
価値観　28, 29, 31, 33
価値の対立　129
葛藤　127, 169
仮定法を用いたコミュニケーション　170
がん　83
看護師　67
患者にとっての最善　10
患者の権利に関する世界医師会リスボン宣言　5

患者の利益　51
管理栄養士　67
緩和　13, 124
　　――医療学会　216
　　――ケア　42, 91, 129, 191, 195
　　――ケア病棟　91

き

キーパーソン　50, 108, 127
気管切開　152, 178, 199
気管挿管　127
危機的状況　208
救急　5
　　――初療室　95, 120
急性期　207
急性心筋梗塞　156
急変　209
　　――時　217
　　――時の対応　138
救命　120
胸骨圧迫　161
行政　138
共同の意思決定　18
共有した意思決定　28
虚弱　15
拒食　145
拒薬　145
筋萎縮性側索硬化症　178, 183
近隣住民　46

く

苦痛緩和　161, 175
グリーフケア　205
クリティカル　121

け

ケアの目標　28, 29
ケアプラン　17

経管栄養　49, 53, 65, 69, 75, 79, 111, 140, 144, 152, 207
経口摂取　65, 70, 75, 87, 146
外科手術　156, 211
血糖　137
現在・過去・未来　17, 218
見当識　8, 144
権利擁護者　172

こ

合意　33, 43, 55, 59, 81, 85, 89, 101, 112, 129, 153, 193
抗がん薬治療　83, 91, 132, 148, 174
抗菌薬治療　107, 115
口頭　26
高二酸化炭素血症　119
公平　33, 43
高齢　217
誤嚥性肺炎　53, 61, 79, 87, 111, 152
呼吸状態　179
告知　123, 169, 191, 195, 199
個人情報　170
子ども　200, 205
　──の権利　213

さ

最善の利益　27
在宅　185
　──看取り　91
　──療養　45, 185
裁量権　10
左心低形成症候群　211

し

時間　220
　──軸　40
　──的猶予　120
自己決定　171
自己抜去　80
自己抜針　54
死生観　34
　──教育　14
施設スタッフ　62, 108, 112
自然　70
事前指示　26, 103

事前指示書　26, 34, 35, 217
事前にケアを計画すること　26
自宅看取り　124
児の最善　209, 212
死への距離感　37
死亡発見　138
市民教育　34
若年　193, 197
重篤な疾患をもつ新生児　213
自由な時間　184
終末期　42
　──ケア　13
　──宣言書　5
手術　57
昇圧薬　160
小児がんの告知　205
情報共有　185
情報提供　185
情報を更新　28, 29
食事　65
　──量の低下　93
食道がん　91
食欲不振　144
除細動　161
書面　26, 224
知らされない権利　171
自律　27, 28, 30, 35
　──尊重　27, 43
　──的な意思決定　27
　──の原則　158
事例　216
親権者　212
人工栄養　55, 207
人工呼吸器　103, 115, 119, 127, 140, 152, 160, 178, 183, 199
人材育成　33, 35, 225
心室頻拍　127
新生児　211
人生の意味づけ　189
人生の最終段階における医療体制整備事業　3, 223
人生の最終段階における医療の決定プロセスに関するガイドライン　3, 8, 42, 63, 76, 104, 117, 134, 149

身体機能障害　15
心肺蘇生　95, 119, 140, 160
　──術　5
心肺停止　95
心不全　44, 53, 79, 160, 169
信頼関係　188
心理的・実存的事柄　21, 24
診療報酬　216

す

膵がん　191
推定意思　62, 76, 128
スピリチュアリティ　24

せ

生活行為　89
生活保護　136
成年後見人　111
生命の維持　72
セカンドオピニオン　149
積極的治療　156
セルフネグレクト　137
セルフマネジメント　220
善行　43
全人的な視点　21
専門職教育　34

そ

挿管　119, 199
相互理解　33
相談員　223
　──の育成　3
蘇生　5
　──の中断　95
尊厳ある死　23
尊厳死の宣言書　5

た

ターミナルケア　13
退院支援　179
代行判断　170
胎児診断　212
大腸がん　132
大脳皮質基底核変性症　152
代理意思決定　97, 119

代理意思決定者　8, 9, 49, 50, 112, 117, 158, 211
代理決定者　8, 43, 87, 220
代理人　28, 30
　──指示　5, 6, 26
対話のプロセス　219
脱水　53
胆管がん　195

ち
地域住民　45
地域包括支援センター　136
地域連携　46
チームカンファランス　45
チャイルドライフスペシャリスト　201
中止　76
　──の決断　72
中心静脈栄養　79, 146
中心静脈カテーテル　54
鎮静　61, 160, 174

て
低栄養　53
点滴　164

と
統合ケア　13
同時選択　30
透析　99, 123, 187
　──治療の見合わせ　124
　──導入拒否　187
導尿　164
糖尿病　123, 136, 187
特別養護老人ホーム　57, 61, 140
ドミナント・ストーリー　130

な
内容指示　26
内容的指示　5
ナラティブ　130
ナルコーシス　115
難聴　83

に
尿路感染症　75
人間の尊厳　31
認知症　49, 57, 61, 65, 75, 79, 99, 107, 111, 132, 140, 144, 164, 217
認知バイアス　33

の
脳腫瘍　199, 203
望ましい死　18, 36

は
肺炎　107, 119, 160, 164
肺がん　83, 148, 174
ハイリスク手術　211
抜管　128
話し合い　16, 29

ひ
病状告知　199

ふ
不穏状態　160
不開始　76
福祉サービスの利用　136
腹部大動脈瘤　44
負の感情　137
フレイル　15

へ
閉塞性動脈硬化症　57

ほ
放射線治療　203
訪問看護　46, 46, 91
本人の意思　218
　──の3本柱　40, 217
本人の最期の希望　89

ま
末期がん　124
慢性閉塞性肺疾患　87, 103, 115, 119

み
看取り　145
未来選択　30
民生委員　138

む
無益　97, 149
無危害　43

め
迷惑　138

や
やすらかな死　24
病みの軌跡　172

よ
良い死　22
良い看取り　24
幼児　203, 207
抑うつ　145
抑制　80, 111, 167
予後告知　172, 191, 195
予後予測　45, 46

ら
ライフレビュー　16, 40

り
理想的な死　24
リビング・ウィル　5, 26, 40, 217
療養場所　53, 61, 65, 79, 91, 99, 107, 123, 136, 199, 203
臨床心理士　201
臨床倫理　35
倫理　34
　──的意義　26, 27, 28, 30, 31
　──的な対処　137
　──的な判断　216
　──的問題　153, 172

ろ
老人保健施設　107, 111
老衰　69, 73

数字・欧文

4つの倫理原則　43

A

advance care planning（ACP）
　　2, 12, 26, 40, 141, 169, 216
　──ファシリテータ　35
advance directive（AD）　4, 5, 12, 26, 35
advance life planning（ALP）　14
ALS　178, 183
　──重症度分類　179, 184

B

bad news　172, 200

C

cardio-pulmonary resuscitation（CPR）　5
CO_2 ナルコーシス　103, 174
COPD　87, 103, 115, 119

D

disability　15
do not attempt resuscitate（DNAR）　5

E

Education For Implementing End-of-Life Discussion（E-FIELD）
　　223
end-of-life（EOL）　12, 21
　──教育　37
　──ケア　16, 35, 217
　──ケアファシリテータ　36
　──ディスカッション（EOLD）　37

G

good death　18

H

HLHS　211

I

ICD 頻回作動　127
informed consent（IC）　27
integrated care　13

L

living will　5, 40

N

NPPV　103, 115, 178, 183

P

Patient Self Determination Act　5

Q

QOL　128, 184, 219

R

respecting choice　2

S

shared decision making　18, 121, 130

T

TPN　207

V

VT　127
　──ストーム　127

本人の意思を尊重する意思決定支援
事例で学ぶアドバンス・ケア・プランニング

2016 年 12 月 15 日　1 版 1 刷	ⓒ2016
2023 年 5 月 1 日　　　　8 刷	

編　者
　西川満則　　長江弘子　　横江由理子

発行者
　株式会社 南山堂　代表者 鈴木幹太
　〒113-0034　東京都文京区湯島 4-1-11
　TEL 代表 03-5689-7850　　www.nanzando.com

ISBN 978-4-525-50021-4

JCOPY ＜出版者著作権管理機構 委託出版物＞
複製を行う場合はそのつど事前に(一社)出版者著作権管理機構(電話03-5244-5088,
FAX 03-5244-5089, e-mail: info@jcopy.or.jp)の許諾を得るようお願いいたします.

本書の内容を無断で複製することは，著作権法上での例外を除き禁じられています．
また，代行業者等の第三者に依頼してスキャニング，デジタルデータ化を行うことは
認められておりません．